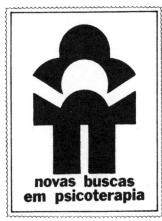

VOL. 3

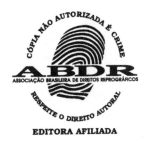

EDITORA AFILIADA

Dados Internacionais de Catalogação na Publicação (CIP)
(Câmara Brasileira do Livro, SP, Brasil)

Stevens, John O.
　　Isto é Gestalt [coletânea de artigos escritos por Frederick S. Perls e outros; compilação e edição da obra original de John O. Stevens; tradução de George Schlesinger e Maria Júlia Kovacs; revisão científica: Paulo Eliezer Ferri de Barros]. São Paulo: Summus, 1977 (Novas buscas em psicoterapia, v. 3)

　　ISBN 978-85-323-0023-2
　　1. Gestalt-terapia. I. Perls, Frederick Salomon, 1893 - II. Stevens, John O.

	17. CDD-616.891
	18.　　-616.8914
77-0291	NML-WM420

Índices para catálogo sistemático:
1. Gestalt: Psicoterapia : Medicina　　616.891 (17.)
　　　　　　　　　　　　　　　　　　　616.8914 (18.)
2. Gestalt-terapia: Medicina　　　　　616.891 (17.)
　　　　　　　　　　　　　　　　　　　616.8914 (18.)

www.summus.com.br

Compre em lugar de fotocopiar.
Cada real que você dá por um livro recompensa seus autores
e os convida a produzir mais sobre o tema;
incentiva seus editores a encomendar, traduzir e publicar
outras obras sobre o assunto;
e paga aos livreiros por estocar e levar até você livros
para a sua informação e o seu entretenimento.
Cada real que você dá pela fotocópia não autorizada de um livro
financia o crime
e ajuda a matar a produção intelectual de seu país.

isto é gestalt

summus editorial

Do original em língua inglesa
GESTALT IS
Copyright © 1975
by Real People Press — USA

Organização e edição
da obra original de
John O. Stevens

Tradução de
George Schlesinger
e *Maria Julia Kovacs*

Foto da Capa de
Regina Vater

Revisão científica da edição e
direção da coleção:
Paulo Eliezer Ferri de Barros

Proibida a reprodução total ou parcial
deste livro, por qualquer meio e sistema,
sem o prévio consentimento da Editora.

Direitos para a língua portuguesa
adquiridos por
SUMMUS EDITORIAL LTDA.
que se reserva a propriedade desta tradução.
Rua Itapicuru, 613 – 7º andar
05006-000 – São Paulo, SP
Tel.: (11) 3872-3322
Fax: (11) 3872-7476
http://www.summus.com.br
e-mail: summus@summus.com.br

Impresso no Brasil

Novas buscas em Psicoterapia

Esta coleção tem como intuito colocar ao alcance do público interessado as novas formas de psicoterapia que vêm se desenvolvendo mais recentemente em outros continentes.

Tais desenvolvimentos têm suas origens, por um lado, na grande fertilidade que caracteriza o trabalho no campo da psicoterapia nas últimas décadas, e por outro, na ampliação das solicitações a que está sujeito o psicólogo, por parte dos clientes que o procuram.

É cada vez maior o número de pessoas interessadas em ampliar suas possibilidades de experiência, em desenvolver novos sentidos para suas vidas, em aumentar suas capacidades de contato consigo mesmas, com os outros e com os acontecimentos.

Estas novas solicitações, ao lado das frustrações impostas pelas limitações do trabalho clínico tradicional, inspiram a busca de novas formas de atuar junto ao cliente.

Embora seja dedicada às novas gerações de psicólogos e psiquiatras em formação, e represente enriquecimento e atualização para os profissionais filiados a outras orientações em psicoterapia, esta coleção vem suprir o interesse crescente do público em geral pelas contribuições que este ramo da Psicologia tem a oferecer à vida do homem atual.

Índice

Prefácio da Edição Brasileira 9

Introdução 13

Gestalt-Terapia e Potencialidades Humanas 19
Frederick S. Perls

Terapia de Grupo Versus Terapia Individual 29
Frederick S. Perls

Exteriorizar Versus Assimilar 37
Frederick S. Perls e Cooper C. Clements

Moral, Fronteira do Ego e Agressão 49
Frederick S. Perls

A Teoria da "Remoção do Conflito Interno" 63
Frederick S. Perls e Paul Goodman

Teoria e Técnica de Integração da Personalidade .. 69
Frederick S. Perls

Resolução 99
Frederick S. Perls

Evocando o Real 107
Wilson Van Dusen

Wu-Wei, Não-Mente e o Vazio Fértil 123
Wilson Van Dusen

A Fenomenologia de Uma Existência
Esquizofrênica 133
Wilson Van Dusen

A Perspectiva de Uma Velha Mão 155
Wilson Van Dusen

Dizer Adeus 161
Stephen A. Tobin

Totalidade e Auto-Sustentação 177
Stephen A. Tobin

Tu És Isso: Projeção e Identificação 201
John B. Enright

Trabalho Corporal 211
Barry Stevens

Vazios, Vazios, Vazios 249
Barry Stevens

Minha Vida Medida em Palavras Abandonadas .. 269
Robert K. Hall

Gestalt-Terapia Como Prática Meditativa 295
Stella Resnick

Figura/Fundo: Gestalt/Zen 303
Marc Joslyn

Hipnose, Intenção e Vigília 327
John O. Stevens

Envolvimento e Laços 341
John O. Stevens

Apoio e Equilíbrio 355
John O. Stevens

Prefácio da Edição Brasileira

Esta coletânea de artigos foi elaborada oito anos após o início da explosão Gestalt, ocorrida na Califórnia entre 1966 e 1968, enquanto Perls trabalhava intensamente em contato com grande número de terapeutas que iam de todas as partes dos Estados Unidos para assistirem seus seminários e *workshops* no Esalen Institute.

De lá para cá muita coisa aconteceu e segundo Stevens, organizador desta coletânea, outros quinze livros sobre Gestalt encontravam-se em processo de edição simultaneamente a este nos Estados Unidos. Vários troncos e ramificações expandem o movimento Gestalt em diversas direções. Há inúmeros institutos de Gestalt-Terapia espalhados por todo o país. A oração Gestalt é lida em cartazes colocados em estações de ônibus nas cidades pequenas. O próprio Perls, em tom divertido, ventilava a idéia da produção em série de pequenos "Fritzinhos" de pano, para que cada um pudesse fazer sua terapia usando seu próprio Fritz como tela de projeção. E um pouco mais a sério andou pensando na formação de *Gestalt-Kibutzim*. A partir de 1969 até sua morte fez uma tentativa de estruturar uma comunidade para viver Gestalt em Cowichan. Atualmente, Steve e Barry vivem com outras doze ou treze pessoas uma experiência de Comunidade-Gestalt em Moab, Utah.

Em meio ao consumo e ao modismo, está se realizando o processo de depuração e filtragem cultural do que a Gestalt tem a oferecer e qual o seu significado para a comunicação norte-americana. E a Gestalt se constitui numa das expressões mais enérgicas e vitalizadas de busca dos valores humanos e existenciais dentro do panorama psicoterapêutico nos últimos dez anos.

Em nosso meio estamos engatinhando. Existe o gérmen, o embrião, a terra úmida. Alguns livros foram traduzidos e publicados. Já em 1972 houve a publicação de um artigo em revista especializada[1]. Grupos de estudos estão em formação e começam a trocar experiências. Alguns cursos de Psicologia possuem cadeiras opta-

---

1. "Elementos de Psicoterapia Gestáltica", Therese A. Tellegen, *Boletim de Psicologia*, 1972, XXIV, 64.

tivas ou obrigatórias de Gestalt-Terapia. Com a publicação de livros é possível que se torne uma unidade do programa das cadeiras de formação clínica em um número maior de faculdades. O Instituto Sedes Sapientiae mantém um curso de iniciação à Psicoterapia de Orientação Gestalt-Reich, com duração de dois semestres. Foram feitas algumas experiências tentando a utilização de técnicas Gestalt junto à expressão corporal e a técnicas para formação do ator em cursos dados no Centro Macunaíma. Uma tentativa de divulgação mais ampla levou a Gestalt-Terapia para a televisão.

Somente a informação, o debate e a crítica poderão propiciar o fortalecimento dos ramos vigorosos e a eliminação das parasitas e dos galhos desprovidos de vínculos com as raízes mais autênticas da Gestalt-Terapia. Está claro que neste processo de engatinhar existirão muitos tropeços e caminhos sem saída. É impossível evitar os erros, os desvios e o modismo, sem que se caia em ortodoxias, hermetismo e outros "ismos" que tolham o processo de absorção, assimilação e criação do que possa vir a ser a Gestalt-Terapia entre nós. "Amigo, não tenha medo de erros. Erros não são pecados. Erros são formas de fazer algo de maneira diferente, talvez criativamente nova. (...) Alegre-se por eles. Você teve coragem de dar algo de si"[2].

Ao mesmo tempo, é o próprio Fritz quem nos diz: "Uma das objeções que tenho contra qualquer pessoa que se diga um Gestalt Terapeuta é quanto ao uso da técnica. Uma técnica é um truque. (...) Existem muitas pessoas colecionando truques e mais truques e abusando deles"[3]. Este livro apresenta, em alguns artigos, a utilização que está sendo feita por terapeutas de orientação Gestalt, de certos procedimentos. Sua leitura poderá servir de enriquecimento e inspirar novas formas de atuar junto ao cliente. Pode auxiliar na desmistificação deste ou daquele pressuposto sobre o qual se assenta o conceito de terapia. Pode ainda informar o que estão realizando os terapeutas de orientação Gestalt. Mas de forma alguma substituem o contato mais direto e a vivência pessoal mais sistemática da abordagem Gestalt, para sua utilização.

* * *

Pelo menos seis dos articulistas fazem referências a conceitos do zen-budismo e de outras práticas de meditação oriental. O próprio Perls em outros artigos utiliza-se de expressões tais como *satori* e *koan* da filosofia oriental. Stevens é grande admirador de Al Huang e pratica habitualmente T'ai Chi. Em fevereiro deste ano, Robert L. Martin, terapeuta de orientação Gestalt, em trabalho

---

2. Fritz Perls, *Escarafunchando Fritz — Dentro e Fora da Lata de Lixo.*
3. Fritz Perls, *Gestalt-Terapia Explicada.*

realizado durante quinze dias em São Paulo com um grupo de terapeutas, propôs uma hora diária para a prática da meditação. Tudo isto deve-se em parte à grande penetração da filosofia e práticas orientais, de alguns anos para cá, na cultura americana[4]. Por certo, tal penetração tornou acessível estes conceitos e práticas. Mas as afinidades da abordagem Gestalt com estas orientações têm outras origens. É necessário lembrar que Perls, em 1947 em seu livro *Ego, Hunger and Aggression*, antes de cunhar a expressão Gestalt-Terapia para sua abordagem, pensava chamá-la de *Concentration-Therapy*, sendo este o nome da terceira parte daquele livro. Mais recentemente, em 1968, em *Gestalt Therapy Verbatim* define: "Assim, o agente terapêutico, a via para o crescimento é a integração da *atenção* e da *tomada de consciência*". Ou ainda: "Existe uma única maneira de favorecer este estado saudável de espontaneidade, (...). O paradoxo é que, a fim de obtermos esta espontaneidade, precisamos, como no Zen, de uma disciplina rígida". E ele se refere a abrirmos mão de tudo que não seja o agora e o como.

Não é outra a compreensão de Luis Carlos Lisboa em artigo publicado por ocasião da primeira edição brasileira de Gestalt-Terapia Explicada: "Esse encontro do homem com o presente, realizado através da plena atenção destituída de esforço ou técnica particular, é aquilo que no Oriente se chama meditação. (...) A visão do organismo como um todo é a concepção monista do homem e do universo típica do Taoismo e do Budismo Zen"[5].

Tais práticas orientais atuam sobre o foco de atenção e parecem desenvolver exatamente os dois polos nos quais trabalha a abordagem Gestalt: (1) A atenção inespecífica, o estado de receptividade geral, de não seletividade e não interferência com relação à própria experiência; (2) E o estado de concentração de atenção e envolvimento integral com a figura emergente, possibilitando desta forma a finalização do processo de formação figura-fundo, sem a interferência das maneiras habituais de distorcer e evitar a tomada de consciência.

Paulo Barros
março/77

---

4. De Al Chung-liang Huang foi publicado, nesta coleção, *Expansão e Recolhimento*.
5. *A Mais Velha Terapia*, Luiz Carlos Lisboa, em O Estado de São Paulo, segunda-feira, 31-5-1976.

INTRODUÇÃO

John O. Stevens e Barry Stevens

Este livro é uma coleção de artigos sobre gestalt-terapia. Ele contém todos os escritos de Fritz Perls publicados isoladamente, alguns dos quais foram muito difíceis de conseguir. Um dos textos anteriormente publicados sob a assinatura de Fritz, "A Antropologia da Neurose", foi omitido. Laura Perls diz que na verdade foi escrito por Paul Goodman, que pediu a Fritz para colocar seu nome porque Goodman já tinha dois artigos no mesmo número do *Complex* (n.º 2 — Verão de 1950).

Os artigos de Perls foram originalmente publicados nas décadas de 50 e 60 e, os de Van Dusen na de 60. Os textos mostram importantes aspectos do desenvolvimento da gestalt durante este período. Todos os outros artigos, ou foram publicados nos últimos cinco anos, ou foram escritos para este livro. Eles mostram alguns dos progressos que estão ocorrendo agora na teoria e prática da gestalt.

Estes artigos foram escolhidos simplesmente com base na nossa preferência. Para nós, são os artigos mais claros, interessantes, originais e vivos da atual gestalt. O título deste livro reflete nosso ponto de vista: a gestalt é simplesmente isto, sem G maiúsculo, sem glorificação. Gestalt é uma palavra para a orientação, uma descrição do processo envolvido na consciência* e na forma de ser** de cada indivíduo humano. A maioria dos estudos sobre pessoas medem apenas alguns eventos ou variáveis e usam um grande número de pessoas para validação estatística, ignorando grandes áreas da experiência. A gestalt ousa focalizar o modo de ser de um indivíduo, de momento em momento, em todos os seus detalhes e complexidade. Estes artigos pretendem delinear algumas das regularidades que estão sob esta complexidade. Tal como um mapa rodoviário, estes artigos podem servir como guia numa região desconhecida, descrevendo *algumas* de suas características. Mas, o mapa rodoviário não é o país que se está atravessando. A realidade *é*, a descrição é apenas tão boa quanto a nossa observação. A vida é, e o melhor que estes artigos podem fazer, é servir como guias a aspectos não conscientes da vida.

Talvez a mensagem mais notável da gestalt e no entanto óbvia, seja a seguinte: Se você vê claramente os acontecimentos da sua vida, o seu viver vai bem, sem confusão e sofrimentos desnecessários. Algumas vezes a vida é difícil e dolorosa, às vezes alegre e plena. Com consciência, você poderá minimizar a dor e aumentar alegrias e satisfações.

Gestalt é antes uma prática pessoal, uma forma de vida, do que uma "terapia" profissional ou uma "cura". É algo que se faz *com* outros e não *para* outros. Walter Kempler define-a bem***.

"Gestalt-terapia, embora formalmente apresentada como um tipo de psicoterapia, é baseada em princípios que são considerados como uma forma saudável de

---

* *Awareness* — A palavra não tem correspondente exato em português — "Consciência", "percepção", conscientização", são traduções possíveis. Para maiores detalhes, consultar nota explicativa no início de *Tornar-se Presente*, da mesma editora. (N. do T.).

** *Functioning* — Modo de funcionar, de ser, de existir. (N. do T.).

*** Walter Kempler "Gestalt Therapy" em *Current Psychotherapies*, editada por Raymond Corsini, 1973, F. E. Peacock, Itasca, pág. 273.

vida. Em outras palavras, é primeiro uma filosofia, uma forma de ser, e com base nisto, há maneiras de aplicar este conhecimento de forma que outras pessoas possam beneficiar-se dele. Gestalt-terapia é a organização prática da filosofia da gestalt. Felizmente, o gestalt-terapeuta é antes identificado por *quem* ele é como pessoa, do que pelo *que* é ou faz. A suposição é que as premissas que fundamentam o modelo psicoterápico são tão apropriadas em casa como no escritório, tão aplicáveis à criança sadia, quanto à perturbada, tão relevantes numa festa, quanto num seminário: como professor ou como aluno, como supervisor ou senador."

A filosofia da gestalt serve como uma orientação de vida, um lembrete de que a consciência é sempre útil, e oferece técnicas e estratégias específicas que podemos usar para caminhar em direção a uma maior tomada de consciência.

Todos nós, envolvidos com a gestalt, temos uma tomada de consciência imperfeita. Somos como janelas em construções antigas, que têm bolhas, áreas onduladas, marcas sujas, manchas de tinta e outras distorções e obstruções. Cada um de nós tem áreas de clareza e áreas de obscuridade. Cada um de nós tem áreas de experiência humana, onde vemos claramente e movimentamonos facilmente e outras onde ainda estamos confusos. Cada um de nós consegue trabalhar como terapeuta, mais facilmente com certas pessoas, do que com outras.

Neste livro, cada um de nós escreve sobre áreas que estão se tornando claras, a partir da base pessoal do nosso próprio experienciar.

Há uma "explosão gestalt" acontecendo. Há um difundido interesse popular em gestalt, há institutos de gestalt e gestalt-terapeutas, até mesmo nas menores cidades. As idéias da gestalt estão sendo usadas e adaptadas para outras situações além da "terapia"; escolas, organizações, igrejas, etc. Já há uns 20 livros sobre gestalt e cerca de 15 outros estão sendo elaborados enquanto este está sendo escrito.

Como acontece a tantas outras coisas, uma aceitação ampla é mais perigosa que a rejeição. Muitas das "adaptações" são castrações. Muitos dos "gestalt-terapeutas" são terapeutas recauchutados que pegaram alguns dos "truques" da gestalt para poderem estar na moda. Outros estão entrando sinceramente na gestalt e atualmente estão em transição. Alguns institutos foram organizados por pessoas com muito pouca experiência e habilidade.

Mesmo entre aqueles que têm muitos anos de experiência e treinamento em gestalt, há uma grande variedade de orientações e práticas. Parte dessa variedade é resultante de experimentação, desenvolvimento e especialização válidas e sinceras. Outra parte desta variedade resulta de contaminação por sintomas, pontos cegos, concepções e noções errôneas do terapeuta. Sob o nome "gestalt" há um espectro muito amplo de experiência e de prática.

Assim, como em todas as coisas, você tem que achar seu próprio caminho e confiar em sua própria experiência. Se encontrar algum artigo ou pessoa que lhe seja útil ou com quem seja bom estar junto, aproveite.

SHURA, UTAH
Junho de 1975

É óbvio que o potencial de uma águia será atualizado*
no vagar pelo céu, ao mergulhar para pegar pequenos
animais para comer, e na construção de ninhos.

É óbvio que o potencial de um elefante será atualizado através do tamanho, força e desajeitamento.

Nenhuma águia quer ser elefante e nenhum elefante
quer ser águia. Eles se "aceitam", aceitam seu "ser"
(them "selves"). Não, eles nem mesmo se aceitam,
pois isto significaria uma possível rejeição. Eles se
assumem por princípio. Não, não se assumem por
princípios pois isto implicaria numa possibilidade de ser
diferente. Eles apenas são. Eles são o que são, o que
são.

Quão absurdo seria se eles, como os humanos, tivessem fantasias, insatisfações e decepções. Como seria
absurdo se o elefante cansado de andar na terra, quisesse voar, comer coelhos e botar ovos. E que a águia
quisesse ter a força e a pele grossa do elefante.

Que isto fique para o homem! — tentar ser algo que
não é — ter ideais que não são atingíveis; ter a praga

---

* *Actualize* — Do adjetivo *actual*, geralmente traduzido por "real". Seu sentido
é mais amplo, é ser "atual" no espaço e no tempo, estar totalmente ali, ser
"verdadeiro", "real", preencher o espaço e o momento que ocupa. *Actualize* é
portanto atingir tal estado, "atualizar". (N. do T.).

do perfeccionismo de forma a estar livre de críticas, e abrir a senda infinita da tortura mental.

Amigo, não seja um perfeccionista. Perfeccionismo é uma maldição e uma prisão. Quanto mais você treme, mais erra o alvo. Você é perfeito, se se permitir ser.

Amigo, não tenha medo de erros. Erros não são pecados. Erros são formas de fazer algo de maneira diferente, talvez criativamente nova.

Amigo, não fique aborrecido por seus erros. Alegre-se por eles. Você teve coragem de dar algo de si.

São necessários anos para centrar-se em si próprio, e mais algum tempo para entender e ser *agora*.

FRITZ PERLS
*In and out the garbage pail***

**Livro autobiográfico de Fritz Perls, publicado nesta coleção com o título *Escarafunchando Fritz — Dentro e Fora da Lata de Lixo.* (N. do T.).

GESTALT — TERAPIA E POTENCIALIDADES HUMANAS

Frederick S. Perls

Gestalt-terapia é uma das forças rebeldes, humanistas e existenciais da psicologia, que procura resistir à avalanche de forças autodestrutivas, autoderrotistas, existentes entre alguns membros de nossa sociedade. Ela é "existencial" num sentido amplo. Todas as escolas do existencialismo enfatizam a experiência direta, mas a maioria delas tem uma moldura conceitual. Kierkegaard com sua teologia protestante, Buber com seu judaísmo, Sartre com seu comunismo e Biswanger com a psicanálise. A gestalt-terapia é integralmente ontológica, pois reconhece tanto a atividade conceitual quanto a formação biológica de Gestalten. É, portanto, auto-sustentada e realmente experiencial.

Nosso objetivo como terapeutas é ampliar o potencial humano através do processo de integração. Nós fazemos isto apoiando os interesses, desejos e necessidades genuínas do indivíduo.

Muitas das necessidades individuais se opõem à sociedade. Competição, necessidade de controle, exigências de perfeição e imaturidade, são características de nossa cultura atual. Deste fundo surge a praga e a causa

---

Reimpresso de *Explorations in Human Potentialities*, editado por Herbert A. Otto, Ch. 35. 1966 Charles C. Thomas, Springfield, Ill.

de nosso comportamento social neurótico. Neste contexto nenhuma psicoterapia pode ter sucesso, nenhum casamento insatisfatório pode ser melhorado. Mas o mais importante é que o indivíduo é incapaz de dissolver seus próprios conflitos internos e chegar à integração. Os conflitos estendem-se para o exterior também. Exigindo a identificação e submissão a uma auto-imagem, as expectativas neuróticas da sociedade levam o indivíduo a se dissociar ainda mais de sua própria natureza. O primeiro e último problema do indivíduo é integrar-se internamente e ainda assim, ser aceito pela sociedade.

A sociedade exige conformidade através da educação; enfatiza e recompensa o desenvolvimento intelectual do indivíduo. Na minha linguagem chamo o intelecto de "computador embutido". Cada cultura e os indivíduos que a compõem criaram certos conceitos e imagens do comportamento social ideal, ou formas como o indivíduo "deveria" funcionar dentro desta estrutura de referência. Para ser aceito pela sociedade, o sujeito responde com um conjunto de respostas fixas. Ele chega a estas respostas "computando" o que considera ser a reação apropriada. A fim de compactuar com os "deverias" da sociedade, o indivíduo aprende a ignorar seus próprios sentimentos, desejos e emoções. Então ele também se dissocia de ser parte integrante da natureza.

Paradoxalmente, quanto mais a sociedade exige que o indivíduo corresponda aos seus conceitos e idéias, menos eficientemente ele consegue funcionar. Este conflito básico entre as exigências e a natureza interna, resulta em notáveis gastos de energia. É bem sabido que o indivíduo normalmente só usa 10 a 25% de seu potencial. Entretanto, quando há uma emergência, é possível que as respostas condicionadas sofram um colapso. A integração se torna espontânea. Nesta situação o indivíduo é capaz de lidar diretamente com obstáculos e, algumas vezes consegue resultados heróicos. A gestalt-terapia procura levar à integração sem a urgência de situações de emergência.

Quanto mais o caráter repousa sobre conceitos prontos, formas fixas de comportamento e "computação", menos capaz ele é de usar os seus sentidos e intuição. Quando o indivíduo tenta viver de acordo com idéias pré-concebidas de como o mundo "deveria" ser, ele se afasta de seus próprios sentimentos e necessidades. O resultado desta alienação dos sentidos é o bloqueio de seu potencial e a distorção de sua perspectiva.

O ponto crítico durante qualquer desenvolvimento, tanto coletivo quanto individual, é a habilidade para diferenciar entre auto-realização e realização de um *conceito*. Expectativas são produtos de nossa fantasia. Quanto maior for a discrepância entre o que a pessoa pode se tornar através de seu potencial inato e, os conceitos idealistas e impostos, maior será o esforço e a possibilidade de fracasso. Darei um exemplo ridiculamente exagerado. Um elefante quer ser uma roseira, e uma roseira quer ser elefante. Até que cada um se resigne a ser o que é, ambos terão uma vida de inferioridade. Aquele que se auto-realiza, espera o possível. Aquele que quer realizar um conceito tenta o impossível.

Respondendo a "deverias", o indivíduo atua num papel que não é apoiado pelas suas necessidades genuínas. Ele se torna falso e fóbico. Evita encarar suas limitações e desempenha papéis sem base no seu potencial. Procurando fora pistas para o seu comportamento, ele "computa" e responde com reações que não são basicamente suas. Ele constrói um ideal imaginário de como "deveria" ser e não de como realmente é.

O conceito de perfeição é um ideal deste tipo. Respondendo a ele, o indivíduo desenvolve uma fachada falsa para impressionar os outros. Exigências de perfeição limitam a capacidade do indivíduo de funcionar dentro de si mesmo, na situação terapêutica, no casamento, bem como em outras situações sociais.

Pode-se observar nas dificuldades conjugais que um, ou ambos os cônjuges, não estão apaixonados pelo parceiro e sim, por uma imagem de perfeição. Inevitavelmente, o parceiro não corresponde a estas expectativas. A frustração mútua de não encontrar a perfeição resulta em tensão e aumento de hostilidade, que resulta num permanente "status quo", ou num impasse, ou no melhor dos casos, num divórcio inútil. A mesma condição se aplica à situação terapêutica. Ou há a manutenção do "status quo" por vários anos, ou tenta-se a troca de terapeutas, mas *nunca* uma cura.

Voltando para si próprio suas exigências perfeccionistas, o neurótico divide-se para atender seu irreal. Embora a perfeição seja geralmente rotulada como "ideal", na verdade é um flagelo vulgar que pune e tortura, tanto o indivíduo quanto os outros, por não corresponderem ao objetivo impossível.

Pelo menos mais dois fenômenos interferem com o desenvolvimento do potencial genuíno do homem. Um deles é a formação de caráter. O indivíduo então só pode agir com um conjunto limitado e fixo de respostas. O outro é a atitude fóbica que é muito mais difundida do que a psiquiatria quis até agora reconhecer.

Freud foi o gênio das meias-verdades. Suas investigações sobre repressões, bloqueios e inibições revelam sua própria atitude fóbica em relação às fobias. Segundo Freud, uma vez que um impulso se torna perigoso, nós nos viramos ativamente contra ele e colocamos um *cordão de segurança* em volta dele. Wilheim Reich torna esta atitude mais explícita em sua teoria da couraça. Mas o perigo não é sempre agressivamente neutralizado. Com mais freqüência, nós o anulamos e fugimos dele. Portanto, evitando os meios e formas de escape, nós perdemos metade dos instrumentos de cura.

O organismo se afasta de dores reais. O neurótico se afasta de dores imaginárias e de emoções desagradáveis. Também evita assumir riscos razoáveis. As duas atitudes interferem com qualquer possibilidade de amadurecimento.

Conseqüentemente, em gestalt-terapia nós chamamos a atenção do paciente para esta evitação do desagradável. Nós trabalhamos as maquinações sutís do comportamento fóbico, além de romper bloqueios, inibições e outras atitudes de proteção.

Para perfurar as dores imagináveis e as emoções desagradáveis, necessitamos de um equilíbrio preciso entre frustração e apoio. Uma vez que o paciente sente a essência do "aqui-agora" e do "eu-tu", ele começa a compreender seu comportamento fóbico.

A princípio, o paciente fará qualquer coisa para desviar sua atenção das experiências reais. Ele fugirá para a memória e para expectativas (passado e futuro); para a série de idéias (associações livres), racionalizações ou "criando um caso" de certo e errado. Finalmente, ele encontra os furos em sua personalidade, com a conscientização do vazio, do nada, do impasse.

Por fim, o paciente percebe o caráter alucinatório de seu sofrimento. Descobre que "não tem que" se torturar. Adquire maior tolerância à frustração e à dor imaginária. Neste ponto, ele começa a amadurecer.

Eu defino a maturidade como a transição do apoio ambiental para o auto-apoio. Na gestalt-terapia a maturidade é alcançada desenvolvendo-se o próprio potencial do indivíduo, diminuindo-se o apoio ambiental, aumentando-se a tolerância à frustração e desmascarando sua representação falsa de papéis infantis e adultos.

A resistência é grande, pois o paciente foi condicionado a manipular seu ambiente para receber apoio. Ele consegue isto agindo como indefeso e estúpido; adulando, subornando e seduzindo. Ele *não* é infantil mas age como se fosse infantil e dependente, esperando com isto controlar a situação com um comportamento submisso. Também atua como um adulto infantil. Para ele, é difícil receber a diferença entre um comportamento maduro e representar o adulto. Com a maturação, o paciente é cada vez mais capaz de mobilizar espontaneamente seus próprios recursos, de forma a poder lidar com o meio ambiente. Ele passa a se sustentar sobre seus próprios pés, tornando-se capaz de lidar com seus próprios problemas e com as exigências de vida. O potencial humano é diminuído tanto pelas ordens não apropriadas da sociedade, como pelo conflito interno. A parábola de Freud sobre as duas serventes brigando, resultando em ineficiência é, na minha opinião, novamente uma meia-verdade. Realmente são os patrões que brigam. Neste caso, os patrões que brigam são o que Freud chamou de *superego* e *id*. O *Id*, na conceituação de Freud é um aglomerado de instintos e de lembranças reprimidas. Na realidade observamos que em cada caso, o *superego* é oposto por uma entidade personalizada que poderia ser chamada de *infraego*. Na minha linguagem, eu chamo os patrões que brigam de dominador (topdog) e dominado (underdog). A batalha entre os dois é tanto interna quanto externa.

O dominador (topdog) pode ser descrito como exigente, punitivo, autoritário e primitivo. Ele manda continuamente, com afirmações do tipo "você deveria", "você precisa" e "porque você não". Estranhamente, todos nós nos identificamos, tão fortemente com nosso dominador (topdog) interno que não questionamos mais sua autoridade. Aceitamo-la como ponto pacífico.

O dominado (underdog) desenvolve uma grande habilidade em fugir das ordens do dominador. Normalmente, com a intenção de concordar apenas parcialmente com o dominador, ele responde: "sim, mas..." "estou tentando muito, mas da próxima vez farei melhor" e "amanhã". O dominado normalmente se sai melhor do conflito.

Em outras palavras, dominador e dominado são na verdade dois palhaços representando sua sina e papéis inúteis no palco do self tolerante e mudo. Integração e cura só podem ser conseguidas quando a necessidade de controle entre dominador e dominado cessa. Só aí os dois chefões se ouvem mutuamente. Uma vez que cheguem aos seus sentidos (no caso, ouvirem-se) é que a porta para integração e unificação se abre. A possibilidade de se transformar numa pessoa total a partir de uma cisão torna-se uma certeza.

O impasse do "status quo" ou o conflito eterno da terapia que não acaba, podem ser superados. Uma técnica gestáltica de *integração* é o trabalho com sonhos. Nós não fazemos jogos de interpretação psicanalítica. Suspeito que o sonho não seja um desejo satisfeito, nem uma profecia do futuro. Para mim, é uma mensagem existencial. Esta diz ao paciente qual é a situação de vida e especialmente como modificar o pesadelo de sua existência, tornando-se consciente e assumindo seu lugar histórico na vida. Em uma cura bem-sucedida, o neurótico desperta de seu transe de ilusões. No Zen-Budismo este momento é chamado despertar (satori). Durante a gestalt-terapia o paciente experiencia alguns despertares menores. Voltando aos seus sentidos, ele freqüentemente vê o mundo de forma clara e viva.

Na prática, deixo o paciente encenar (act-out) todos os detalhes de seu sonho. Como terapeutas, não imaginamos que sabemos mais do que o próprio paciente. Assumimos que cada parte do sonho é uma projeção. Cada fragmento do sonho, cada pessoa, coisa, estado de espírito, é uma porção de self *alienado*. Partes do self devem encontrar-se com outras. O encontro básico, é claro, ocorre entre dominador e dominado.

Para ilustrar o método de integração de dominador e dominado por meio do trabalho com sonho, relato o caso de um paciente que impressionava a todos com sua excentricidade psicótica. Durante uma das sessões de grupo, ele contou um sonho onde via um jovem entrar numa biblioteca, jogar livros e gritar. Quando a bibliotecária, uma solteirona idosa, o repreendeu, ele reagiu, continuando com seu comportamento excêntrico. Desesperada, a bibliotecária chamou a polícia. Levei meu paciente a encenar e experienciar o encontro entre o rapaz (dominado), a bibliotecária e a polícia (dominador). No início o confronto foi beligerante, e consumiu inutilmente tempo e energia. Depois de participar do encontro hostil por duas horas, as diferentes partes do meu paciente conseguiram parar de brigar e escutar-se. O escutar verdadeiro *é* entendimento. Ele reconheceu que "brincando de louco", poderia enganar seu dominador, porque a pessoa irresponsável não é punida. Continuando esta integração bem-sucedida, o paciente não precisou mais bancar o louco para ser espontâneo. Como resultado, é agora uma pessoa mais livre e mais amena.

Quando o dominador mantém as expectativas de sucesso, mudanças, resultados, melhoras do dominado, este geralmente responde com pseudo-obediência ou sabotagem. O resultado é ineficiência e raiva. Se o dominado tenta sinceramente compactuar, pode optar entre uma neurose obsessiva, fuga na doença ou "esgotamento nervoso". *A estrada para o inferno é construída com boas intenções.* Externamente, o dominador e dominado batalham também pelo controle. Marido e mulher, terapeuta e paciente, empregador e empregado desempenham papéis de mútua manipulação.

A filosofia básica da gestalt-terapia é a da natureza: diferenciação e integração. Só a diferenciação leva a polaridades. Como dualidades, estas polaridades facilmente lutarão e se paralisarão. Integrando os opostos, tornamos a pessoa completa de novo. Por exemplo, a fraqueza e a fanfarronice integram-se em firmeza silenciosa.

Tal pessoa terá a possibilidade de ver uma situação total (uma *gestalt*) sem perder os detalhes. Com esta orientação desenvolvida, está em condições de lidar com a realidade, *mobilizando seus próprios recursos.* Não mais reagirá com respostas fixas (caráter) e com idéias pré-concebidas. Não gritará para obter apoio ambiental, pois poderá arranjar-se sozinha. Não mais viverá com medo de catástrofes ameaçadoras. *Poderá avaliar a realidade experimentando as possibilidades.* *Abandonará* a loucura por controle e deixará a *situação* ditar suas ações.

A capacidade de renunciar, de abandonar respostas obsoletas e abrir mão de relacionamentos esgotados e, de tarefas além do próprio potencial, é parte essencial da sabedoria de viver.

TERAPIA DE GRUPO VERSUS TERAPIA INDIVIDUAL

Frederick S. Perls

Marshall Mac Luhan escreveu um livro onde ele amplia a seguinte noção: o meio é a mensagem.

Qual é a mensagem que recebemos da terapia de grupo? A terapia de grupo nos diz: "Sou mais econômica que a terapia individual". A terapia individual retruca: "Sim, mas você é menos eficiente". "Mas", pergunta a terapia de grupo, "quem diz que você é eficiente"?

Você notará que no meu íntimo estas duas terapias imediatamente começam a brigar e a entrar em conflito.

Durante algum tempo, tentei resolver este conflito em gestalt-terapia, pedindo a meus pacientes que se submetessem a ambas... ultimamente, entretanto, eliminei totalmente as sessões individuais, exceto nos casos de emergência. De fato, cheguei à conclusão que toda terapia individual é obsoleta e deveria ser substituída por *workshops* de gestalt-terapia. Em meus *workshops* agora integro o trabalho individual e grupal. Entretanto, isto somente tem resultado com o grupo se o encontro do terapeuta com o *paciente individual dentro do grupo* for efetivo.

Reimpresso de *ETC: A Review of General Semantics*, Vol. 34, N.º 3, 1967, págs. 306-312, com permissão da Sociedade Internacional de Semântica Geral.

Para entender a efetividade da gestalt-terapia através de workshops, devemos primeiro considerar outro conflito: a dicotomia na psicologia atual entre a abordagem experiencial e a comportamental. Daí, podemos entender como a gestalt-terapia integra ambos os ramos da psicologia.

Basicamente se pensa no comportamentalista como um condicionador. Se ele estivesse disposto a se afastar da atividade pura de condicionamento — da compulsão de modificar o comportamento essencialmente através de meios externos, tais como exercício e repetição — poderia se tornar um observador, descrevendo o processo em andamento. Perceberia que aprender é descobrir, que é uma questão de experiências novas. Por outro lado, ele tem uma vantagem sobre a maioria dos psicólogos clínicos; atua no aqui e agora. É orientado pela realidade, embora de forma um pouco mecânica; e também é mais orientado para a observação do que o clínico, que na maioria das vezes é guiado por abstrações e computações. Mas o clínico tem o que falta ao comportamentalista — preocupação com o fenômeno completo da tomada de consciência. Não importa se ele o chama de consciência, sensibilidade ou conscientização.

Freud assumiu que a simples transposição de *memórias* inconscientes para a consciência seria suficiente para promover a cura. A psiquiatria existencial tem uma perspectiva semelhante, porém, mais ampla: assimilar e tornar disponíveis *todas* as partes da personalidade que foram alienadas.

O que pode atrapalhar o psicólogo da experiência é que, embora seu foco esteja sobre experiência, ele se afasta facilmente do *aqui e agora* do comportamentalista. Ou se preocupa com o passado e a causalidade, como Freud, ou com as intenções, como Adler. O comportamento real de *ambos*, terapeuta e paciente, é geralmente explicado "como transferência" e "contratransferência".

O interesse pelo comportamento observável desenvolveu-se desde cedo na psicoterapia. O hipnotizador não queria só aliviar os sintomas do paciente, mas também transformar hábitos censuráveis em hábitos desejáveis. A escola freudiana via padrões de comportamento correspondentes às três zonas erógenas reconhecidas: oral, anal e genital. O interesse de Reich pela formação do caráter centralizou-se no comportamento *motor* do indivíduo. Ele tentou um atalho e negligenciou a observação de detalhes do comportamento *vocal* e *verbal*.

A escola da gestalt investigou muito, nosso comportamento sensorial. Uma vez que o nosso contato com o mundo é baseado na consciência sensorial, especialmente ver, ouvir e tocar, estas formas de conscientização externa do objeto têm tanta importância para a gestaltterapia como o sistema proprioceptivo interno da autopercepção. Uma vez que todo o sensorial acontece no aqui e agora, a gestalt-terapia é orientada para o "tempo presente", como os comportamentalistas.

Ao conjunto de comportamentos motores e verbais expressos — os que são facilmente observáveis e verificáveis — nós chamamos de caráter. Denominamos mente o lugar onde se originam estes comportamentos. Mesmo nosso comportamento verbal secreto é chamado de pensamento ou intelecto. Mas é, na realidade, fantasia: ou, como Freud o viu, o palco de ensaio onde nos preparamos para o papel que queremos desempenhar na vida.

O intelecto — o todo da inteligência — poderia ser comparado com um computador. É, entretanto, um débil substituto para a vívida atualidade do sensorial e da experi ncia. O psicanalista e o assim-chamado terapeuta racional, fazendo jogos de interpretações e explicações, só reforçam a ilusória dominância do intelecto e, interferem com as respostas emocionais que estão no centro de nossa personalidade. No deserto emocional dos pacientes neuróticos raramente encontramos outros sentimentos que não o tédio, a autocompaixão e a depressão.

Resumindo, falta ao psicoterapeuta clínico, o envolvimento total com a atualidade, com o aqui e agora, enquanto o comportamentalista nega a importância da tomada de consciência. Na gestalt-terapia integramos os dois lados da moeda fazendo uma psiquiatria microscópica, investigando a conscientização e a fuga de conscientização em cada detalhe de comportamento do paciente, e do assim-chamado terapeuta. Esta é a verdadeira integração das duas psicologias — não apenas um ecletismo ou um acordo. É extremamente difícil, porém, obter esta síntese na combinação da terapia individual e grupal.

O neurótico pode ser definido como a pessoa incapaz de assumir total identidade e responsabilidade pelo comportamento maduro. Faz tudo para se manter no estado de imaturidade, mesmo quando faz papel de adulto — isto é, seu conceito infantil de como o adulto é. O neurótico não se concebe como uma pessoa que se mantém sozinha, capaz de mobilizar seu potencial para lidar com o mundo. Procura o apoio do meio através de ordens, ajuda, explicações e respostas. Não mobiliza seus próprios recursos e sim *maneiras de manipular* o meio — impotência, adulação, estupidez e outros controles mais ou menos sutís — de forma a receber apoio.

O psicanalista pode cair direitinho nas mãos do neurótico que recorre a tais comportamentos, ignorando a essência dos relacionamentos humanos, transformando qualquer relacionamento numa relação infantil, tal como com a figura paterna, incesto e domínio do Super-Ego. O paciente não é o responsável e sim o Inconsciente, o complexo de Édipo ou qualquer outra coisa que receba a carga da causa e da responsabilidade.

O comportamento básico de um dos meus estudantes era lamentar-se. Seu pai era um profissional das lamúrias: era cantor de Orações. O estudante *estava* consciente de ser parecido com o pai sob muitos aspectos, e lutava contra essa atitude; mas o *insight* não o auxiliava porque não esclarecia a essência de suas lamúrias. Quanto mais ele se lamentava, maior era o seu desapontamento por não ver resultado. Não conseguia perceber que ele e seu pai estavam batendo em porta errada. Não podia haver resposta porque ninguém, nenhum Deus, nenhum mágico ali estava para ajudá-lo. A imitação do pai não era o problema, e sim o comportamento irracional do pai e do filho.

O freudianismo bate na porta errada das causas e interpretações; a psicologia geral o faz, confundindo mente e fantasia. Cada paciente bate em porta errada esperando poder atingir a maturação através de fontes externas — sendo psicanalisado, recondicionado, hipnotizado ou maratonizado, ou tomando drogas psicodélicas. A maturação não pode ser atingida senão *por* ele; ele deve passar sozinho pelo processo doloroso do crescimento. O terapeuta não pode fazer nada, a não ser lhe dar a oportunidade, estando disponível tanto como catalisador, quanto como uma tela onde o paciente possa projetar sua neurose.

A teoria básica da gestalt-terapia diz que a maturação é um processo de crescimento contínuo, onde o apoio ambiental é transformado em auto-apoio. No desenvolvimento sadio, a criança mobiliza e aprende a usar seus próprios recursos. Um equilíbrio variável entre apoio e frustração, a capacita a tornar-se independente, livre para usar seu potencial inato.

A neurose, ao contrário, se desenvolve num ambiente que não facilita adequadamente este processo de maturação; em vez disso, o desenvolvimento é distorcido transformando-se em formação de caráter, num conjunto de padrões de comportamento destinados a controlar o meio através de manipulações.

A criança aprende muitas vezes copiando o adulto, a obter apoio ambiental, fazendo-se de desamparada ou estúpida, brigando, elogiando, tentando seduzir e assim por diante. Portanto, qualquer terapeuta ou membro do grupo que dá apoio ou ajuda em demasia, é envolvido pelas manipulações do paciente e só estragará ainda mais essa pessoa — privando-a da oportunidade de descobrir sua própria força, potencial e recursos. O instrumento real do terapeuta é a frustração adequada. No núcleo de cada reurose está o que os russos chamam de *ponto doente*. Percebendo que não podem fazer nada para curá-la, satisfazem-se em organizá-la e sublimam suas energias em volta deste ponto doente. Na gestalt-terapia chamamos este ponto doente de *impasse*; e até agora não vi outro método, a não ser a gestalt-terapia, capaz de atravessar isto. Além do mais, duvido que seja possível passar pelo impasse numa terapia individual, e sei que a integração da terapia individual e grupal permite que isto aconteça.

Quando abordamos o impasse existencial (e isto não significa os problemas menores), o paciente entra num turbilhão. Fica paralisado pelo medo, surdo e mudo, não querendo abandonar a roda viva da repetição compulsiva. Ele sente realmente o desespero que Kierkegaard chamou de "náusea de viver".

O impasse existencial é uma situação onde o apoio ambiental não está disponível e o paciente é, ou acredita ser, incapaz de lidar sozinho com a vida. Então fará qualquer coisa para se agarrar ao "status quo , em vez de crescer e usar suas próprias forças. Ele mudará de par no casamento, mas não mudará suas expectativas; trocará de terapeuta, mas não de neurose; modificará o conteúdo dos conflitos internos, mas não desistirá de seus jogos de autotortura; aumentará a sutileza de suas manipulações e a sua loucura por controle, para assegurar apoio ambiental, sem o qual ele imagina não poder sobreviver.

Agora, na situação de grupo, acontece algo que é impossível na entrevista individual. Para todo o grupo é *óbvio* que a pessoa aflita *não vê* o evidente, não vê a saída do impasse, não vê (por exemplo) que a maior parte de sua desgraça é totalmente imaginária. Em face desta convicção coletiva do grupo, ele não pode usar sua forma fóbica de rejeitar o terapeuta, quando este não se deixa manipular.

De alguma forma, a confiança no grupo parece ser maior que a confiança no terapeuta — apesar de toda a confiança da assim-chamada transferência.

Por trás do impasse está à espreita o monstro ameaçador, que mantém o paciente pregado à cruz da sua neurose. Este monstro é a expectativa catastrófica, que, segundo ele imagina, assina sua sentença e o impede de assumir riscos razoáveis e suportar as dores crescentes da maturação.

É aqui que o pensamento racional tem seu lugar: na determinação do grau em que a expectativa catastrófica é mera imaginação ou exagero do perigo real. No contexto seguro da situação terapêutica o neurótico descobre que o mundo não cai em pedaços se ele ficar com fome, com raiva, sensual, alegre ou triste. Nem deve ser subestimado o apoio do grupo para o apreço e auto-estima quando alguém dá passos na direção de uma maior vitalidade e autenticidade.

Nos meus *workshops* de gestalt, quem sentir necessidade, pode trabalhar comigo. Estou disponível, mas não forço nada. Uma dupla é desenvolvida temporariamente entre eu e o paciente, mas o resto do grupo é totalmente envolvido, embora raramente como participantes ativos. Na maioria das vezes eles agem como uma audiência, que é estimulada pelo encontro a fazer um pouco de autoterapia silenciosa.

Há outras vantagens de se trabalhar em grupos. Muito do desenvolvimento individual pode ser facilitado fazendo-se experimentos coletivos — falar sem sentido, fazer experimentos de retraimento, aprender a compreender a importância da atmosfera, ou mostrar à pessoa "em foco" como ela aborrece, hipnotiza ou diverte o ambiente. Na tristeza ou em outras situações emocionalmente carregadas, reações em cadeia ocorrem com freqüência. O grupo logo aprende a diferença entre o auxílio, apesar de bem intencionado, e o verdadeiro apoio. E ao mesmo tempo, o grupo aprende algo sobre si próprio, observando os jogos manipulativos do neurótico e os papéis que o mantém no estágio infantil. Em outras palavras, contrastando com o tipo usual de encontros grupais, *eu* uso a sessão, fazendo terapia individual ou dirigindo experimentos grupais. Muitas vezes interfiro se o grupo começa a jogar com opiniões e interpretações, ou a ter encontros puramente verbais sem qualquer substância experiencial; mas mantenho-me fora quando algo genuíno ocorre.

É sempre uma experiência profundamente emocionante para o grupo e para mim, ver cadáveres antes mecanizados começarem a voltar para a vida, a ganhar substância e a dar início à dança da entrega e da auto-realização. *Pessoas de papel tornam-se pessoas reais.*

EXTERIORIZAR VERSUS ASSIMILAR
(Acting out vs. Acting through)

Frederick S. Perls e Cooper C. Clements

Fritz: Antes de você começar a fazer perguntas gostaria de falar algo sobre a exteriorização (acting out) em geral. Este termo me faz voltar ao tempo em que eu era psicanalista, quando a exteriorização era algo ruim. A ordem dada por Freud era rígida: "Você não deve exteriorizar e sim recordar". Nesta preocupação com o passado, Freud dizia que as pessoas deveriam recordar em vez de exteriorizar. Mas a idéia dele, na minha opinião, era que as pessoas deveriam estar conscientes e suficientemente distantes do seu modo de vida, de forma que pudessem trabalhar com ele. Deveriam estar, em termos freudianos, mais conscientes do que estavam fazendo. Em certo sentido, a idéia de Freud era correta. Ele acreditava que as pessoas viviam certas atitudes neuróticas e, pelo fato de as viverem e exteriorizarem, furtavam-se ao tratamento. Em gestalt-terapia, quando falamos em exteriorização não estamos querendo dizer viver realmente e sim: "Seja ator". Nós temos um script em forma de sonho ou fantasia. Vemos que o sonho e a fantasia são uma estória, um drama e nós o exteriorizamos novamente em tera-

---

Reimpresso de Voices, *Hie Art and Science of Psychotherapy*, Vol. 4, N.º 4, Inverno 1968, págs. 66-73.

pia para nos conscientizarmos mais do que somos e, do que está presente.

Cooper: E isso é exteriorizar o papel na situação terapêutica.

Fritz: Exatamente. Assim o problema está, em parte, no nível semântico. Para Freud, a idéia de exteriorizar, deveria significar: "Conscientize-se de que está exteriorizando um papel". Mas em vez disso, Freud apresentou um tabu: "Você não deve exteriorizar, pois isto é uma coisa ruim". Agora, na terapia freudiana você não traz estas coisas, então talvez a proibição faça sentido.

Cooper: Em gestalt-terapia você procura tornar presente a consciência dos papéis exteriorizados?

Fritz: Exatamente. A diferença entre nós e Freud é que ele enfatiza o recordar, e nós enfatizamos o tornar presente. Nós frisamos a diferença entre o *atuar deliberado* e o não ter consciência de estar vivendo de uma determinada forma. Este último fato é viver parte do script de vida e fazê-lo compulsivamente, sem saber que esta é uma forma patológica de viver. Quero ressaltar que na terminologia freudiana, exteriorizar é uma palavra suja. E muitos fatos são encobertos como "exteriorização" e muitas coisas tornam-se tabu, coisas que poderiam ser uma expressão igualmente genuína da personalidade. A idéia de Freud era que tudo é predeterminado, e qualquer coisa que aconteça é mera repetição de algo que já ocorreu. Em outras palavras, esta análise freudiana não deixa espaço para uma vida criativa porque, se tudo já aconteceu antes, é somente uma repetição automática. Novamente, isto poderia ser muitas vezes verdade desde que se considere o tipo freudiano de exteriorização.

Cooper: Então nós procuramos o viver autêntico, além do processo de sair da neurose.

Fritz: Minha opinião é que qualquer situação inacabada, qualquer ação incompleta, virá à tona e será ou desejará ser completada. Agora, muito do que Freud chamou de "compulsão de repetição" (repetição compulsiva) é a situação inacabada. Ele achou que ela talvez fosse apenas uma formação de hábitos, uma forma petrificada de viver. E eu mantenho exatamente o contrário. Estas repetições compulsivas, exteriorizar algo de forma muito padronizada são nossas tentativas (na maioria das vezes, inúteis) para resolver a situação. Isto acontece porque muitas vezes algo é deixado fora nesta exteriorização, algo de que não se está consciente ainda.

Cooper: Isto traria a parte evitada. Há sempre algo sendo evitado.

Fritz: Sim, sim.

Cooper: E este é um elemento crucial. E então você tenta chegar a isto, particularmente em trabalho com sonhos e com linguagem corporal?

Fritz: Eu não tento chegar a isto. O organismo chega lá; e pode fazê-lo exteriorizando, sonhando, ou talvez fazendo poesia, — a forma pela qual a pessoa se expressa é só uma questão de sorte. Usando termos antiquados o extrovertido viveria a situação e o introvertido faria uma poesia. Mas em ambos os casos, isto mostra uma interrupção no desenvolvimento, que evita dar um passo e assumir um certo risco.

Cooper: Então você relacionaria isto com as tentativas da pessoa de experienciar e expressar a si mesma?

Fritz: Olhe, considere um gato que brinca e trepa numa cortina e usa garras. Quando o gato é jovem não pode evitar o uso das garras. Usar as garras é um negócio inacabado para o gato jovem; então, usar as garras não será uma exteriorização. Mas se um gato adulto sempre usasse suas garras, sempre exteriorizasse o arranhar, então algo estaria faltando em seu desenvolvimento. No momento em que ele aprende a andar sem usar as garras, então a diferenciação terá ocorrido.

Cooper: Então você olha para o desenvolvimento do indivíduo e sua necessidade de se completar, em vez de focalizar a proibição e o tabu.

Fritz: Sim. Agora deixe-me usar o exemplo de um ser humano aprendendo alguma coisa, por exemplo bater à máquina. Quando eu tiver aprendido a datilografar bem e formado a gestalt pela prática, então estarei livre para prestar atenção no conteúdo, e não na mecânica do processo. Mas, se a minha datilografia ainda for falha, com trocas do m pelo n, então muito esforço precisa ser investido nessa situação inacabada. A exteriorização de Freud é algo similar. Nós estamos repetindo uma certa situação inacabada. Por exemplo, se sempre ficamos muito desapontados com um mesmo amigo, ou se estamos sempre sendo absorvidos por certas personalidades. Tudo isto ocorre porque evitamos algo nessa relação que levaria a um fechamento, à compreensão desta pessoa, ou à habilidade para "se libertar" se esta não for a pessoa certa. Certamente, os psicanalistas pensam da mesma forma. Eles diriam que nós temos que curar, temos que trabalhar através desse complexo. Mas esse complexo não é trabalhado para chegar ao fechamento e sim retrocedendo ao assim-chamado trauma, alguma coisa ocorrida na infância. Completar a pessoa é algo bastante diferente.

Cooper: E, diferente de permanecer no que acontece aqui e agora.

Fritz: E, de trabalhar com o que está aqui e agora, e com o que está faltando nessa pessoa.

Cooper: Gostaria que você relacionasse a exteriorização com as quatro camadas de terapia e neurose, das quais você falou no grupo desta manhã. Você descreveu o desempenho de papéis como a primeira delas, e então a camada implosiva levando ao impasse, depois a explosiva e finalmente o viver autêntico. Você veria a exteriorização relacionada com a explosiva?

Fritz: Sim, isto é muito interessante. Nós estamos "exteriorizando" na primeira camada; desempenhando papéis, mas não no sentido freudiano de pensar que esta é uma situação inacabada ruim. Nós estamos fazendo o paciente exteriorizar na situação terapêutica, de forma que uma explosão possa ocorrer. A exteriorização no sentido freudiano, a situação incompleta sem tomada de consciência, é o *bloqueio* da explosão.

Cooper: Estou pensando nas quatro áreas de explosão que você mencionou nesta terceira camada: explosões de amor sexual, raiva, alegria e tristeza. A raiva e o amor sexual são as que recebem maior atenção e é onde os terapeutas mais se preocupam com as conseqüências sociais.

Fritz: Eu diria que Freud está a favor de exteriorizar, de expressar a tristeza. Ele fez um belo trabalho sobre a função do luto. Não vejo muita coisa dele escrita sobre a exteriorização da alegria.

Ele, Wilhelm Reich, Adler e muitos outros escreveram bastante sobre a raiva, e fizeram uma verdadeira confusão semântica; algumas falam sobre agressão, outras sobre sadismo, raiva ou hostilidade.

Cooper: Hostilidade parece ser popular hoje em dia.

Fritz: Sim, e eles nunca esclarecem o que está acontecendo. Estas são formas totalmente diferentes de funcionar. Um vendedor pode ser agressivo tendo iniciativa, sem ser hostil.

Cooper: A afirmação dele pode também ser bastante apropriada.

Fritz: Quero dar-lhe meu exemplo favorito. Se eu engulo a minha comida, forçando-a na base da voracidade e, se não sou agressivo em relação à ela, destruindo-a, então poderei ter problemas estomacais e também desenvolver certa "tendência introjetiva", em vez de assimilar compreendendo.

Cooper: Na gestalt a agressão é uma parte necessária do processo de assimilação.

Fritz: Na gestalt? Na natureza! O supermercado fez com que esquecessemos que nós matamos para sobreviver. Todo ser mata para sobreviver. Só o humano mata além do que necessita, por voracidade. Ele mata por hábito.

Cooper: Penso que estamos falando em exteriorizar principalmente em termos de trabalhar com a pessoa através do seu processo em situação terapêutica. Muitas vezes quando a exteriorização aparece como tabu, é que o paciente está fazendo algo fora da situação terapêutica. Ele está exteriorizando sexualmente ou agressivamente de uma forma que o terapeuta fica preocupado. Ele sente que a pessoa comportando-se assim, não está contribuindo para o seu desenvolvimento.

Fritz: O.K. Dou-lhe um exemplo meu. Quando estava em análise, eu não tinha relação nenhuma com aquele cara. Ele quase nunca falava durante a terapia. Cinco minutos antes do fim da sessão, ele arranhava o chão como sinal de que o tempo acabara. Ele acreditava numa terapia completamente passiva. Aí percebi o que ele fazia. Fazia-me sentir como um Omar Khayyam quando ouvia minhas aventuras. Então tudo que fiz durante o tempo de análise foi procurar mais e mais aventuras, para poder contar-lhe algo. Eu exteriorizei representando e fiz isto para agradá-lo. Ele nunca discutiu isto comigo.

Cooper: Então você estava tentando ter algo para contar.

Fritz: Sim, e isto acontece com outros terapeutas. Toda essa estória da exteriorização é tão idiota! Tanto quanto a própria psicanálise para os gestalt-terapeutas. A exteriorização, a compulsão! Chova ou faça sol, a pessoa vai todo dia ao mesmo lugar por uma hora, estando alegre ou deprimida, querendo ir ou não, ela vai. Que compulsão rígida, que exteriorização rígida é esta? E a hora não pode ter um minuto a mais ou a menos que os cinqüenta minutos, não obstante o fato de a maioria das pessoas só dizerem algo nos últimos dois minutos. De repente, elas têm algo urgente para dizer, de forma a torturar o terapeuta e colocá-lo num dilema de como terminar a sessão e ter os seus dez minutos de descanso. Você já não viu isto?

Cooper: Sim, também já passei por isto.

Fritz: Os cinqüenta minutos também são uma idiotice e uma compulsão. Veja as vantagens dos nossos workshops, às vezes trabalhamos vinte minutos com uma pessoa, às vezes uma hora e meia. Toda essa besteira de terapia individual é completamente obsoleta. É um sobrevivente fossilizado do período freudiano, quando pensavam que a psicanálise era uma forma de curar as pessoas.

Cooper: Então você encara esse termo geral "exteriorizar" como um tabu iniciado por Freud.

Fritz: Não só isso. Vou mais além. Considere a fobia profunda de Freud, que era um homem muito, muito doente: o que ele estava exteriorizando? Estava exteriorizando o fato de não sair, de não exteriorizar. Quanta dor ele sentia para atravessar a rua, quanta dor para falar com alguém. Entretanto, num significado profundo e verdadeiro, penso que ele queria dizer: Cuidado com a exteriorização como meio de evitar; traga seus problemas reais para a terapia; isto é melhor. Apesar disto, tenho dúvidas se o tabu da exteriorização não é só uma racionalização da fobia de Freud.

Cooper: Como você relacionaria o tabu da exteriorização com costumes, estruturas culturais diferentes? Por exemplo, uma estrutura que permitia maior liberdade sexual e expressão da agressão.

Fritz: Freud nunca pensou nisto em termos de exteriorização. Por exteriorização ele entendia que algum tipo de comportamento patológico escapava, e era vivido em vez de ser discutido no divã. Você está falando sobre a liberdade de ação e consciência total do que é permitido ou não. Isto é muito interessante, mas não tem nada a ver com o que Freud entendia por exteriorização. Se você chega a este ponto, então a única forma de viver seria não fazer nada.

Cooper: Então você encara mais em termos do processo que está acontecendo na pessoa, e quanta consciência ela tem do que está fazendo.

Fritz: Sim, e também quanta consciência ela tem do que não está fazendo.

Cooper: Do que está evitando.

Fritz: Sim.

Cooper: E esta seria a base para diferenciar entre o desempenho de papéis nas primeiras camadas da neurose e o viver autêntico?

Fritz: Sim, sim. É alguém que não consegue se ver como adulto. Tem que ter pais, tem que se pendurar numa mãe verdadeira, numa mãe morta, numa mãe psicanalítica ou qualquer coisa para não se soltar.

Cooper: Isto está relacionado com o que você chama de Complexo de Bobo (Dummy Complex) no seu livro *Ego, Hunger and Aggression*, não é?

Fritz: Sim. Prender-se à idéia que se é uma criança, e é este o exteriorizar de Freud; repete-se o que aconteceu antes, investiga-se o que aconteceu antes, e isto ajuda o paciente a manter-se num estado infantil. Agora, exteriorizar no bom sentido significa deixar acontecer, deixar os mortos enterrarem os mortos, deixar os pais serem pais. O outro faz assim e assim, mas eu sou um agente livre, um agente livre sobre meus próprios pés. Não me relaciono com esse sujeito por causa de uma fixação; eu me relaciono com ele porque quero, e na medida em que me sinto ligado.

Cooper: Uma experiência aqui e agora com a pessoa.

Fritz: Sim, sim.

Cooper: Você poderia relacionar a exteriorização com o conceito de equilíbrio na gestalt, o equilíbrio figura-fundo das pessoas com quem se está trabalhando?

Fritz: Sim, nesta exteriorização de material (a repetição de algo), uma das polaridades está sempre escondida. Tomemos a exteriorização básica. O que exteriorizamos como nosso sistema de moral e autodesenvolvimento usual? É o sistema dominador-dominado (topdog — underdog). Você conhece este jogo: Nós temos consciência de nosso dominado ineficiente, mas não nos conscientizamos do caráter do dominador. A obrigatoriedade de acertar, nós assumimos sem discussão. E portanto o equilíbrio entre o comportamento de briga e de submissão, entre o agressivo e o assustado, não pode ser atingido. Voltemos aos termos freudianos. Ele diria que não há um ego forte, porque o paciente é todo superego. O que Freud não percebe é que há um infraego contrabalançando o superego. O que você chama de exteriorização aqui? Se eu me torturo, é claro que estou exteriorizando. Mas onde está o ponto exato onde o exteriorizar se torna ruim? Só porque você é malcriado e não traz estas coisas para o seu terapeuta? Sinto que é bom dar uma nova olhada no conceito de exteriorização e no que tem sido a confusão. Esta é sempre a desgraça quando alguém cria uma noção errada. Esta noção é aceita como realidade onde não deveria haver nada. E então o mundo inteiro tem que começar a refutar e lutar contra o absurdo. Veja o que aconteceu com Wilhelm Reich, que tomou a libido como algo real e não um mero capricho de Freud. Ele acaba completamente fora de si. Há alguma pergunta que você gostaria de fazer?

Cooper: Participei de grupos com você, e sei que você geralmente diz que não assume responsabilidade pelo comportamento do indivíduo fora da situação de grupo; na sua opinião, fora da situação terapêutica, o comportamento é de responsabilidade do paciente?

Fritz: Exatamente. Só sou responsável por mim mesmo. Se você decide enlouquecer, o problema é seu. Se eu sou um terapeuta responsável, aplico meu conhecimento qualificado para trabalhar com você.

Cooper: Se ele quiser trazer isto para a sessão e trabalhar, então você estará lá. Para trabalhar com ele?

Fritz: Sim. E não tenho compulsão para ganhar, para ser Deus Todo-Poderoso ou o melhor terapeuta do mundo. Quem assume responsabilidades para além de si mesmo está cercando-se da necessidade de ser onipotente. Esta é uma visão distorcida de si e de seu potencial.

Cooper: Está esperando mais de si do que pode realmente dar.

Fritz: Certo.

Cooper: Estou pensando se posso relacionar mais a exteriorização com as diferentes camadas: desempenho de papéis, implosiva, explosiva, autêntica. A camada do desempenho de papéis está obviamente relacionada; há todos os tipos de comportamentos que podem ser rotulados de exteriorização.

Fritz: Certo.

Cooper: E a segunda camada, a implosiva? O que você vê acontecendo nela?

Fritz: Nela não há exteriorização. Há medo de ser, há uma contração ou congelamento básico. É algo equivalente ao que Freud chamou de instinto de morte. Mas não um instinto para morrer e sim o oposto. Como se vê, quando ele é trabalhado para se tornar explosão, há muita vida! Veja minha mão. Se eu mantenho um equilíbrio preciso entre os músculos extensores e flexores, tenho uma garra extremamente rígida que não pode se mover. Uma posição rígida. Entretanto, há uma dupla quantidade de energia; duas partes de mim tentando assumir controle e em perfeito equilíbrio. Isto ainda é vida, é vida catatônica.

Cooper: Não há nenhuma alternância de figura-fundo.

Fritz: Exatamente. Este é o impasse, é o estar encalhado, paralisado, nem exteriorizando, nem não exteriorizando. Aqui, a mínima exteriorização, um leve tremor já é o começo da dissolução da camada implosiva.

Cooper: E a terceira camada, a explosiva? Aqui você menciona explosões de amor sexual, raiva, alegria e tristeza.

Fritz: Estas são explosões do centro da personalidade, que é a alma (soul), o também chamado de centro das emoções. Isto traz a capacidade de sentir e viver de novo.

Cooper: Neste ponto isto começa a sair com força?

Fritz: Não é necessariamente forte. Em alguns casos, há explosões extremas; em outros só um leve tremor. As explosões podem ser como aquelas que ocorrem no motor do seu carro, e que você quase não percebe. O fato é que as contrações começam a funcionar de novo. A camada implosiva é parecida com a hibernação. Um animal que hiberna fica com a temperatura diminuída e se contrai. Ele não está morto, preserva a vida. E finalmente começa a vibrar outra vez.

Cooper: As pessoas chegam à camada explosiva e depois voltam para a implosiva antes de começarem o viver autêntico?

Fritz: Sim. Às vezes você percebe que só um certo segmento é liberado pela explosão, e depois a energia é liberada na personalidade total. A pessoa se torna mais viva. A partir disto ela é capaz de lidar melhor com outros níveis de sentimento. A emoção mais fácil de se chegar é a tristeza porque ela é, na maioria dos casos, socialmente aceita. A explosão de amor é muitas vezes difícil. Para o neurótico a mais difícil é a explosão de alegria.

Cooper: Você poderia contar como trabalha, por exemplo, com a raiva, e o amor sexual na terapia, que tipos de limites você coloca?

Fritz: Eu não coloco limites em nenhuma explosão, inclusive para trepar! Não se chega realmente a trepar, mas não há tabus no meu tipo de terapia. Pelo menos, você pode trepar em fantasia e agredir uma almofada.

Cooper: Aqui no *workshop* uma vez você fez as pessoas lutarem só com os pés. Não era uma forma de limitar o que elas podiam fazer umas contra as outras?

Fritz: Não, não. Isto aconteceu porque algumas pessoas não tinham pernas, e as pernas são muito importantes para o outro apoio. Sugeri que quando começassem a usar as pernas, as pessoas se afastassem, de modo a não acertarem acidentalmente os órgãos genitais ou alguma outra parte. Há pequenos cuidados. Mas, em casos extremos, quase fui morto. Mas se você não quer assumir riscos, não seja terapeuta.

Cooper: Numa situação de grupo, você tem algum apoio do grupo para ajudar a controlar explosões?

Fritz: O que você quer dizer com "controlar explosões"? Não queremos controlar explosões!

Cooper: OK. Prevenir o machucar-se?

Fritz: Estes machucados não são explosões verdadeiras. Explosões verdadeiras são quando as pessoas começam a dançar de alegria. Exceções são casos psicóticos reais; por exemplo, quando alguém realmente quer matar. Em vez de explodir na impotência e, de perceber a impotência da impotência, ele tenta evitar a impotência matando. Matar é sempre sinal de impotência.

Cooper: Então você aceita o risco?

Fritz: EXATAMENTE!

MORAL, FRONTEIRA DO EGO E AGRESSÃO

Frederick S. Perls

A idéia da moral absoluta, a convicção de que o bem e o mal existem, e de que aquilo que é bom ou mau é estabelecido de uma vez para sempre, é tão antiga quanto a cultura humana. Na Bíblia a serpente tenta Adão com a promessa de conhecer o bem e o mal, se comer a maçã. (Observe que ele adquire tal conhecimento comendo). Mesmo um homem culto, como Freud, mostra resquícios desta idéia quando diz: "O Inconsciente nem sempre é ruim, às vezes é melhor que a pessoa consciente". Investigações psicanalíticas mostram que pelo menos as nossas consciências funcionam como se houvesse uma moral absoluta, avaliando nossos atos como bons ou maus. A moral absoluta tem uma tremenda vantagem. Ela dá, àquele que crê nela, uma sensação de segurança. Ele sabe como agir, sabe o que está certo e errado. A lei exige que uma pessoa sã seja capaz de distingüir o certo do errado. Ele pode não gostar, mas consegue evitar a dúvida e não se meter em "confusão".

A idéia da relatividade da moral também não é nova. As provas são tão esmagadoras que é difícil entender porque a humanidade vem sofrendo com as noções de

---

Reimpresso do *Complex*, 9, 1955, págs. 42-52.

pecado e culpa, muitas vezes sendo levada ao desespero, suicídio, santidade, insanidade ou aprisionamento voluntário. Mas nós estamos realmente suspensos entre dois pólos: a incerteza da moral relativa e o desespero da moral absoluta entre a Sila da razão e Caridbis* da revelação. Será que temos alguma saída? Podemos encontrar um absoluto unificador sob a relatividade da moral, um ponto de vista onde a fé, a convicção e o racionalismo possam ser unificados? Acredito que sim; mas não creio que isto possa ser feito sem que se tenha uma nova atitude em relação à agressão. Como pretendo mostrar, moral e agressão estão essencialmente ligadas.

Podemos considerar a moral absoluta e relativa com respeito à personalidade total ou à situação. Na estória de Dr. Jekyll e Sr. Hyde, a personalidade total é boa ou má. É representada por duas pessoas com dois nomes diferentes. Na linguagem coloquial dizemos: "Ele é uma pessoa diferente", "Você é um menino ruim", "Normalmente ela é uma pessoa tão legal", "Você é um mentiroso". Em cada caso identificamo-nos com a personalidade total. Considere as conseqüências nefastas deste tipo de identificação *como se*: rotule seu filho algumas vezes de mentiroso porque ele tem uma vida de fantasias vívidas e ele se sentirá na obrigação de corresponder ao título de "mentiroso"; ele realmente se tornará um mentiroso crônico, pois se a mãe diz, é ela quem sabe. Veja a situação da moral vitoriana e compare aquela época com a nossa; principalmente na atitude em relação ao sexo. A condenação do sexo naquele tempo era tão forte, que "imoral" significava sexualmente imoral. Compare o ideal vitoriano com o nosso ideal. O ideal vitoriano era ser lindo, casto, e sóbrio; o ideal americano atual é ser glamoroso, sensual e eficiente. Por causa da independência econômica e do

---

* Sila e Caridbis: na mitologia grega são os dois monstros que guardam o estreito atravessado por Odisseu. O uso proverbial dos nomes indica os fatores responsáveis por um desvio do rumo verdadeiro.

conflito cada vez mais profundo entre religião e ciência, entre a simplicidade da fé e a avidez do progresso, a situação social foi alterada.

Do ponto de vista psiquiátrico, podemos dizer que de modo geral a batalha contra a repressão sexual produtora de neuroses foi ganha, mas uma série de operações de depuramento ainda têm que ser feitas. Por exemplo, enquanto a quantidade de sexo é abundante, a qualidade do ato sexual como expressão mais intensa e íntima do amor, deixa muito a desejar. Em vez de satisfação e gratidão encontramos o vazio e o desgosto, frigidez e perversões, junto com o que se acredita ser o clímax de êxtase da experiência humana. O perigo da perspectiva atual é o seguinte: enquanto na era vitoriana tudo que era ruim era atribuído ao sexo, hoje em dia atribuímos tudo, muito facilmente, à repressão do sexo.

Entretanto, podemos seguramente dizer que na esfera sexual existe menos infelicidade. Podemos então soltar o próximo monstro da humanidade, a agressão, que agora é vista como "raiz de tudo que é ruim". A agressão divide este lugar com o dinheiro, mas eu sou da opinião que a praga do dinheiro não pode ser resolvida, enquanto não pudermos entender melhor a agressão. Por exemplo, sem resolver a charada da agressão não podemos entender a avidez.

Há uma interessante mistura entre moral absoluta e relativa, dentro do indivíduo. Nós usamos a expressão "duplo padrão"; isto significa que temos duas escalas de medida moral, uma para nós e uma para os outros. "Quod licet Jovi, non licet bovi" — o que é permitido a Júpiter, é proibido para as vacas. Na psiquiatria encontramos uma doença que tem esta dupla moral como sintoma principal. Refiro-me à paranóia. O paranóico é um moralista, e tem muito orgulho disto. Ele é tratado injustamente, injuriado, ofendido e sacrificado, mas não percebe nem por um momento que é ele quem está ofendendo e injuriando. Mas todos nós temos estes duplos padrões, embora os disfarcemos com boas racionalizações.

Para um médico e um psicólogo, o problema da moralidade conduz a uma pergunta: podemos nós, insatisfeitos com a moral absoluta e relativa, encontrar uma resposta inequívoca na moral do organismo? Podemos achar no nível não verbal, experiências que possam ser rotuladas como boas ou más? Se tais experiências existem e se ocorrem como um processo normal, podemos torná-las base de uma moral útil ou, chegaria mesmo a dizer, que uma perspectiva objetiva sem avaliação é impossível.

Minha opinião é que existe tal moral no organismo. Bom e ruim são respostas do organismo. Mas, os rótulos "bom" e "ruim" são então desgraçadamente projetados no estímulo, isolados, tirados do contexto e organizados em códigos de conduta, sistemas de moral, muitas vezes legalizados e ligados a cosmologias religiosas. Vejamos isto gradativamente.

Bom e ruim são respostas do organismo. Nós dizemos "Você me faz ficar louco", "Você me faz sentir feliz" e menos freqüentemente, "Você me faz sentir bem", "Você me faz sentir mal". Entre os primitivos, tais frases ocorrem com extrema freqüência. Novamente usamos expressões tais como "sinto-me bem", "sinto-me péssimo", sem considerar os estímulos. Mas o que acontece é que o aluno interessado, faz o seu professor sentir-se bem, o filho obediente faz seus pais sentirem-se bem. O lutador de box vitorioso faz seu fã sentir-se bem, e assim faz o amante eficiente à sua companheira. O mesmo acontece quando um livro ou quadro vai de encontro às suas necessidades estéticas. E *vice-versa*: se pessoas ou objetos não satisfazem as nossas necessidades, sentimo-nos mal em relação a eles.

Minha opinião é que existe tal moral no organismo.

O próximo passo é que em vez de nos apropriarmos de nossas experiências, projetamo-las e jogamos sobre o estímulo a responsabilidade pelas nossas respostas.

(Isto poderia acontecer porque ficamos assustados, com medo de nosso excitamento e fugimos da responsabilidade, etc., etc.). Nós dizemos que o aluno, o filho, o boxeador, o amante, o livro, o quadro, "é" bom ou ruim. No momento em que rotulamos o estímulo de bom ou ruim, nós tiramos o bom e o ruim da nossa própria experiência. Eles tornam-se abstrações e os estímulos-objeto são então correspondentemente arquivados. Isto não deixa de ter conseqüências. Uma vez que tenhamos isolado o pensamento do sentimento, o julgamento da intuição, a moralidade da autoconsciência, a deliberação da espontaneidade, o verbal do não-verbal, perdemos o "eu", a essência da existência e tornamo-nos robôs humanos, frígidos ou neuróticos confusos.

A natureza não nos forneceu a sensação profunda do bom e do ruim sem um significado profundo para nossa sobrevivência; esta bússola emocional indica a direção para nós mesmos, nos níveis de existência mais abstratos e refinados. Sintetizando: Sentir-se bem, para o organismo significa identificação, ser uno comigo; sentir-se mal significa alienação, afastar-se. No sentir-se bem e mal, vemos a função discriminatória do organismo: este é o trabalho que, na gestalt-terapia chamamos de fronteira do ego.

Consideremos a natureza desta fronteira do ego. Quero assinalar dois pontos:

1 — A Fronteira do Ego é flexível. Na pessoa sadia ela se modifica quando a situação varia; mas em estados psicopatológicos ela é um tanto rígida. Tal rigidez pode parecer estabilidade, mas é a estabilidade de uma pessoa cheia de "princípios", que descarta suas emoções e a evidencia, em nome de suas idéias pré-concebidas. Um dos maiores perigos da moral absoluta é que, ela cria fronteiras de ego rígidas.

2 — A Fronteira do ego pode ser considerada como um lugar de encontro entre grupos de emoções opostas: aceitações e rejeições, identificações e alienações, emoções positivas e negativas.

Tenhamos em mente que "Eu" não é um objeto ou parte do organismo realmente existente. "Eu" é um símbolo de um símbolo. "Eu" indica um estado ou um modo de ser. O que está subjacente a isto é dado mais precisamente por palavras tais como "intuição" ou "estado de humor". Tal como aquela coisa indescritível que nós chamamos de "humor" de uma pessoa, o "Eu" pode ser experienciado, mas não é fixo.

Quando digo "estou aqui" quero dizer: "Aqui na sua frente está um organismo com cujas funções o interlocutor se identifica". Se este organismo dissesse por exemplo "eu não fiz isto", então haveria uma alienação, um "não-eu" envolvido.

Talvez a função básica da fronteira do ego seja a discriminação. E podemos dizer que o conflito neurótico é simplesmente o conflito entre dois tipos de discriminação: uma discriminação "introjetada" ou estranha (a escolha de outras pessoas que foram por nós incorporadas), e a discriminação do organismo. Karen Horney chamou a discriminação introjetada de imagem idealizada e Sullivan chamou-a de auto-sistema ou Bergler, tal como muitos psicanalistas anteriores, achou que a fonte do conflito está na consciência. Freud usou o nome de superego.

Estranhamente, não se considerou que o conflito entre estas discriminações precisa envolver agressão, pois a agressão é a essência do conflito. Sem agressão, a paz de espírito prevaleceria. Portanto, qualquer que possa ser o conflito neurótico, precisamos antes de tudo ter em mãos a agressão que causa e mantém o conflito.

Voltemos ao Dr. Jekyll e Sr. Hyde. Nesta estória o conflito está aparentemente terminado no que se refere ao doutor. Ele renegou todas as propriedades não desejáveis e tornou-se um ideal. Sua discriminação manteve tudo que era considerado bom na sua época, e projetou tudo que era ruim no Sr. Hyde. Por exemplo, podemos dizer que ele rejeitou sua natureza animal. Sua fronteira de ego ocorre entre duas personalidades.

Tudo que está dentro da fronteira é bom, e tudo que está fora é ruim. Deveríamos realmente chamar nosso herói de Sr. X, pois como se vê agora, o Dr. e o Sr. são partes de uma pessoa dividida e a separação, a camada isolante é a fronteira do ego. A parte idealista nesta pessoa gostaria, é claro, de tornar-se ela mesma um assassino, para matar a natureza animal em si, mas isto significaria suicídio e o fim da estória, porque não se pode matar a natureza.

De maneira mais geral, dentro de cada fronteira do ego encontramos as forças coesivas de integração que chamamos de boas e do outro lado, as forças destrutivas da agressão que chamamos de ruins. Do lado de dentro está o que aceitamos e o que é familiar; do lado de fora o que rejeitamos por ser estranho. As leis da fronteira do ego, identificação e alienação, aplicam-se a todos os fenômenos de fronteira. Aplicam-se a relações interpessoais tais como "Você é meu", "Não o conheço mais", "Este não pode ser meu filho". Aplicam-se como no caso de Sr. X dentro da pessoa. Podemos encher livros inteiros com exemplos de dissociação de partes de nós mesmos, devido a repressões, projeções, autocontrole e outras formas de alienar a discriminação do organismo. Identificação e alienação ocorrem em organizações sociais, nações, clubes, grupos raciais ou fraternidades. As leis são especialmente rigorosas onde a "dessemelhança" (otherness) é enfatizada, como em nacionalismos, cultos, sistemas de exploração ou reforma. Quanto mais próximos os laços internos dos membros do grupo, mais se acumulam a agressão e a hostilidade fora das fronteiras. Os Capuletos e Montague eram clãs muito coesos, por isso tão hostis entre si. Nosso próprio deus é sempre o bom, o deus estranho é rejeitado. Nossos soldados são heróis corajosos, os dos inimigos são violadores.

Agressão e coesão são mutuamente dependentes. Depois da agressão a Pearl Harbor, a coesão interna, o sentimento de unidade dentro dos Estados Unidos aumentou consideravelmente e, a agressão até então investida em lutas de partidos e classes, chegou à fronteira como uma poderosa forma de defesa.

Então naturalmente, chegamos ao tema da agressão. Se a discriminação chama tudo que está fora da fronteira de ruim, então o perigo real aparece. Pois quanto mais próximos estão os vizinhos no espaço ou no espírito, maior é o perigo de mistura entre eles, o que significa perigo de perder sua própria identidade.

Então, surge a necessidade de destruir a ameaça. E quando, pelo contrário, a unidade quer se expandir, como no crescimento da personalidade individual ou de uma nação, ou na necessidade de um movimento de reforma para conseguir partidários, é necessária a agressão para destruir a resistência encontrada. Discutamos por um instante a palavra "destruir".

Nós muitas vezes pensamos em destruição como aniquilação, mas não podemos destruir uma substância importante para nós, transformando-a em *nihil*, nada. Destruir significa desestruturar, quebrar em pedaços. Agressão tem um duplo objetivo: 1.°) desestruturar qualquer inimigo ameaçador, de forma que ele se torne impotente; 2.°) numa agressão que se expande, desestruturar a substância necessária para o crescimento é torná-la assimilável. Mesmo Hitler, quando se armou para destruir a Tchecoslováquia, tomou cuidado para não destruir fábricas de armamentos que queria incorporar à Alemanha em expansão.

Portanto, a agressão é essencial para a sobrevivência e o crescimento. Não é uma invenção do diabo, mas um meio da natureza. Podemos entender o desejo dos pais de que a agressão seja meramente uma neurose das suas crianças malcriadas, ou o desejo dos psiquiatras em manicômios de que a agressão possa ser descarregada como excreção física, para se livrar de algo desagradável. Realmente a natureza não é tão perdulária a ponto de criar uma energia tão poderosa como a agressão apenas para ser descarregada ou "ab-reagida". Nos casos de agressão patológica temos simplesmente exemplos de agressão desorganizada, inútil. Como ferramenta da natureza, a agressão é valiosa; a serviço da discriminação moralista é um instrumento de não-sobrevivência. Por exemplo, no caso de um colapso nervoso devido a excessivo autocontrole, a pessoa está dirigindo sua agressão contra seus próprios impulsos espontâneos.

Para viver, um organismo precisa crescer, física e mentalmente. Para crescer, precisamos incorporar substâncias de fora e, para torná-las assimiláveis necessitamos desestruturá-las. Consideremos a ferramenta elementar da desestruturação agressiva, os dentes. Para formar as proteínas altamente diferenciadas da carne humana, temos que desestruturar as moléculas do nosso alimento. Isto ocorre em três estágios: mordendo, mastigando, digerindo. Para morder, temos os incisivos, os dentes da frente que em nossa cultura foram parcialmente substituídos pela faca. O primeiro passo é cortar pedaços grandes em pedacinhos. Em segundo lugar, moemos os pedacinhos transformando-os numa massa com a ajuda de nossos molares, ou culturalmente, com pilões. (Um paciente me disse que não conseguia ver nada de agressivo em mastigar, embora pudesse ver em morder; mas como se sentiria ele se estivesse num pilão?); finalmente há a desestruturação química no estômago, pelos ácidos solventes. (Por exemplo, nos casos de ressentimento, onde há uma agressão incompleta, o efeito freqüente são úlceras estomacais).

Não só os dentes, mas também os músculos do queixo, mãos e palavras, são instrumentos de agressão. Esta, resulta do trabalho orgânico de todas as partes da personalidade.

Agora se quisermos integrar a personalidade neurótica, teremos primeiro que desestruturar os sintomas. Em outras palavras, não tentamos nos livrar das dores de cabeça ou obsessões aniquilando-as ou extraindo-as, se isto fosse possível, aleijaria o paciente; deixamos tais tentativas para os lobotomistas. Mas nós nos propomos a reorganizar, desestruturar e reestruturar a personalidade. Ao fazê-lo, invariavelmente encontramos uma considerável quantidade de agressão canalizada para o autocontrole, a autopunição e até mesmo a autodestruição. Encontramos agressões que foram projetadas e aparecem como o meio crônico de catástrofes iminentes. Encontramos a agressão destrutiva na irritabilidade, no afastamento, na contenção. Em síntese, encontramos bastante agressão excedente. Mas, afirmar que esta agressão como tal é responsável pelas distorções patológicas, tais como o hitlerismo ou sadismo, é como afirmar que o impulso sexual é o responsável pelas perversões. Não é a agressão, nem o sexo que são responsáveis pelas neuroses, mas a organização infeliz da agressão que ocorre em nossas instituições e famílias, especialmente na inabilidade em lidar com o progresso industrial e o inferno que é a vida urbana. Nós negligenciamos nossa discriminação orgânica e assim diminuímos a possibilidade de satisfação em nossas vidas. Apanhados pela pressa e preocupações, não temos tempo para finalizar as situações. E, principalmente, em vez de as pessoas se sentirem atraídas pelo que lhes interessa, elas são guiadas pelo "dever", pela necessidade de ganhar a vida tendo ocupações que não lhe são apropriadas, que não são verdadeiras vocações, pela avidez por coisas e não pela vontade de ter relacionamentos significativos e, pela ânsia de se divertir em vez de empenhar-se para a felicidade.

Na minha opinião tudo isto tem relações importantes com a forma pobre de organização dos nossos hábitos alimentares; em cada terapia dedico bastante tempo para a reestruturação destes hábitos. Distúrbios na respiração produzem sintomas de ansiedade, distúrbios no ingerir satisfatório e adequado da comida produzem, através da agressão biológica não utilizada, muitos problemas neuróticos.

Vamos dar um apanhado geral. O crescimento do organismo acontece quando integramos nossas experiências assimilando substâncias físicas, emocionais e intelectuais que o meio oferece e que satisfazem uma necessidade.

Se não ocorre a assimilação, ficamos com os introjetos, isto é, as coisas que foram engolidas inteiras, o material estranho do qual não nos apropriamos. Tal é uma moral introjetada: é o resultado de uma agressão incompleta; um morder, mastigar e digerir incompletos dos padrões de pais, dos professores e da sociedade. Para começar, parte desta comida talvez não servisse para o organismo; nunca teria sido mordida se não fosse forçada. Esta parte precisa ser vomitada; outras poderiam ser potencialmente boas, mas foram dadas em hora ou em doses erradas, portanto nunca foram digeridas. Esta parte precisa ser regurgitada, mastigada e digerida.

Além disso, uma vez que a agressão foi incompleta e que a desestruturação orgânica da comida foi interrompida, ocorre uma dissociação de parte da agressão transformando-se em agressão difusa, e a privação correspondente ressurge na forma de avidez. A essência do que é ingerido avidamente é que não satisfaz; cada vez se necessita mais para encher o poço sem fundo — porque a comida não alimenta.

No plano da auto-estima, por exemplo, se você precisa de elogio, então nenhuma quantidade de elogios é suficiente, porque estes não são assimilados, (são engolidos sem serem saboreados) ou tornam-se uma forma de ostentação, (vomitando-os de volta). A agressão livre que deveria ser usada para assimilação encontra seu caminho na tirania, sadismo, irritação, e assim por diante.

Sobrecarregado pela introjeção, o organismo perde sua discriminação adequada, o estômago e a boca se tornam amargos e dessensibilizados; não há apetite. Daí são feitas escolhas falsas, procura-se alimento em lugares errados, satisfazendo a "necessidades" estranhas. O resultado disto deve fixar ainda mais os hábitos de desestruturação falsa e incompleta, pois sem sabor, apetite, e necessidade, como podemos esperar uma mobilização completa das funções da agressão em relação à comida, satisfação sexual, conhecimentos ou relacionamentos sociais? A agressão sadia nada mais é do que aplicar-se para conseguir a auto-realização.

Na terapia, pelo contrário, examinamos e reavaliamos os atos de discriminação, reestruturando passo a passo os hábitos da agressão. Por exemplo, num exercício de mastigação poderiam ocorrer enjôos e vômitos, mas depois viriam novas sensações de sabores, um apetite mais vigoroso. E *vice-versa*, com a reavaliação de quais são os objetos repugnantes e que foram sugados, primeiro viriam dores e cãibras nas mandíbulas e outros músculos da agressão, mas daí surgiria uma nova força para procurar e morder o que é organicamente necessário.

Quando o apetite e a agressão surgem das necessidades do organismo e os objetos são discriminados por ele, existe a segurança que havia sido dada rigidamente pelos padrões morais. Ao mesmo tempo existe a flexibilidade e a relatividade necessárias e agradáveis nas circunstâncias que mudam, pois não há ansiedade em se perder o self: é o self que está escolhendo.

Na prática, naturalmente o maior obstáculo para a reorganização da agressão é o medo que o paciente tem de se machucar ou, por desforra, seu medo de ser machucado. Entretanto, este medo de machucar pode ser mostrado como sendo mais do que auto-ilusão e hipocrisia; porque embora iniba sua ação ou escotomize seus desejos e não se machuque diretamente, ele sempre se machuca indiretamente; ele o faz mostrando-se frio, atrasando, desapontando, ficando de mau humor, sendo desajeitado, quebrando coisas, etc., "ad infinitum".

O conflito e a agressão, que chegam a uma conclusão, muitas vezes criativa e surpreendentemente satisfatória, não são os responsáveis pela infelicidade, e sim o evitar trazer uma luta à tona. Quero relatar um caso extremo, de um dos meus pacientes na África do Sul. Ele tinha perdido um botão do seu casaco. Por três semanas sentiu agudo ressentimento, pois sua esposa não pregava o botão. Mas não falou com ela sobre isto, nem dedicou cinco minutos para fazê-lo sozinho. Em vez disso, durante três semanas deixou a si mesmo e à esposa infelizes com seu enfado.

Qual é a conclusão com relação à moral e à agressão? O organismo não consegue tolerar uma situação inacabada. Com cada situação acabada sentimo-nos bem; com cada situação inacabada sentimo-nos mal. Para finalizar uma situação, para alcançar o bem-estar e a estabilidade, mobilizamos nossas forças para enfrentar o problema. Quanto mais obstáculos há no caminho, mais energias temos que colocar em jogo. Na fome, há agressão oral; desejos e frustrações de outros tipos envolvem outras agressões musculares. Na linguagem, quando nos sentimos bem, ou estamos chegando a uma decisão almejada, nossa fala é macia e agradável, quando nos sentimos mal, ou estamos frustrados, nossa voz é áspera e xingamos.

Em relação aos nossos companheiros, quando estamos bem, sentimo-nos gratos, temos uma sensação de contato harmonioso; quando estamos mal, atacamos e tentamos modificar o ambiente. Se nós nos impedimos de agredir, então sentimos ressentimento ou culpa.

Então precisamos dizer; não é a própria agressão que é boa ou má, mas quando estamos mal, sentimo-nos agressivos.

A TEORIA DA "REMOÇÃO DO CONFLITO INTERNO"

Frederick S. Perls e Paul Goodman

A psicanálise preocupou-se classicamente com a descoberta dos "conflitos internos" e sua "remoção". Certamente há muito de verdade neste conceito, mas mesmo assim temos que examiná-lo muito mais de perto do que em geral se faz. "Internos" presumivelmente significa dentro do organismo, dentro da pele, ou "dentro da psique". Por exemplo, um conflito entre a tensão sexual e a retração da dor, ou entre instinto e consciência. Do outro lado, estariam os conflitos não neuróticos, ou seja, conflitos com o meio ambiente ou com outras pessoas. Mas não é válida esta forma de distinguir entre "conflitos internos" e outros, pois há conflitos não "internos" que são acertadamente chamados de neuróticos. Enquanto uma criança ainda não se libertou do campo dos pais — ainda está mamando, aprendendo a falar e economicamente dependente, etc. — não tem sentido falar de distúrbios neuróticos (fome não percebida, hostilidade não percebida, falta de contato não percebida) seja na parte interna da pele ou dentro da "psique" do indivíduo. Os distúrbios estão no

---

Reimpresso de *Resistance*, Vol. 8, N.º 4, março 1950, págs. 5-6. Após a primeira impressão deste livro descobrimos que este artigo também aparece nas páginas 364-368 de "Gestalt Therapy", de Frederick Perls, M.D., Ph., D; Ralph Hefferline, Ph. D e Paul Goodman, Ph. O., Nova Iorque; Julian Press c 1951: Delta, 1964.

campo; eles surgem dos "conflitos internos" dos pais e resultam em conflitos introjetados no filho que mais tarde irá se libertar, mas sua essência está na relação perturbada, que não pode ser reduzida às partes. Então, a falta de espírito comunitário nas sociedades políticas não pode ser reduzida, nem às neuroses dos indivíduos (por que elas se tornam individuais por causa desta mesma falta), nem às instituições ruins (que são mantidas pelos cidadãos), é uma doença do campo. A distinção entre "intra" e "inter" pessoal é pobre, pois toda a personalidade individual e toda a sociedade organizada se desenvolve a partir das funções de coerência que são essenciais tanto para o indivíduo como para a sociedade, tais como: nutrição, amor, aprendizagem, comunicação, simpatia, identificação e, as funções contrárias de divisão também são essenciais para ambos: rejeição, ódio, alienação, etc. O contato — e fronteira é anterior ao intra e inter, ou ao interno e externo. E distúrbios que poderiam ser chamados de neuróticos também ocorrem em um campo organismo-meio natural, por exemplo nos rituais mágicos dos primitivos, que se desenvolvem a partir da fome e do medo do trovão, quase sem neuroses pessoais; ou nossa doença contemporânea de "dominar" a natureza, em vez de uma simbiose saudável, porque além das neuroses pessoais e sociais (que aqui estão com certeza funcionando demais), há um deslocamento na interação entre a quantidade da matéria pura e a escassez causada por abusos não percebidos. O primitivo diz: "A terra está passando fome, então nós estamos passando fome", e nós dizemos: "Estamos passando fome, então arranquemos algo da terra"; simbioticamente, ambos são sonhos.

Em resumo, falemos em "conflitos não percebidos" ("unaware conflicts") em vez de "conflitos internos" — Esta modificação é uma simplificação fundamental, porque anteriormente era necessário dizer: "nós revelamos os conflitos internos, trazemo-los para a superfície e tornamo-los conscientes", mas agora podemos dizer: "tornamos presente os conflitos não percebidos". A expressão clássica, entretanto, contém uma verdade muito importante, dita de uma forma desordenada; ou seja, os conflitos internos, aqueles dentro da pele, dentro do organismo — tensões, equilíbrios e obstáculos opostos do sistema fisiológico — são na maior parte dignos de confiança e não neuróticos; pode-se confiar neles como auto-reguladores; eles têm se revelado durante milhares de anos, e não se modificaram muito, não são objeto da psicoterapia; e se não forem conscientizados podem continuar assim. Ao contrário, a intromissão de forças sociais externas é que deliberadamente perturba o sistema interno espontâneo e necessita de psicoterapia. Estas forças são "recém-chegadas" e muitas vezes consideradas doentias. A psicoterapia é um processo de não permitir que essas forças externas se intrometam dentro da pele e perturbem a auto-regulação-do-organismo. E da mesma maneira, é um processo de impedir que forças políticas e sociais mais distantes e não confiáveis, tais como competição, dinheiro, prestígio, poder, se intrometam no sistema pessoal primário de amor, raiva, tristeza, pais, dependência e independência.

Chegamos aos termos "conflito" e "remoção do conflito". Obviamente, a fórmula clássica do "conflito" não significa simplesmente a oposição de tensões e sistema de obstáculos e equilíbrios do qual falamos. A palavra é usada de forma pejorativa: conflito significa "conflito ruim", e portanto deve ser removido. Façamos novamente uma distinção cuidadosa. O que é ruim no conflito, segundo as teorias, parece significar uma ou todas, das seguintes coisas: (1) todos os conflitos são ruins porque desperdiçam energia e causam sofrimento. (2) todos os conflitos excitam a agressão e a destruição, que são ruins. (3) alguns conflitos são ruins porque um ou ambos oponentes são anti-sociais e, em vez de deixar o conflito explodir, o agressor deve ser eliminado ou sublimado; por exemplo, sexualidade pré-genital ou várias formas de agressão. (4) conflitos falsos e errados são ruins. Do nosso ponto de vista, só a última das proposições está totalmente correta: conflitos que são irreais, estúpidos, projetados, deslocados, devem ser eliminados. Mas mesmo neste caso devemos nos lembrar que por trás de cada conflito falso — isto é, onde os oponentes são concebidos erroneamente ou são máscaras — há um conflito verdadeiro, uma oposição de forças reais. Os erros são tendenciosos, as máscaras expressam o real. Portanto, podemos dizer que, fundamentalmente, conflito nenhum deveria ser removido por psicoterapia; mas o objetivo da psicoterapia é tornar presentes os conflitos não-percebidos e, eliminar conflitos falsos. E de fato, isto pode ser simplificado omitindo-se a última parte, porque uma vez que um conflito falso é presentificado, ele desaparece, pois não se pode perceber o que não existe.

Sobre os pontos (2) e (3), diremos o seguinte: onde os oponentes são impulsos naturais, eles não podem ser reduzidos, embora possam ser adiados pela auto-regulação-do-organismo, ou mesmo deliberadamente suprimidos. Quando todos os oponentes estão presentes, o homem pode tomar suas próprias decisões difíceis, ele não é um paciente; de fato, muitas vezes nestes casos, um impulso difícil encontra espontaneamente a sua medida pela auto-regulação organísmica, sem a necessidade de escolha deliberada.

Consideremos então o conflito em si, presentificado e acompanhado de sofrimento. A noção de que o conflito, seja ele social, interpessoal ou intrapsíquico, desperdiça energia, é plausível mas superficial. É plausível porque se o trabalho pudesse ser feito diretamente, o contendor não teria desperdícios tendo que se dar ao trabalho de vencer um oponente; e talvez ambos os oponentes possam se juntar como parceiros. Mas isto é superficial, porque se assume como certo de antemão, qual o trabalho a ser realizado e, onde a energia deve ser dispendida. Então o oponente deve ser iludido, ou ele está mentindo. Mas no ponto em que um conflito é real, *o que* fazer, é o que está sendo testado. Ainda mais, o trabalho real a ser feito talvez esteja *sendo descoberto pela primeira vez no conflito*; até o momento, ele não era conhecido por ninguém e, muito menos pelos contendores. Isto é verdade em qualquer colaboração criativa entre pessoas: a maior eficiência não é conseguida quando se estabelece uma harmonia *a priori* entre os interesses e nem quando se comprometem os interesses individuais a um objetivo pré-determinado; enquanto as pessoas estiverem em contato, sinceramente visando a melhor realização, quanto mais diferentes forem e manifestarem as diferenças, mais provável é que sejam capazes de produzir uma idéia melhor do que cada uma individualmente imaginava. É a competição nos jogos que faz os jogadores superarem a si próprios. (Não queremos dizer, é claro, que a competição *habitual* não seja um sintoma neurótico). Também na criação pessoal como na arte ou teoria, é a luta de elementos disparatados que repentinamente provoca uma solução criativa. Um poeta não rejeita uma imagem que aparece "acidentalmente", mas que é muito viva, e estraga seus planos; ao contrário, respeita o intruso e subitamente descobre qual é *seu* plano; ele descobre e cria a si mesmo.

A questão é saber se a mesma coisa é verdade em relação ao conflito emocional e intrapsíquico. Em situações sadias normais não há problema: pela auto-regulação-organísmica se estabelece uma flexível dominação-de-instintos; isto é, uma sede forte suspende os outros impulsos até que seja satisfeita. Uma série maior de disposições ocorre sadiamente da mesma forma: morder — mastigar — beber se estabelece sobre o mamar; os órgãos genitais se estabelecem como objetivo final na sexualidade; o orgasmo genital é a conclusão da excitação sexual. No desenvolvimento destas ordens houve tensões conflitivas, mas estas foram resolvidas.

Agora suponha que a solução não seja sadia: que a primazia genital não tenha sido fortemente estabelecida por causa de situações orais inacabadas, dos medos genitais, das assim chamadas "regressões" e assim por diante.

Suponha agora que todos estes impulsos opostos sejam trazidos à tona, para contato e conflito aberto em relação a opções quanto a objetos, comportamentos e interesses. Será que é preciso que este conflito, junto com o sofrimento e as dificuldades que o acompanham seja um meio de chegar a uma solução autocriativa, provavelmente uma primazia normal? O conflito é sério porque há muito para ser destruído. E a destrutividade, deve ser inibida? Se este for o significado do conflito, obviamente não é sábio aliviá-lo ou suprimir um dos oponentes, pois o resultado pode ser então o de impedir uma destruição e uma assimilação totais e, portanto condenar o paciente a uma solução fraca e não perfeitamente auto-reguladora.

Do ponto de vista médico, o perigo do conflito emocional é que o enfurecimento pode destruir o paciente e despedaçá-lo. Este é um perigo real. Mas deve ser enfrentado, não enfraquecendo-se o conflito e sim, fortalecendo o self e a autoconsciência, de modo que quando o conflito emergir, manifestar-se de forma mais aguda, o organismo possa ter uma atitude de indiferença criativa e identificar-se com a solução emergente.

TEORIA E TÉCNICA DE INTEGRAÇÃO DA PERSONALIDADE

Frederick S. Perls

Na evolução do homem, do animal inferior até o estágio atual, ocorreram pelo menos três eventos de interesse decisivo, especialmente para o psicoterapeuta. O primeiro foi o desenvolvimento do córtex específico do homo sapiens. Pela primeira vez, um animal adquiriu faculdades diferentes daquelas que outros animais desenvolveram na luta para a sobrevivência. O cérebro humano desenvolveu a faculdade de postergar respostas e, assim, modelar o comportamento instintivo, possibilitando a consulta de experiências anteriores. Daí, resultou o desenvolvimento de instrumentos e da ação deliberada: em outras palavras, neste ponto a deliberação apoiou o comportamento instintivo espontâneo, na procura da gratificação e defesa das necessidades organísmicas do homem.

O segundo estágio começou quando o homem foi solicitado a usar sua deliberação não para apoio, mas para frear o comportamento instintivo. Isto ocorreu numa época em que a sobrevivência da sociedade assumiu maior importância do que a sobrevivência do indivíduo.

Reimpresso de *American Journal of Psychotherapy*, Vol. 2, N.º 4, outubro 1948, págs. 565-586.

Porém, os instintos eram apenas freados e canalizados, não havia a tendência de eliminá-los como algo ruim.

O terceiro período começou com a filosofia grega, quando o homem tornou-se cônscio de si como objeto e quando descobriu a "mente". Começando com a noção cristã do "pecado do pensamento", o homem voltou a sua força de vontade contra si próprio, esquecendo cada vez mais que as necessidades organísmicas são o solo onde ele se desenvolve.

A dicotomia nasceu e, na nossa época chegou a um grau onde ela derrota seu próprio objetivo. O indivíduo de nossa época não vive mais para o benefício da sociedade da qual faz parte, mas para a produção de máquinas e dinheiro. O desenvolvimento pessoal é projetado, tal como a iniciativa e muitas outras características primárias. A idolatria de nosso tempo é o desenvolvimento industrial, onde se requer mais e mais que o trabalhador seja um autômato. Ele produz peças de máquinas e é de vital importância que não apresente nenhuma variação. Neste processo, o indivíduo e a sociedade estão rapidamente perdendo o seu valor de sobrevivência.

A dicotomia da personalidade humana pode ser abordada sob três ângulos: Do ponto de vista da estrutura dualista da *personalidade*, do *comportamento*, e da *linguagem*. O homem poderia recobrar seu valor de sobrevivência se estes dualismos pudessem ser reintegrados, se pudesse criar uma linguagem unitária e um número suficiente de personalidades unitárias. Individualmente somos capazes de realizar esta última condição, mas estamos longe de produzir personalidades unitárias em série. O requisito essencial para que haja a reintegração é a produção de um instrumento adequado, e este teria que ser a linguagem unitária.

Leonardo da Vinci, Goethe, Freud e Einstein, partiram de uma estrutura de fatos e mantiveram contato básico com o mundo não-verbal, verbalizando só *poste-*

riormente o que tinham descoberto. Como é diferente a abordagem da maioria de nós! Nós *começamos* com palavras. Ouvimos "complexo", "repressão", "libido", "obsessão", "esquizóide". Daí tentamos captar o significado dessas palavras, e saímos procurando encontrar os fatos confirmadores. Gritamos entusiasticamente: "Freud está certo!", "Estas coisas *realmente* existem". Ou se não gostamos do que encontramos, tornamo-nos para-freudianos, aceitando bocados e pedaços aqui e acolá, e rejeitando outros. Mas se nos sobrar bastante discernimento e se não devorarmos simplesmente as obras completas — esses milhões de palavras — poderemos ainda ter esperança de progresso. Entretanto, não devemos ficar atolados no pântano de nossas teorias. Não devemos nos deixar iludir pelos pensadores vagos, dúbios, compartimentados, que num momento nos dizem que o próprio mestre encarava suas idéias como meras teorias e, que no momento seguinte reagem com indignação quando temos idéias próprias sobre "libido" e outros venerados rótulos do seu jargão.

Pela própria significação do problema da linguagem, é importante que tentemos entendê-la. O que faz a linguagem ser tão misteriosa e fascinante? Podemos conceber um meio pelo qual possamos varar a capa lingüística que oculta a realidade? Devemos voltar à nossa crença na magia ou devemos denunciar inteiramente a efetividade da linguagem? Finalmente, nossa linguagem é adequada para a tarefa que assumimos, isto é, a integração, ou melhor, a reintegração dos seres humanos?

Nossa linguagem atual parece ser um instrumento totalmente inadequado para nosso empreendimento. Se isto for verdade, como somos deficientes! De qualquer forma, a linguagem é o nosso instrumento profissional e, certamente, qualquer artesão fica seriamente prejudicado por ferramentas ruins. Enquanto os cirurgiões aperfeiçoam sua técnica, o físico constrói melhores ciclotrons, o clínico geral usa drogas mais eficientes, o fazendeiro moderniza seus implementos, nós ainda tentamos o impossível: integrar personalidades com o auxílio de uma linguagem não-integradora. Uma linguagem unitária que criasse, ou resultasse de personalidades unitárias, é uma condição *sine qua non* para uma estrutura social ou pessoal integrada; mas atualmente o desenvolvimento de tal linguagem ainda está na sua infância (Entre outros, Korzybski e L. L. White, preocuparam-se com a criação de uma linguagem unitária).

Atualmente, somos dissociados, personalidades dualistas, com linguagem dualista, mentalidade dualista e existência dualista. A profunda divisão na nossa personalidade, o conflito entre o comportamento deliberado e o espontâneo, é uma característica evidente do nosso tempo. Nossa civilização é caracterizada por integração técnica e deteriorização da personalidade. As estatísticas da produção industrial e das desordens da personalidade mostram um aumento paralelo.

Se for correta a premissa de que a personalidade dividida é produto normal, talvez até mesmo inevitável, de nosso tempo, então perguntamos se uma integração é possível ou não; e se for, terá valor de mercado ou, pelo menos, valor de sobrevivência? Se uma personalidade integrada, ou como prefiro chamar, uma pessoa unitária tivesse uma linguagem unitária, quanto de compreensão poderia existir entre ela e as pessoas que usam a linguagem dualista atual?

Heráclito, Spinoza, Bach e Goethe foram personalidades unitárias e são evidências de que isto não é somente um objetivo fantástico. Por outro lado, Freud, assim como Beethoven, foi um gigante dualista. Ele criou um sistema científico aparentemente equilibrado de energias opostas, mesmo sob o preço de introduzir seu misterioso instinto de morte; mas não alcançou o grau de unificação da sua própria personalidade, que lhe permitiria ver as dualidades como aspectos diversos do mesmo fenômeno e não como contradições irreconciliáveis.

Vejamos alguns dos dualismos principais, por exemplo, a concepção de "mente e corpo". Os filósofos tentaram juntar os dois conceitos num paralelismo psiçofísico. Doenças têm causas orgânicas ou psicológicas. No conceito unitário do organismo-como-um-todo, o "corpo" torna-se o aspecto visível da personalidade, enquanto a "mente" aparece como um número de funções, especialmente a atenção, que significa a relação sujeito-objeto.

"Deus e Mundo" é outro conceito dualista na crença de muitas pessoas. A integração que Spinoza alcançou foi prematura; e não teve conseqüências *sociais* decisivas. Em contraste, a sociedade atual aceita a integração espaço-tempo, massa-velocidade, como uma expressão autêntica de nosso século quantitativo e, a teoria da relatividade de Einstein é, pelo menos por enquanto — uma interpretação unitária válida.

Comparemos o conceito freudiano da "libido" com o de "atração"; "libido" em oposição à "agressão" é um conceito dualista que não atinge uma unificação através da integração, mas apenas comporta-se como um cãozinho que tenta morder o próprio rabo. Portanto, não é de surpreender que encontremos na linguagem freudiana, monstruosidades tais como "libido agressiva" e "transferência negativa latente".

"Atração" faz parte de uma abordagem unitária. Não é irreconciliavelmente oposta à "separação"; ambas expressões significam o movimento de um corpo em relação a um campo. Portanto, as idéias de Karen Horney dos tipos que "se movem em direção a" e que "se afastam de", têm um valor integrativo. O próprio Freud viu o significado antitético de muitos radicais; por exemplo, o "altus" do latim, que nós traduzimos como "alto" (high) ou "baixo" (low). Ele viu a relação dialética de alguns processos, tais como sadismo e masoquismo, mas em conceitos mais decisivos manteve sua perspectiva dualista. Depois de ter cristalizado e, portanto solidificado seu sistema, este ficou completo, não se podendo esperar nenhuma evolução a partir daí.

Alfred Adler foi o primeiro a superar o sistema freudiano. Ele viu como Freud encarou de forma unilateral o passado e as causas, mas ele próprio foi igualmente preconceituoso, superenfatizando o futuro e os objetivos. Wilhelm Reich, recusou-se a aceitar as noções vagas de Freud sobre os meios-pelos-quais a repressão aparece. Ele encontrou a resposta nas tensões musculares coexistentes com cada neurose e, chamou a totalidade destes espasmos de couraça motora.

A tendência geral, entretanto, parece se afastar das bases biológicas de nossa existência e em vez disso enfatizar o aspecto caracterológico e a nossa situação dentro da sociedade (como se o caráter fosse uma máscara que pudesse ser colocada como uma tragédia grega e, como se nós mesmos não fossemos a sociedade). Segurança e ajustamento parecem ser mais importantes que o desenvolvimento da personalidade.

O problema que temos pela frente pode agora ser formulado: como podemos realizar a transição de uma personalidade dividida para uma personalidade unificada; de uma linguagem dualista para uma linguagem unitária; de uma filosofia antitética para uma filosofia abrangente?

Não devemos subestimar nem a importância nem a dificuldade da tarefa. A dicotomia progressiva ameaça a sobrevivência da humanidade. Se a humanidade está cometendo suicídio ou preparando-se para uma forma mais adequada de existência, ainda não podemos dizer. A última teria que ser uma existência reintegrada e não um conjunto de abordagens incoerentes artificialmente grudadas. Isto impõe a aceitação do organismo-como-um-todo com a sinceridade de William Alanson White ou Kurt Goldstein e, não com a falsidade de muitos movimentos atuais. A perspectiva unitária destes movimentos é bloqueada por pontos cegos. Eles têm um pedaço do bolo e acham que estão com o bolo todo. Sua personalidade está mutilada e seu conceito de organismo-como-um-todo corresponde aos aspectos específicos de si próprios que eles permitem existir.

O conceito do organismo-como-um-todo é o centro da abordagem da psicologia da *gestalt* que substitui a psicologia mecanicista de associação. Nova Iorque, mais do que qualquer outro lugar no mundo, tem muitos movimentos diferentes tentando enfrentar os problemas da psicoterapia e também atraiu os três grandes psicólogos da *gestalt*: Kohler, Wertheimer e Kurt Goldstein. Goldstein quebrou o conceito rígido do arco reflexo. Segundo ele, tanto os nervos sensoriais quanto os motores se estendem do organismo para o meio. O conceito de que a sensação é um fenômeno passivo, mecânico, deve ser substituído pela idéia de que somos ativos e seletivos em nosso sentir. Denominei o aparelho sensorial, o nosso meio de orientação e o motor, o meio de manipulação. Com este ajustamento lingüístico, os sentidos, longe de serem um meio puramente mecânico de transporte de ondas acústicas e outras, tornam-se um aspecto da própria personalidade. Assim, a perspectiva está aberta para uma abordagem onde o indivíduo pode novamente chegar aos seus sentidos.

Agora nós nos encontramos num campo familiar. Os sentidos são os meios de percepção, consciência, atenção. Falta de percepção é uma característica do neurótico. Percepção insuficiente de experiências traumáticas passadas, foi considerada por Freud, a causa da neurose. Frigidez e escotomia são mais dois exemplos de percepção diminuída. Estudei extensivamente os fenômenos correspondentes no trato alimentar.

Muito resumidamente, minha teoria é a seguinte: Situações difíceis criam pensamentos mágicos e cheios de desejos, a manipulação científica, a propaganda e a filosofia do livre-arbítrio; em resumo, a deliberação em lugar da espontaneidade. O comportamento humano, que foi ou é censurável numa pessoa ou grupo, deve ser modificado. Mas o comportamento "bonzinho" não substitui, apenas invalida a atitude espontânea. Os instintos, como fontes de comportamento indesejável, não podem ser eliminados, só suas expressões podem ser modificadas ou aniquiladas. Geralmente é a expressão e execução de necessidades organísmicas da personalidade biológica, da personalidade original, que é escotomizada e paralisada. Conseqüentemente, o indivíduo moderno tem que ser ressensibilizado e remobilizado de forma a alcançar a integração.

Se partirmos com a idéia de correlacionar o sistema nervoso sensório-motor com orientação e manipulação, chegaremos a uma corrente contínua de interdependências, que começa com a reação automática rápida, o assim chamado reflexo e progride até as respostas retardadas de ordem média e superior. Um exemplo conveniente de resposta média é atirar com rifle. Uma coordenação perfeita de orientação e manipulação, um ajuste permanente à situação variável, são necessários para alvejar um ponto móvel. A propriedade do cérebro humano de retardar uma ação já é marcante neste exemplo. Subindo na escala de abstrações, chegamos às atividades de ordem superior tal como planejar, projetar, teorizar e finalmente filosofar. Cada teoria, cada filosofia, é um mapa de onde tiramos orientação para nossas ações. Um mapa adequado é aquele que representa a realidade tão fielmente quanto possível, em qualquer momento. Entretanto, ao abrirmos um atlas encontraremos todos os tipos de mapa; alguns dão orientação sobre a geografia de um país, outros sobre a situação política e etnográfica. Também se pode obter informações sobre o movimento dos ventos, dados sobre economia ou quaisquer aspectos da realidade nos quais estejamos interessados.

Em outras palavras, a realidade *em si* não existe para o ser humano. É algo diferente para cada indivíduo, cada grupo e cada cultura. A realidade é determinada pelas necessidades e interesses específicos do indivíduo.

Tudo está em fluxo. Só depois que ficamos atônitos com a diversidade infinita de processos que constituem o universo, é que podemos entender a importância do princípio organizador que cria a ordem a partir do caos; ou seja, a formação da figura-fundo.

Qualquer que seja a necessidade primordial do organismo, esta faz a realidade aparecer como tal. É isso que faz os objetos aparecerem como figuras que correspondem às diversas necessidades. É isso que evoca o nosso interesse, atenção, catexis ou qualquer nome que se queira dar.

Traga o Herald Tribune de domingo para uma família grande, observe a diversidade de interesses. O pai procura orientação na secção de negócios, enquanto a mãe folheia o jornal para ver os anúncios de liquidação. Alec procura exemplos de dificuldades das classes oprimidas, enquanto Jack se entusiasma com um jogo de futebol. Tia Jenny se satisfaz com a coluna de óbitos e os gêmeos brigam por causa dos quadrinhos.

O fato mais importante da formação figura-fundo é que se uma necessidade for genuinamente satisfeita, a situação se modifica. A realidade se torna diferente do que era enquanto a situação estava inacabada. Uma neurose é sempre caracterizada por um grande número de situações inacabadas. O paciente ou não tem consciência delas, ou é incapaz de lidar com elas (o que significa que está limitado quanto à sua orientação ou manipulação), ou ambas.

O organismo sadio se reorganiza com todas as suas potencialidades para a gratificação das necessidades primordiais. Imediatamente ao realizar-se uma tarefa, esta volta para o fundo e permite que a necessidade que neste intervalo se tornou mais importante, chegue ao primeiro plano. Este é o princípio da auto-regulação organísmica. Wilhelm Reich lidou com este princípio em sua ligação com o orgasmo, e o contrapôs com o princípio de regulação moralista. Eu prefiro chamá-lo de princípio de regulação deliberada.

A filosofia do psicoterapeuta determina sua abordagem específica. O padre purifica a alma com métodos que aumentam a percepção da pecaminosidade dos atos proibidos; o curandeiro tentará modificar o comportamento através de brometos; o médico bruxo aplicará a feitiçaria. O freudiano está preocupado com a eliminação de traumas infantís; o adlerismo bombardeando confiança no seu paciente arrogante (com sentimento de inferioridade). Se a escola considera as inconsistências do caráter como raiz de todo o mal, ela esforçar se-á para reconciliá-las; se o auto-sistema estiver errado, a sua estabilização trará segurança para as relações interpessoais. Se o orgasmo sexual perfeito produz a personalidade perfeita, o esforço terapêutico será concentrado nessa direção; e, se a percepção incompleta e a imobilidade conforme eu sugiro, são os bodes expiatórios das desordens da personalidade, o método indicado será ressensibilizar a percepção figura-fundo e remobilizar todas as potencialidades da personalidade. Isto inclui a harmonização das atitudes deliberadas e espontâneas.

O objetivo último do tratamento pode ser então formulado! Temos de atingir o grau de integração que facilite seu próprio desenvolvimento. Isto está de acordo com o fato de uma pessoa dissociada estar inibindo, ou mesmo degenerando seu desenvolvimento. Repetindo mais uma vez o critério de um tratamento bem sucedido é: *atingir o grau de integração que facilite o próprio desenvolvimento*. Um pequeno buraco cavado na neve, muitas vezes é suficiente para drenar a água. Uma vez que a drenagem tenha começado, o filete d'água alarga o seu próprio leito; ele facilita seu próprio desenvolvimento. Esta facilitação deve receber um lugar importante na educação infantil. A criança necessita em primeiro lugar, a gratificação das suas necessidades imediatas e em segundo lugar, a facilitação do seu desenvolvimento.

Mesmo com pais bem intencionados, raramente a criança tem o desenvolvimento de suas potencialidades facilitado. Estas têm de ser moldadas em algo que receba a aprovação dos pais e da sociedade. Isto impõe dois tipos de processos: a mutilação de *algumas* atitudes e um desenvolvimento artificial de outras.

A personalidade espontânea está sendo substituída por uma deliberada. No nível comportamental, vemos a atuação do mesmo dualismo que discutimos antes no nível lingüístico. Na nossa civilização, espontaneidade e deliberação lutam entre si, criando conflitos, inconsistências, distorções, desconforto, enquanto que a integração entre ambas poderia produzir homens capazes de auto-expressão e auto-realização.

Vontade, consciência, viver de acordo com expectativas ou qualquer que seja o modo de chamar estas atitudes deliberadas, não significa necessariamente uma inconsistência dentro da personalidade ou um conflito com o meio, mas levará a dicotomias se estiver em conflito com as camadas mais profundas da personalidade, se produzir e acumular situações inacabadas dentro da personalidade. As situações inacabadas gritam por soluções, mas se forem barradas da consciência, o resultado será a formação de caráter e sintomas neuróticos.

O homem é parte da natureza, ele é um evento biológico; portanto, a sociedade é também parte da natureza. Falar é um evento espaço-temporal, assim como pensar. Cada noção abstrata é um processo, tanto quanto a visualização de um objeto. Atividade deliberada, autocontrole, consciência, são funções *sociais* e ao mesmo tempo, biológicas. A reintegração só pode ter sucesso se toda atividade humana, tanto deliberada quanto espontânea, pensamentos e instintos for considerada e tratada como um processo biológico.

Mesmo correndo o risco de ser redundante, o tema merece uma elaboração. Um sintoma é como um livro, é a precipitação de processos. Os processos de observar, verbalizar, escrever, vender, imprimir; os processos de fazer papel, tinta, linotipia; os processos de distribuição, propaganda e muitos outros, produzem um livro. Uma vez que tenha tomado forma, o livro pode participar de uma variedade de processos posteriores. Pode tornar-se uma arma para ser jogada em alguém; um objeto para ser trocado por um pouco de alimento; algo para ser exibido, ou algo para se esconder dos pais; algo para ser queimado pelos nazistas; pode até mesmo ser algo para ser lido. No último caso, os processos receptivos são consideráveis e variam desde a maneira de encarar, até a introjeção e até mesmo digestão e assimilação.

Da mesma forma, um sintoma neurótico é a precipitação de processos; uma dor de cabeça histérica, por exemplo, pode ser o resultado final do fato de ser melindroso, de querer chorar, de ser heróico e daí forçar os músculos oculares até que doam. Tal sintoma pode ser usado para receber simpatia, uma aspirina ou um exame neurológico profundo. Pode também ser analisado e seus processos auxiliares integrados.

A experimentação funcional e evolutiva são características da vida orgânica global. O bebê experimenta com sons e o gatinho com a força dos galhos onde quer trepar. O estudante experimenta com o professor — como enganá-lo ou cair em suas boas graças. Uma vez que tenha desenvolvido atitudes que pareçam funcionar adequadamente, ele passa a outros experimentos.

O neurótico é sempre caracterizado pelas suas funções inadequadas, a maioria das vezes, na direção de atividades desnecessárias. Isto é mais óbvio no tipo obsessivo, mas todas as características neuróticas são de natureza compulsiva, rígida, em contraste com a atitude sadia flexível, experimental. As disfunções do neurótico se tornam manifestas na falta de auto-expressão genuína. Ele não pode revelar-se diante de si mesmo e muito menos diante de outros. Suas relações interpessoais, bem como seu desenvolvimento, conseqüentemente deterioram-se mais e mais.

Qual é a técnica que atualmente temos à disposição para integrar a personalidade de nossos pacientes, isto é, para restaurar o equilíbrio organísmico e para abrir caminho para auto-realização produtiva?

Os experimentos de Freud com a histeria finalmente fizeram-no rejeitar a técnica de hipnose e desenvolver um procedimento que agora é rigidamente seguido pela escola clássica. Seu espírito é encontrado mais no movimento não-ortodoxo do que no ortodoxo. A natureza está experimentando prodigamente; muitas das espécies e indivíduos que ela produz não mostram valor de sobrevivência. Da mesma forma, muitas de nossas tentativas para achar uma solução serão abortivas; mas um *movimento* petrificado é um absurdo, uma contradição em si mesmo. Enquanto ele não lidar com situações que se modificam e não assimilar qualquer conhecimento disponível fora do seu templo, deixará de ser um fator no desenvolvimento da humanidade. O psicoterapeuta, escotomizado em relação à semântica e à psicologia da *gestalt*, só para mencionar dois instrumentos desenvolvidos desde Freud, em breve estará fora de época.

Atualmente, minha técnica está baseada na função e no experimento. O que eu farei no ano que vem, não posso dizer. Nosso objetivo é a integração e o procedimento analítico é só um dos muitos instrumentos para chegar a este objetivo. Procuro descobrir o máximo possível a respeito do distúrbio de personalidade do paciente, observando e discutindo. Uma dissociação ou outra, pode tornar-se manifesta na primeira entrevista. Alguma ansiedade, alguma conversa em torno do assunto dará oportunidade de lhe mostrar a existência de conflitos não percebidos.

Estes conflitos têm apenas um padrão: o padrão identificação/alienação. Isto significa: o paciente se identifica com muitas de suas idéias, emoções e ações, mas diz um "não" violento a outras. Integração requer identificação com todas as funções vitais. Toda tentativa de integração está sujeita a trazer para o primeiro plano, algum tipo de resistência e é este pouco de resistência que estou procurando e não o conteúdo do "inconsciente". Cada porção de *resistência* que é modificada para *as*-sistência, é uma dupla vitória pois liberta o carcereiro e o prisioneiro.

Estou totalmente consciente de que o paciente não pode imediatamente ter sucesso nas tarefas que lhe proponho. Se ele pudesse, não necessitaria da minha assistência. Neste contexto, investiguemos o experimento freudiano básico: a exigência de que o paciente diga o que vier à sua "mente". Na verdade, nenhum paciente é livre na sua auto-expressão. Numa tentativa de concordar, muitas vezes ele tem o sentimento de que as resistências são algo ruim, algo que não deveria ter. Ele desenvolve uma técnica de aparente concordância, mas mantém suas afirmações num nível verbal morto. Ele fala *rodeando* suas resistências em vez de falar *sobre* elas, — as barreiras, — o embaraço, o medo e o desgosto — que produzem a dissociação e não são vividos. A análise é muitas vezes mantida num nível de irrealidade, pois tudo é relacionado com uma transferência, o que significa que realmente não importa. O contato com o analista é um vazio; nele as relações interpessoais não podem ser examinadas nem discutidas. As associações livres, que originalmente esclareciam o significado do sintoma, degeneraram em fugas de idéias.

Não consigo ver outra forma de sair do dilema a não ser começar com o óbvio, isto é, com a situação em que o paciente se encontra durante a entrevista. Sugiro, por exemplo, o seguinte experimento: faça-o começar cada sentença com as palavras "aqui e agora", e observe como ele reage a isto. Ele pode ser cooperativo ou pode ser um "freguês escorregadio" e começar algumas sentenças com "aqui e agora" e então escorregar para ontem e amanhã na primeira ocasião apropriada. Ou pode ser do tipo obsessivo que quer fazer os outros de bobo. Pode ridicularizar o experimento dizendo: "Aqui e agora, na sexta-feira, visitei meu amigo". Outro poderia perguntar "o que tem *isto* a ver com *meus* problemas?" Você pode perceber com estes poucos exemplos que a atitude do paciente, como em tudo mais, aparece na sessão. Portanto, se o caráter dele se modifica em relação ao analista, pode também se modificar em seus outros relacionamentos. Já as primeiras reações dão ao analista e ao paciente, oportunidades de discutir algumas atitudes básicas, por exemplo a tendência de escapar do presente, isto é, do contato com a realidade; ou a tendência de fazer de bobo os outros e a si próprio (na maioria das vezes, isto não é consciente); ou então a habilidade para fazer racionalizações plausíveis.

Frases como: "aqui e agora" ou "agora estou consciente de", são escolhidas não só para trazer à tona a camada superior da formação de caráter do paciente e algumas de suas resistências mais primitivas, mas também clarear o caminho para o reconhecimento de todas as suas funções, especialmente suas disfunções, conflitos e atitudes de escape.

Já discuti anteriormente a relatividade da realidade e sua determinação, através da formação da figura e fundo. Quando uso "atualidade"* e realidade como sinônimos, quando enfatizo a importância do "aqui e agora", espero que o freudiano pergunte: " e o passado e as causas da neurose?" e que os adlerianos protestem: "e o futuro e os objetivos da nossa existência?" A eles, devo dizer: o pensamento unitário não reconhece passado, presente e o futuro; só reconhece processos aos quais podemos atribuir artificialmente um começo. Se quisermos, poderemos chamar o começo de "causa" e o futuro de "objetivo". O pensamento unitário reconhece, entretanto, os registros de aconte-

---

* *Actuality* — O sentido de *actual* já foi discutido em nota anterior. (N. do T.).

cimentos e formas anteriores como modos de precipitação de funções anteriores. Reconhece os aspectos do assim-chamado futuro: planejamento, esperança, previsibilidade e valores, — mas sustenta que estes processos acontecem no aqui e agora. Além disto, uma simples sentença ou até mesmo uma palavra, é um evento no tempo-espaço.

Quando lemos uma sentença complexa podemos, por assim dizer, voltar ao passado para retomar o fio da meada perdido, ou como eu formularia, consultar rapidamente os registros acústicos para produzir uma *gestalt* significativa.

Existência é "atualidade" (actuality). É tornar-se presente. Para Freud, o presente incluia mais ou menos as últimas 48 horas. Para mim, o presente inclui uma experiência infantil se ela for vividamente recordada agora; inclui um ruído na rua, uma coceira no rosto, os conceitos de Freud e os poemas de Rilke e milhões de outras experiências que em qualquer hora e em qualquer grau, saltam para dentro da existência, da *minha* existência no momento.

As dificuldades iniciais para transpor o conceito de pensamento funcional, são às vezes consideráveis. Talvez se possa generalizar e dizer: a resistência mais difícil é dada por aquilo que parece óbvio ao paciente. Para ele, parece óbvio que não se deve insultar o analista. É óbvio que se produzem recordações e, se possível, recordações da infância. É óbvio que resistências são algo indesejáveis, que não deveríamos tê-las. É óbvio que nossas dificuldades têm causas e que falar trará a solução; e que o terapeuta, ou é Deus ou é um louco.

Por estranho que pareça, todos os grandes progressos foram feitos examinando o óbvio. Depois de assumir casos mal sucedidos com outros terapeutas, eu freqüentemente descobria que o óbvio era tomado como ponto pacífico, não só pelo paciente como também pelo terapeuta.

Eis aqui vários exemplos.

Um homem tinha feito 16 meses de análise. Ele gostava da análise e de seu analista, mas tinha a impressão de não ter feito muito progresso. Neste caso, o óbvio consistia no fato de que sua análise significava para ele, deitar-se num sofá e contar ao analista todas as experiências desagradáveis dos últimos dias. A sua atitude óbvia o meu meio de preservar o *status quo*, ou seja, trazer tudo que não conseguia digerir. Em vez de enfrentar qualquer uma das experiências desagradáveis e lucrar com elas, ele simplesmente as "engolia" e depois "vomitava" tudo nas sessões analíticas. Ele não tinha consciência de que engolia toda sua comida física e mental, mas estava muito consciente do seu estômago perturbado. Não estava consciente de não ter assimilado suas experiências, mas sabia que tinha dificuldade em compreender o mundo.

Uma senhora com bastante experiência com psicoterapeutas punha-se no divã, deitava rígida como um cadáver, falava como autômato e produzia associações totalmente irrelevantes para sua vida presente. Ficou atônita ao perceber que eu não estava interessado no material que ela produzia, mas somente na forma como produzia. Seu analista anterior não tinha nem mesmo percebido o óbvio, ou seja, que quando ela bancava o cadáver, esta dessensibilização e imobilização era o centro da sua couraça, da sua resistência. A personalidade por trás desta couraça, mostrava um grau de desintegração que se aproximava da fronteira da psicose. Não hesito em responsabilizar a técnica clássica por este estado das coisas. Depois de 6 meses de tratamento ela mostrou boa recuperação e um grau perceptível de integração.

O comportamento óbvio de uma menina era caracterizado pelas suas constantes queixas sobre esta ou aquela pessoa. Tinha ela uma porção de queixas sobre seu analista anterior. Quando lhe perguntei o que *ele* tinha a dizer sobre essas queixas, ela respondeu que nunca haviam sido discutidas! E isto aconteceu com um analista que acredita no mecanismo da transferência! Mostrei-lhe que o queixar-se de uma pessoa para outra — por exemplo queixar-se a meu respeito para um amigo — em vez de fazê-lo diretamente era a sua forma de evitar o contato agressivo; em seguida, pusemo-nos a experimentar com ela me atacando. Neste processo, grande parte do seu medo e embaraço anteriormente não percebidos, vieram para o primeiro plano.

Um escultor obteve benefícios satisfatórios no tratamento com um analista progressista, finalmente, decidiu-se a trocar de analista porque dois sintomas persistiam teimosamente: sua inabilidade para trabalhar e o pensamento obsessivo de matar a esposa. Depois de uma das primeiras entrevistas, sugeri que ele experimentasse esculpir o assassinato da esposa. No dia seguinte ele voltou entusiasmado dizendo-me que pela primeira vez em muitos anos tinha conseguido trabalhar por três horas com prazer e interesse. Sua habilidade para se expressar com argila e lápis, ou seja, num nível não-verbal, continuou sendo de grande ajuda no seu tratamento. O óbvio não considerado neste caso era que a modelagem era sua forma de expressão e não a linguagem. Em contraste com estes, há aqueles onde só consigo pouca ou nenhuma integração satisfatória. Aparentemente eles assumem sua perspectiva usual tão seguramente que nenhuma outra orientação lhes parece viável. Nestes casos, ou me falta a habilidade para lhes mostrar de forma convincente a necessidade de mudança e reorientação, ou a minha integração é insuficiente para me conscientizar da resistência crucial.

Uma psicóloga foi encaminhada porque mostrava vários sintomas caracterológicos: entre eles, o desejo de se tornar uma psicanalista. Apesar das suas ocasionais explosões emocionais, não havia possibilidade de romper a couraça de verborréia confusa, um estado que Landauer tão belamente chamou de *faselige Verbleodung*. Ela se recusou a aceitar a necessidade de tratamento pessoal. Nós finalmente nos separamos depois que ela decidiu que não podia sustentar uma análise terapêutica, embora estivesse disposta a investir dinheiro para obter a vida fácil e "glamorosa" de uma psicanalista.

No momento tenho mais dois casos que me parecem muito duvidosos. Um, é um homem paranóide e o outro, é uma jovem quase esquizóide. O slogan do primeiro em relação à vida é: "Melhor ser importante que sadio e estúpido". O da outra é: "Melhor ser esperto e louco, do que sadio e estúpido". Em ambos os casos não consegui obter cooperação satisfatória. Qualquer experimento que eu sugerisse ao primeiro, ele me provava que podia fazê-lo e ficava por isso mesmo. Ele se comporta como um soldado que vai à guerra, mostra ao seu oficial que é capaz de atingir o alvo e depois, pensa que pode voltar para casa. Para ele, a guerra acabou. O que mais caracteriza ambos os casos é a sua espontaneidade mutilada. Esquematizar e agir deliberadamente, criar estereótipos, preparar-se para todas as eventualidades, em suma, o pensamento no futuro tornou-se a abordagem óbvia para a vida; portanto, o contato com a realidade perdeu todo o significado. Ambos estão na maior parte do tempo ao *lado* de si próprios e não *dentro* de si próprios. Não estão "aí por inteiro" no sentido real da expressão.

Uma vez que se tenha trabalhado através da resistência básica do caráter, a batalha está ganha. Não é que o paciente possa tornar-se presente totalmente sozinho, mas chega ao ponto onde a integração progressiva inverte o círculo vicioso da neurose. Mais e mais, o "eu" contra o "você", se transforma num "nós".

Especialmente a segunda fase, o reconhecimento das tensões motoras, da couraça muscular de Reich, pode evocar o interesse do paciente. Muitos neuróticos são dados à hipocondria e outras formas de introspecção e esta fase do tratamento lhes dá oportunidade de sobra para auto-observação e, ao mesmo tempo, uma técnica para lidar com certos sintomas maiores tais como dor de cabeça, dor nas costas ou estados de ansiedade. Mesmo aplicando o método basicamente "errado" o do relaxamento, ele experiencia o que lhe parece um resultado milagroso.

Uma senhora continuou comigo depois que o seu analista anterior parou o tratamento por causa de sua atitude negativa e agressiva. Ela inicialmente começara a análise por causa de pressão alta, uma pseudo-asma crônica, frigidez e dificuldades familiares. Tão grandes eram suas dificuldades respiratórias quando ela começou comigo, que quase não conseguia falar. Primeiro decidi enfrentar sua asma e postergar o trabalho com seus distúrbios de personalidade mais profundos. Depois de algumas horas reorganizando sua respiração, ela irrompeu em lágrimas de mais profundo desespero e, com isto, obteve seu primeiro alívio. Três meses depois sua asma e pressão-alta haviam desaparecido e depois de seis meses ela havia perdido sua frigidez. No momento, estamos trabalhando seu constrangimento (self-consciousness). Um experimento em particular aproximou-a do mecanismo de sua couraça. À uma distância de cerca de três metros, ela estava relativamente à vontade; quando eu me aproximava, ela enrigecia mais e mais e novamente diminuia a tensão com a distância. Esta reação funcionava de forma inteiramente automática. Foi necessário fazê-la perceber que *visualizar* a aproximação de alguém, produzia o mesmo efeito; e mais ainda, que ela não só estava tensa, mas também, sufocando algo.

Além de Reich, há diversas outras escolas que lidam com o organismo sob aspecto funcional-fisiológico; ou falando em linguagem dualista, que fazem análise de corpo. Elas estão, tal como as orientadas unicamente para o psicológico, condenadas ao trabalho de sísifo*,

---

* *Sísifo* — Mitologia grega. Rei de Corinto condenado a eternamente empurrar uma pedra para o alto de uma montanha. Assim que alcançava o cume, a pedra rolava novamente para baixo. (N. do T.)

isto é, a situação inacabada que nunca se completa. Eles conseguem e não conseguem. Um certo grau de integração é possível; o seu trabalho se justifica porque está correto, mas eles não percebem a unilateralidade, a natureza incompleta e portanto, não integrativa do seu trabalho.

Naturalmente, eles chegam como muitos daqueles de inclinação psicológica e semântica, que lidam com o organismo-como-um-todo. Todos esses movimentos, como a escola de F. M. Alexander, Elsa Gindler e o Jacobson com a fama do "você precisa relaxar", auxiliam qualquer tipo de psicoterapia boa. O maior perigo aqui é o mesmo do pensamento compartimentado e qualquer abordagem não-global; ou seja, o evitar o ponto crucial e a concentração no supérfluo.

A pessoa que foge da solução de suas dificuldades sexuais muitas vezes evitará a escola clássica. Um analista que inconscientemente quer exercitar seu desejo de poder, tomará cuidado para não assimilar os ensinamentos da escola de Adler ou de Washington. O homem que não deseja enfrentar seus conflitos internos, será atraído por uma das escolas de análise corporal. Portanto, só um terapeuta com visão global estará na posição de localizar e enfrentar as dificuldades centrais que o neurótico evita encarar.

Um exemplo típico de atitudes não abrangentes é a idolatria do relaxamento. Naturalmente, um paciente pode progredir bastante aprendendo a relaxar, mas ficará novamente tenso em cada situação onde o relaxamento não é a figura, onde ele se confronta com uma situação, ação ou emoção indesejável.

Não é fácil para os nossos pacientes entenderem que não precisam relaxar deliberadamente, mas sim, conscientizarem-se do conflito interno do qual a tensão é só uma parte.

Isto nos traz ao passo seguinte na integração. (Como sempre, esta subdivisão em passos é artificial e as diferentes etapas freqüentemente se superpõem). Neste período o paciente deve entrar inteiramente em contato com a estrutura dos seus conflitos externos e internos e, com o conceito de aceitação-rejeição. No período anterior ele deve ter aprendido que uma corrente permanente de consciência está em andamento, exceto durante o sono ou transe. Ele se familiarizou com uma enormidade de processos no mundo interior e exterior. Neste período examinamos tais processos detalhadamente. Quais são espontâneos? Quais são os que ele inventou para obedecer ao analista ou à sua idéia de tratamento? A sua atenção é instável ou ela dá chance para os processos se desenvolverem e se tornarem completos? Como ele evita acompanhar os processos? Escapando para intelectualizações, para gozações, para o passado e o futuro, para ouvir barulhos de fora, sonolência, fala monótona, etc? Ele já está consciente de certo grau de censura e percebe conflitos primitivos tais como: "isto é embaraçoso de falar" ou "eu não deveria pensar tais coisas", "quero relaxar mas não consigo", etc. A dificuldade principal está no fato de na maior parte das vezes ele se identificar com o censor. Para ele, é óbvio que não se deve criticar o médico, e que as pessoas devem ter uma boa opinião sobre ele; que é permitido se machucar, mas não machucar aos outros... Entretanto, trabalhando através de suas tensões musculares, ele se torna muito mais consciente da estrutura de muitos conflitos, por exemplo; seus esforços para reprimir o choro, a raiva e assim por diante.

O paciente logo aprende que a censura é feita através de um princípio muito simples; aceitando e rejeitando. Experimentando, ele também aprende a aceitar mais seus impulsos e desejos. Ele percebe que aceitando e expressando suas emoções, pode conseguir alívio catártico e finalmente, que suas idéias de aceitação e rejeição estão largamente relacionadas com seu padrão de orientação, ou seja, sua necessidade de ser aceito e seu medo de ser rejeitado pelo mundo. Ele fica admirado ao perceber que apesar de sua grande necessidade de aprovação, nem elogios nem outros sinais de aceitação têm efeito duradouro, mas que as *recusas* podem machucar e preocupar por longo tempo. Esta aparente inconsistência resulta da tendência neurótica característica de abandonar muitas situações inacabadas. Se ele aprender a escutar a linguagem figura-fundo do organismo e, agir de acordo com este meio confiável de orientação, (isto é, completar a situação inacabada) ele será capaz de restaurar o equilíbrio de sua personalidade e preparar o caminho para um desenvolvimento produtivo.

Tomemos dois exemplos de situações inacabadas: temos necessidade de urinar ou temos uma importante carta para responder. Podemos rejeitar a necessidade por um tempo considerável, mas o conflito entre reter e soltar custará mais energia do que completar a situação, o que não levaria mais do que alguns minutos. O mesmo se aplica à carta. A resposta pode ficar na sua consciência por dias e semanas, enquanto escrever realmente, não levaria mais do que uma hora. Raramente a situação completar-se-á somente pela passagem do tempo e, se isto acontece muitas vezes não será vantajoso para você.

Falta de sono é um sintoma freqüente de situações inacabadas; o mesmo se dá com os sonhos. Provavelmente a parte mais importante de um sonho é o seu fim. Muitas vezes o sonho trabalha no sentido de solucionar um problema, mas o sonhador não consegue nem mesmo agüentar a tomada de consciência durante o sono, e prefere acordar antes de terminar o sonho. Portanto, ele acorda antes que a sua esposa se espatife na calçada, uma vez que no sonho ela caiu da janela; ou acorda antes de penetrar sua vagina, num sonho onde está fazendo amor.

A próxima fase poderia ser chamada de reorientação *topológica* e reorganização da linguagem.

A orientação topológica se preocupa com três processos: introjeção, projeção e retroflexão. Neste artigo, estes conceitos muito interessantes só podem ser tratados superficialmente. Cada um deles realmente necessita de vários capítulos. Os três fenômenos são sintomas de falta de integração. Com referência à introjeção, discordo de Freud que a reconhecia como fenômeno patológico só no caso de introjeção total e considerava a introjeção parcial como um processo saudável, que fornecia as pedras para a construção do Ego. Meu ponto de vista é que cada introjeção seja parcial ou total, é um corpo estranho dentro do organismo. Só a destruição completa como preparação para uma assimilação, contribuirá para a manutenção e desenvolvimento do organismo. Destruição não significa aniquilamento e sim, a quebra da estrutura do alimento físico ou mental. Freud dizia que não é suficiente trazer o material para a consciência, este também precisa ser trabalhado. De acordo com minha análise das funções alimentares, formulo esta idéia da seguinte forma: não é suficiente trazer à tona o material não digerido; este também tem que ser re-mastigado de forma que o processo digestivo possa ser completado. Era isto que acontecia com o paciente que descrevi antes, que aniquilava os acontecimentos que não conseguia digerir, trazendo-os à tona no consultório. A cura envolvia a ressensibilização do paladar morto, o tornar-se consciente da barreira de repugnância, a remobilização da mandíbula cerrada, e o investir sua agressão em morder e mastigar.

O aspecto topológico no que se refere à projeção é óbvio, mas requer um exame especial. Como é que uma parte da personalidade que deveria ser experienciada como pertencente à estrutura pessoal, é expulsa e tratada como pertencente ao mundo exterior?

A criança vive em confluência com o seu ambiente. Ela não desenvolveu ainda suas funções de contato.

Isto é, não pode diferenciar entre o si-mesmo (self-ness) e o outro (other-ness), entre o sujeito e o objeto, entre a projeção e a auto-expressão.

Confluência significa a não-existência ou a não-consciência de fronteiras; significa tomar a unicidade (one-ness) como ponto pacífico. Confluência no adulto é fixação sado-masoquista, disfarçada em amor. O ódio é a avidez por confluência que foi frustrada; o contato é apreciação de diferenças. Fronteira significa contato e separação significa individualidade.

Se o estado de confluência não evolui para se tornar uma habilidade de contatuar ou se por dessensibilização posterior, a fronteira é rompida, então o mecanismo de projeção permanece. A auto-expressão não se desenvolve, já que esta pressupõe o reconhecimento e a manipulação da fronteira. Com a falta de auto-expressão adequada, uma emoção não será expressa por descarga emocional, mas será projetada e continuará em conexão emocional com a personalidade. A personalidade se esgota e as propriedades projetadas deixam de ser instrumentos úteis na busca de objetivos pessoais. O paranóico continua ligado ao seu perseguidor através do ódio e, a pessoa religiosa fica ligada a Deus através do terror. Se a projeção for de agressão, iniciativa ou responsabilidade, o resultado é uma personalidade mutilada. Muitos neuróticos projetam tendências de aceitar e rejeitar e portanto, não podem integrar estas funções numa discriminação. Eles continuam ligados com estas tendências projetadas através do medo e da avidez.

O mecanismo de projeção está relacionado com o problema lingüístico. Através da projeção da iniciativa e da responsabilidade, nossos pacientes experienciam a si mesmos num papel permanentemente passivo. Um sonho lhes *ocorre*. São *tomados* por um pensamento. Especulações passam-lhes pela cabeça, cérebro e mente, ou qualquer vácuo que escolham para sua viagem. Mais especificamente, isto se refere àquele paciente que não está disposto a se identificar com suas atividades, que fala sobre sua falta de sorte, destino, que é vítima das circunstâncias. Se sua linguagem for reorganizada passando da 3.ª pessoa para a 1.ª pessoa, já se terá atingido uma integração razoável com este simples acerto.

É preciso começar este acerto lingüístico durante o trabalho com a couraça muscular. Não antes que o paciente esteja totalmente ciente de que não há espasmos nas suas costas, mas que é *ele* que está contraindo, sufocando sentimentos com o auxílio de certos grupos musculares e que ele pode desenvolver ou recobrar suas funções de ego e estabelecer contato com sua atividade muscular. Só então ele pode liberar as tensões deliberadamente, pois o controle consciente é indispensável para experimentar qual a quantidade de emoções e sensações rejeitadas que ele pode tolerar e integrar.

A unidade de reorganização lingüística e estrutural é igualmente essencial no tratamento de retroflexão. Poder-se-ia dizer que retroflexão, é o pão de cada dia dos psicanalistas. Ela coincide aproximadamente com o que Freud chamou de "narcisismo secundário". Tenho várias objeções em relação a este termo. Primeiro, o assim chamado narcisismo primário não é um estado patológico. Pelo contrário, a falta dele, a falta de autoconsciência é prejudicial à personalidade. Em segundo lugar, a retroflexão ou narcisismo secundário assumiu um significado muito além do amor-próprio, enquanto na linguagem comum, narcisista continua a ser a pessoa apaixonada por si própria. Em terceiro lugar, um termo descritivo como "retroflexão" é preferível a um termo puramente simbólico.

A retroflexão é caracterizada pelas palavras "auto" e "próprio" (self), amor-próprio (self-love), autocontrole, autopunição, autodestruição, autoconsciência e assim por diante.

Na retroflexão uma parte da personalidade é separada da outra, mas elas continuam em ativa ligação. A relação com o objeto é substituída por uma relação "eu e eu próprio". Na retroflexão ativa, uma tendência como por exemplo: amor, destruição, controle escrutínio, etc, é dirigida à própria pessoa. Por outro lado, na retroflexão passiva o "eu" substitui o objeto ativo que está faltando; tenho pena de mim já que ninguém tem, ou eu me castigo antes que alguém o faça. Uma vez que o paciente entenda este mecanismo, ele está no caminho da recuperação. Em vez de se atracarem, ambas as partes voltam-se em direção do mundo; o contato e a expressão tornam-se mais fáceis. A auto-reprovação, auto-acusação, leva à depressão e resoluções impotentes; enquanto que a reprovação do *objeto* leva à aproximação* (ap-proach) do objeto para vê-lo claramente talvez finalizar uma situação de ressentimento.

No mecanismo de projeção, a dessensibilização é aparente; na retroflexão o mau funcionamento do sistema motor é mais óbvio. Na verdade, a boa reação ao tratamento resulta do fato de o processo retroflexivo poder ser facilmente demonstrado. Não importa se a origem da repressão muscular está no treinamento em asseio, ou como é mais freqüente, na mordida que não chega a ser (hanging-on bite) é irrelevante. O que importa é que tremenda quantidade de energia motora é investida na inibição da catarse e da iniciativa. A má coordenação muscular é precipitada em sintomas que constituem, então, o problema manifesto; desajeitamento, constipação, asma, dor de cabeça, etc.

Finalmente temos que mencionar outro conjunto de processos poderosos; as emoções. Assim como as manifestações visíveis dos processos no organismo humano receberam o nome de "corpo", assim como a consciência das funções de orientação/manipulação foi chamada de "mente"; a totalidade das emoções foi chamada

---

* *Artifício* semântico impossível de traduzir. Object Rejeproach e object approach. (N. do T.)

de "alma". Este termo tende a desaparecer com a degeneração progressiva do nosso ciclo cultural em geral e, com o progressivo esvaziamento emocional do indivíduo neurótico em particular. Este esvaziamento deixa o indivíduo e a sociedade com uma insegurança ainda maior, com a necessidade de substituir os meios biológicos de orientação por idéias intelectuais, moralismo e perfeccionismo. O princípio do prazer-dor representa a bússola biológica através da qual o organismo encontra seu ponto de referência, longe de uma situação dolorosa e em direção a uma situação agradável. Reconhecidamente, é uma bússola primitiva, mas que é absolutamente necessária para a sobrevivência do indivíduo. O que é bom e mau para o indivíduo coincide cada vez menos com o que a sociedade determina como bom e mau e ainda menos com as noções moralistas do neurótico.

A integração, em última análise, é impedida pela dessensibilização de barreiras emocionais, especialmente a repugnância, o embaraço, a vergonha, a ansiedade e o medo. A indiferença é a melhor forma de evitar estas experiências. Uma vez que estas barreiras venham a surgir, ainda assim o paciente evitará a situação completa, ou seja, o conflito entre a auto-realização e as emoções que interferem. As emoções negativas são, sem dúvida, essenciais para a dicotomia da personalidade. Não temos apenas o dever de expô-las, como também de transformá-las em energias cooperativas. Durante este processo, encontramos uma fase transitória. Através da avidez, a repugnância transforma-se em discriminação; através do excitamento, a ansiedade transforma-se em interesse específico, tal como hostilidade, excitamento sexual, entusiasmo, iniciativa, etc.; o medo através da suspeita transforma-se em experimentação, isto é, ampliação das órbitas de vida; e o embaraço através do exibicionismo, transforma-se em auto-expressão.

O tratamento termina quando o paciente tiver alcançado os requisitos básicos: mudança na aparência, uma técnica de auto-expressão e assimilação adequada e a habilidade para estender a tomada de consciência para o nível não-verbal. Ele terá então alcançado o estado de integração que facilita seu próprio desenvolvimento e pode seguramente ser deixado sozinho.

Comparando as mudanças que ele experiencia com seu estado anterior, verificamos que agora ele está *realmente* crescendo, enquanto antes tentava *realizar* seu conceito infantil de um adulto. Em vez de basear sua orientação no desejo de ser aceito e no medo de ser rejeitado, ele mesmo aceita e rejeita. Em vez de viver oscilando entre uma confluência gelatinosa e um isolamento completo do seu meio, ele sabe agora que "contato" significa o reconhecimento das diferenças. Em vez de se experienciar como um marginal, ele reconhece que é uma célula num organismo social maior e, para ser efetivo neste organismo, deve funcionar com o melhor de sua capacidade. Ele integrará suas relações interpessoais, não através de ajustamento e sacrifício servil de sua auto-realização, mas selecionando contatos que tornem sua existência rica e produtiva.

A maioria de nós percebe que a ciência da personalidade está na sua infância e que muito trabalho ainda está para ser feito. O período da análise clássica está chegando ao fim. Em algumas décadas só terá um interesse histórico. O período atual, que poderia ser chamado de "intervalo para-freudiano", começou com a dissenção de Alfred Adler. É caracterizado por uma porção de reorientações promissoras, mas também por uma peculiar insegurança que se manifesta num alto grau de intolerância em relação a escolas de orientação diferente. Deve haver um meio de superar este isolamento estéril e a intolerância mútua. Há um laço que pode nos unir a todos: o reconhecimento franco de que sabemos muito pouco, que nossa orientação é tão grosseira quanto o mapa dos fenícios, que comparados com outros ramos do conhecimento nós somos *iniciadores* como Hipócrates e Paracelso.

Você já ficou desesperado quando um de seus pacientes teve sua visão bloqueada por idéias pré-concebidas, suas ou dele? E você não desejou então (para citar Freud), que ele mostrasse um ceticismo benevolente? Ficarei muito feliz se meu artigo tiver encorajado um ceticismo benevolente em relação às suas e às minhas convicções atuais e a passar de um dogmatismo compulsivo para a atitude experimental, insegura, porém criativa e pioneira, da qual o melhor exemplo é a coragem de Sigmund Freud.

RESOLUÇÃO

Frederick S. Perls

Em nossas conferências e demonstrações, apresentei a gestalt-terapia com uma série de fragmentos e pedaços que vocês podem achar úteis. Agora estou presumindo que vocês já sabem bastante e que posso ir além das categorias, divisões e pedaços para explorar o ponto central, a resolução da gestalt fechada. Minha ambição tem sido criar uma teoria de campo unificado na psicologia. Nesta conferência eu os levaria da expressão dos opostos para a unidade da resolução, de forma que pudessem experienciar o objetivo implícito no trabalho da gestalt. Este é o outro lado da moeda: a unidade em vez da divisão; a resolução, um voltar para casa em vez de ficar vagando. Como em todas as coisas o obstáculo principal somos nós mesmos, particularmente a forma como fantasiamos sobre nós mesmos e sobre o mundo. Em muitos aspectos a resolução pode parecer tão agradável, suave e simples que nós desconfiamos dela e através do nosso questionamento desfazemos a sua tranqüilidade.

Diz-se que nós *temos* mente, que *temos* id, ego e assim por diante. Projetando a experiência viva em catego-

---

Este artigo foi uma palestra proferida no Hospital Estadual Mendocino em Talmage, Califórnia, em 1959, encerrando uma série de conferências e demonstrações. É publicado pela primeira vez neste volume.

rias externas, fantasiamos o que conseguimos agarrar e controlar alguma coisa. Proponho a idéia da tomada de consciência (awareness) universal como hipótese útil que se opõe à tendência de nos tratarmos como coisas. Nós *somos* a tomada de consciência e não a possuímos. De nossa experiência consciente podemos olhar para o resto da existência e supor que há vários graus de tomada de consciência em todas as coisas. A flor que se vira para o sol percebe luz do sol. A rocha que cai, experiencia alguma diferença entre o cair, bater e ficar parada. Todas as coisas que são *isto* e não *aquilo*, que funcionem *desta* forma e não *daquela*, são graus diversos de tomada de consciência.

Tornar-se presente, consciência ou excitamento são experiências similares. A conscientização do homem parece mais global e portanto mais ambígua que a das outras coisas. A rocha pode apenas cair quando não tem apoio: Quando nós não temos apoio, podemos projetar, reprimir, dessensibilizar, etc. Com a hipótese da tomada de consciência universal nós nos consideramos de forma viva, em vez de usar racionalizações (aboutism) como mente, ego, superego e assim por diante.

Também pela hipótese da tomada de consciência universal, nós nos consideramos intrinsecamente semelhantes ao resto da existência. Partindo do fato de *ser*, desta consciência aqui, agora, nós nos consideramos como somos, vivos, distintos e similares aos outros e ao resto da existência. Isto nos coloca numa posição de poder contatuar, ultrapassar fronteiras, superar diferenças, encontrar resoluções. Não sei se nossa percepção é maior ou mais intensa que a de animais, bactérias, células, plantas, estrelas, etc. Precisamos suspeitar de nossa vaidade, de nos considerarmos os mais conscientes. Parece claro, entretanto, que a nossa percepção é a mais ambígua. Ela parece dividir-se, quebrar-se e esconder-se mais facilmente que a de rochas e plantas. A maior parte daquilo que falamos é a tendência aparente de dividir em figura (o que nós experienciamos

intensamente) e fundo, (o que é menos diferenciado).
A figura está numa relação dinâmica com o fundo.
Muito simplesmente, *o que não pode estar aqui, está lá.*
O fundo é todo o resto, o mundo externo, os significados projetados, outros "eus" na forma de sonhos, nossos potenciais, qualquer outra coisa e qualquer outra pessoa. O que não pode estar aqui, tem que estar em algum lugar, então está lá ou pelo menos *parece estar lá.* Se não posso abandonar a sala quando tenho vontade, abandono-a em fantasia. Desta forma posso estar aqui e ali simultaneamente. Posso ser simultaneamente bom e ruim, alegre e deprimido e assim por diante. É, em parte, a premissa de que "eu sou isto e não aquilo" que está errada e que cria uma divisão, que teremos que ampliar para que a parte que falta se torne também consciente.

Na verdade, a nossa idéia do inconsciente, como sendo aquilo que é expulso e inutilizado é errada. O que não reconhecemos como sendo nós mesmos é exteriorizado de qualquer modo, e pode ser visto pelos nossos amigos. É como se tivéssemos uma conservação da energia mental, que corresponde à conservação da matéria/energia na teoria da relatividade de Einstein. Nada jamais morre ou desaparece nos domínios da consciência. O que não é vivido aqui, como consciência, é vivido lá, como tensão muscular, emoções incompreensíveis, percepção dos outros e assim por diante. Nada desaparece, mas é deslocado e desarranjado. O tédio, por exemplo, que é um estado miserável, também contém um impulso para fazer algo. O homem morto de sede tem água em qualquer parte do corpo, menos na língua. Na gestalt-terapia estamos na situação paradoxal de estar sempre lidando com uma existência bipartida, o que é a consciência aqui e agora e com quê esta consciência está relacionada. A figura implica no fundo. O fundo molda a figura.

O que não pode vir à tona aqui, aparece no outro. Meu ressentimento rejeitado se transforma nos seus erros gritantes. A maior parte da terapia é achar estas divisões e ativar ambos os lados. Qualquer ativação de ambos os lados tendem a reuní-los de novo. Questões são criadas a partir da suspeita da resposta. A questão que é intensificada redunda na sua própria resposta. Em parte, a solicitação de diferenças, o questionamento, é que divide. Do que você está consciente agora? Isto e não aquilo. Você pode estar consciente disto e daquilo? Bem, sim, mas não com a mesma intensidade. A solicitação de intensidade, o questionamento, a expectativa disto em vez daquilo, cria o desarranjo figurafundo de uma parte de nós mesmos.

No amor e, especialmente no organismo, é como se experienciássemos através das fronteiras de nós mesmos, um contato que nos leva à confluência do orgasmo, para a união das diferenças. A compreensão, que é mais do que racionalização e falatórios, é também a assimilação das diferenças. Mas, rompamos por um minuto com as diferenças que nossas concepções, psicopatologias e formas de pensar enfatizam e, nos juntemos na tomada de consciência universal, no ponto zero da indiferença criativa, à resolução do centro tranqüilo.

No taoísmo há o símbolo do Yin/Yang que representa a interação dos opostos. A metade branca do círculo fica mais escura e a metade escura fica mais branca. As duas interagem para formar o círculo da existência. Como é experienciar ambos os lados de uma vez? É ambíguo. Sou um homem fortemente heterossexual ou sou um homossexual efeminado? A tomada de consciência total pode experienciar ambas as cores e não é necessário resolver a diferença. Amo-a ou estou ressentido com ela? Posso experienciar ambas as coisas e isto traz vida e complexidade ao nosso relacionamento. Emerson disse que a consistência é o fantasma das mentes estreitas. A consistência solicita que experienciemos uma coisa ou outra.

Grande parte do tempo experienciamos ambos os lados, os opostos. E isto enriquece a amplitude de nossas possibilidades.

De fato, quanto mais você tenta ser unilateral, mais o outro lado também é experienciado. Se eu preciso ser forte e dominante em todas as situações, estou constantemente vigiando e experienciando a fraqueza em potencial. Se preciso ser um santo muito bom, conscientizo-me de que o mal está em todo lugar. Se eu sou bom, você parece mau. Nós não odiamos ou amamos o mundo e sim a nós próprios. Cada um é o todo da consciência. A resolução está mais próxima do experienciar bem *e* mal, dominação *e* submissão, dominador *e* dominado. Quanto mais damos poder ao dominador, mais poderoso se torna o dominado. E, o esforço de formar o dominador cria um dominado igualmente poderoso. Neste ponto da resolução, o dominador e o dominado são aspectos da mesma pessoa. Você pode gostar do Yin ou do Yang neste símbolo chinês, ou pode experienciá-lo como equilíbrio unificado que simplesmente chamamos de consciência. Enquanto Yin e Yang se influenciam mutuamente, nossa consciência é rica, variada, mutável, excitante, não totalmente predizível e surpreendente.

Embora estejamos lidando com a resolução de conflitos, isto é, com o achar o centro satisfatório e um tanto ambíguo entre os opostos, eu também gostaria de resolver nosso conflito com um conflito. Suponha por um momento que pudéssemos satisfazer inteiramente as necessidades de todo mundo — um mundo de satisfação. Será que toda a ação cessaria? Talvez as pessoas deitassem e dormissem por um dia ou dois, mas a ação começaria de novo. Um homem gostaria de construir uma oficina necessária, uma mulher faria um vestido e assim por diante. Conflito, frustração e dificuldade surgiriam outra vez desta ação renovada. Embora necessitemos a resolução por algum tempo, da mesma forma como o sono toma um terço de nossas vidas, seria muito chato se não houvesse ação e conflito. Embora pareça que tentamos eternamente apagar o fogo do conflito, não queremos apagá-lo totalmente. Talvez só queiramos contê-lo, tal como o fogo na lareira. Se não ficássemos com sede, não beberíamos. Mas beber o suficiente, é diferente de se afogar. O conflito, a situação inacabada, é em si um apelo para a resolução. O conflito que procuramos e respeitamos é aquele que surge da nova combinação de circunstâncias no agora. Não é uma repetição infindável, refletindo o que tememos e experienciamos sem cessar. A terapia faz com que o indivíduo deixe de repetir de forma morta e chegue a um novo conflito criativo que convida ao crescimento, à mudança, ao excitamento, à aventura de viver.

Não há nada além da tomada de consciência vindo à tona. Além de consciência nada existe. Todos os pontos de desconforto tentam se tornar confortáveis. Esta tomada de consciência parece dividir-se em eu/outro, de forma que na dificuldade de procurar e encontrar, ela possa reunir suas partes e se encontrar intensamente. Não questionada, em paz, ela se percebe como UNA. As fronteiras aparentes do eu/você, meu/seu, tornam-se fluídas, desaparecem e reaparecem sem cuidado. Não é errado questionar e dividir, mas é ainda mais completo perceber que a questão surge da sua própria resposta, e que a função da fronteira e da diferença é excitar a resolução do contato. A gestalt se abre para exigir fechamento e, a energia na direção do fechamento está na abertura.

O campo unificado é a satisfação, a unicidade daquilo que é, o *ser*. Questione se isto é assim e você cria a divisão, a procura, a necessidade aparente que pode levar novamente à unidade, à satisfação, à gestalt fechada. Aprofunde a divisão e ela se estende para encontrar a si mesma.

O símbolo disto é a mudra* budista, onde o polegar e um dedo formam um círculo. O polegar e o dedo aparecem como dois, formando um círculo; o círculo da existência. Entretanto, estes dois são uma mão, uma vida. Os outros três dedos representam a multiplicidade da existência, que é também uma mão e uma vida. Na maior parte do trabalho da gestalt nós encontramos e exercitamos a divisão, de modo que partes da unidade possam se reunir. Entretanto, longe de nosso questionamento e exigências, podemos apreciar a unidade da consciência na qual a divisão dentro de si desaparece, assim como desaparece a divisão entre o eu e os outros, entre o eu e o resto do mundo. Uma consciência. É o estar vivo consciente, é o experienciar o conflito em todos os pontos de si mesmo que foram deslocados e que precisam crescer.

De certa forma, hoje me sinto mais terno do que normalmente. Este é o momento apropriado para finalizar uma série de palestras. Vocês foram um grupo muito receptivo e eu também me saí muito bem.

---

* *Mudra:* Gesto. Posições das mãos e dedos associados a diferentes posturas na prática da Yoga, meditação, etc. Sua função primordial é reter e canalizar energias. (N. do T.).

EVOCANDO O REAL

Wilson Van Dusen

Meu tema é simples. O atual, existencial ou real pode ser evocado de modo a se tornar visível com a sua própria aparência. É exatamente como se batêssemos com um martelo num sino e, a realidade do sino vibrasse com seu caráter único. O sino manifesta então algo da sua natureza. Quão diferente é isto da maior parte da psicoterapia, onde não se tem certeza do que é o martelo e do que não é, de onde o sino está e como ele pode ser tocado. Estou pensando em formas de tornar a situação mais concreta e darei exemplos concretos da minha própria experiência. Estes exemplos abrangem desde casos simples e óbvios, até coisas que poderiam ser tentadas, mas que ainda não o foram.

Eu entendo o termo "real" em psicoterapia como sendo algo de natureza óbvia, de modo que quando se entra nele sabe-se ter encontrado algo sólido, vivo, crítico. Quando o real está em pauta, descobre-se que ele é poderoso; a terapia se levanta, ganha corpo e se mexe. Da mesma maneira, a terapia é como eu visitar o seu porão. Enquanto desço as escadas, encontro todo o tipo de bugigangas: bonecas, pedaços de cordas, uma coleção

---

Reimpresso do *Journal of Individual Psychology*, Vol. 21, N.° 1, 1965, págs. 66-76, com permissão.

de pedras, livros infantis, um prego dobrado. No canto do porão posso encontrar estranhos bonecos que se parecem com a mãe e com o pai. Posso ouvir algo vivo, movendo-se, um rato por exemplo. Eu começo a procurar o rato e ele foge, defensivamente. O rato tem mais vida que o resto. O resto são fragmentos de história ou imagens de si mesmo.

Mas todo mundo tem no porão um leão adormecido. O ronco dele preenche o porão inteiro, mandando vida para todo lugar. Eu posso localizar este leão e acordá-lo. Mas, como em qualquer despertar de leões, é preciso ter cuidado. Ele pode estar de mau humor e faminto. Então se acorda o leão cuidadosamente, com o devido respeito. Talvez o respeito seja tão grande que Sir Leão não chegue a ser incomodado. Isto é muito sábio quando se trata de evocar realidades. Pode-se passar a vida examinando cordas e pregos dobrados, mas realidades intensamente vivas são outra coisa. Elas têm garras, dentes e humores incertos. Deve-se evocá-las exatamente como se evocam os céus, com consideração.

Existem exemplos antigos, facilmente reconhecíveis. O mais importante que me vem à cabeça é a análise da transferência e contra-transferência. Em vez de falar sobre coisas ausentes, tais como esposa, filhos, mãe e pai, de repente se está falando de nós dois aqui, como nos sentimos um em relação ao outro. Esta é uma realidade presente. Desperta-se o leão cuidadosamente. O melhor é procurar conhecer antes de acariciar a cabeça. Afague o pêlo, fale delicadamente, tenha esperança de ele ter comido recentemente. Esta é uma evocação do real — o que está realmente acontecendo agora entre nós aqui. "Por que você continua vindo a mim?" "O que eu significo para você?" "Será que não deveríamos deixar de nos ver?" Isto desperta o leão.

Eu giro em torno da ação e, não mostro particular apego às palavras. Muitas vezes, quando as pessoas conversam comigo durante muito tempo, eu desligo as palavras e estudo a música da voz e a dança dos movimentos. Daqui posso vê-las muito melhor do que através das palavras. Em parte este preconceito meu se deve a dez anos de trabalho com esquizofrênicos crônicos, nos quais a palavra pode ser um pântano que suga toda uma divisão blindada sem deixar vestígios. Eu prefiro a realidade de um ratinho, ou mesmo de um boneco ou de um prego dobrado. Eu desconfio até mesmo de símbolos, imagens e mitologias produzidas pelas pessoas. Elas não têm utilidade para mim, a menos que sejam traduzidas para as realidades da vida da pessoa. Um terapeuta culto disse a uma conhecida minha que o número quatro nos sonhos significa estar completo, e o número três, incompleto. Tudo muito lindo. Mas o que é completo e incompleto na sua vida? E, existe alguma semelhança com o símbolo do sonho? A palavra "morte" está muito, muito longe da sensação enregelante de "olha ela aí, lá vou eu", na morte pessoal de alguém. As palavras não passam de sons curtos. Palavras e símbolos não têm vida a menos que nos sufoquem, apavorem, tragam lágrimas, ou despertem, como aquilo que é realmente numinoso. As realidades de que falo são todas visíveis e palpáveis.

A Força do Real

Quero dar exemplos de evocação do real. Um jovem pálido me conta sobre dificuldades com figuras de autoridade, tais como o patrão, o pai, o professor, etc. Podia-se falar deles porque eles estavam ausentes. Mas para ele, eu também sou uma autoridade. Será que poderíamos experimentar para ver o que acontece quando desempenhamos o papel de autoridade? O que acontece quando eu me levanto e vou na direção dele? Como ele se sente quando fico em pé ao seu lado e o olho de cima para baixo? Isso o amedronta um pouco, porém ele sabe que em parte é uma dramatização que pode ser controlada ou interrompida. Isso evita todas as preambulações em torno do assunto. O assunto está vivo aqui.

Fritz Perls certa vez me disse o seguinte: "Um jovem estava apavorado com pensamentos assassinos. É claro que eram os outros que ele matava e não eu. As palavras são principalmente a respeito de gente e coisas ausentes do aqui e agora. Mas será que poderíamos experimentar com um pequeno assassinato? Sua forma preferida era o estrangulamento. Será que ele poderia tentar me estrangular? Ele relutou. Avisou-me que poderia perder o controle. Eu não tinha muito medo porque ele era um cara pequeno. Relutantemente, ele me sufocou um pouco e então parou chocado. Levou algum tempo para descobrir o que tinha sido evocado nele. Ele ficou chocado por sentir um amor irresistível por mim. Ele queria tocar e acariciar. Em poucos momentos tínhamos trocado a agressão por toques de amor."

As palavras têm um papel, mas elas precisam estar muito vivas nas realidades presentes. Um problema comum é o paciente muito passivo. Tudo que ele vê é que o terapeuta possui todas as respostas. Ele pergunta se deve fazer isso ou aquilo. Ele pensa que o inteligente doutor vai lhe mostrar o caminho. Minha resposta é passiva. "Olha aí, de novo. Você está se apoiando em mim". Ele pergunta o que eu estou querendo dizer. "Você está de novo se apoiando em mim". Tudo muito bem, mas ele deixa de lado. Sim, ele pergunta outra vez como é que ele deve viver sua vida. "Olha aí, de novo. Você está se apoiando em mim". Isso evoca a questão da passividade. Nós chamamos a coisa pelo nome, pelo nome que reflete sua natureza total. Talvez seja isso que a Bíblia quer dizer quando fala em chamar os espíritos pelo nome. Aquele que realmente conhece a natureza deles, pode chamá-los. Eventualmente, o paciente pode ter a impressão de que eu estou falando sobre o que ele está fazendo no momento. Ele se conscientiza vagamente de que talvez faça a mesma coisa com muita freqüência. Estamos num jogo maravilhoso. Uma vez que saibamos do que se trata, podemos até cunhar um símbolo e representar sua passividade por um gesto. Ele se apóia em mim e eu mostro isso apoiando uma mão na outra. Ele pede uma resposta e uma mão se apóia na outra ainda mais agressivamente. É importante que o símbolo seja natural para a situação — preferivelmente, um que tenha sido escolhido pelo paciente. Não se deve provocar os leões. A coisa é feita no espírito de identificação (play) e comunicação honesta. Recordo-me de uma sessão anos atrás, onde as realidades da vida da pessoa eram representadas por um fósforo usado numa caixa de fósforos. Todas as palavras estão esquecidas, mas o espírito da situação é lembrado. Nós tínhamos chegado à realidade, sem as palavras da vida de um homem.

Um exemplo disso surge de um psicanalista amigo meu. Ele era um homem bem dotado e tinha feito três análises clássicas freudianas, com homens da época e do calibre de Fenichel. Conforme a inclinação freudiana e, de maneira realmente apropriada para o meu amigo, vários anos de conversações acabaram recaindo no assunto da sua potência ou competência masculina. Ao entrarem mais a fundo nos casos, o assunto evoluiu em torno do próprio pênis. Então meu amigo participou do golpe terapêutico mais notável que já tinha visto. Delicadamente o psicanalista pediu ao paciente que exibisse o seu pênis de modo que pudesse examinar o órgão injuriado. O paciente não pôde crer naquilo que ouviu. O idiota queria ver a coisa da qual tinham estado falando durante um ano. Bem, com o órgão na mão, todo o caso mudou de figura. Eles estiveram encarando seu órgão através de sentimentos subjetivos, com coloração de inferioridade. O fato objetivo não parecia tão inadequado. Uma refrescante brisa de realidade soprara a fumaça da fantasia. Mais tarde meu amigo se tornou conhecido por passar por cima das palavras em busca de realidades. Ele acabou tirando para fora bem mais do que um pênis.

Com esquizofrênicos crônicos muito desta ingenuidade pode ser útil. Comentei antes a maneira como a linguagem pode ser para eles um pântano que suga divisões inteiras de terapeutas. Recentemente, li um manual de sobrevivência editado pelo exército. Tentar ficar de pé na areia movediça é mortal. Para atravessar areia movediça o melhor é deitar de bruços e nadar. Talvez aqui, exista uma vaga analogia com a forma de lidar com os esquizofrênicos.

Depois de um ano, descobri que um esquizofrênico usava as palavras de maneira pouco usual. Ele planejava discursos para mim. Tudo corria bem se ele conseguia antecipar a conversa e elaborar todos os seus planos com antecedência. O exame psiquiátrico usual vinha a calhar, de modo que ele não revelava nada significativo. Nós passamos para coisas mais reais. Caminhamos juntos, examinamos seu trabalho, olhamos o seu baú. Tais pacientes freqüentemente juntam coisas nos bolsos. Com todo o respeito, olhamos as coisas que ele trazia consigo. Aqui estavam todos os ítens que lhe eram preciosos. Ele conseguia lidar com essas realidades da sua vida. Ele colecionava maços de cigarro vazios. Perguntou o que acontecia com os maços quando eram jogados no chão. Isso foi dito com lágrimas. Por um momento pareceu que ele estava falando sobre a morte de pessoas. Ao salvá-los, era como se ele estivesse salvando vidas. E por que barbantes e elásticos no seu bolso? Bem, poderia aparecer uma situação na qual precisasse deles. Ele juntava os boletins administrativos do hospital, encontrados em latas de lixo. Se surgisse uma questão referente a algum fato ou figura do hospital, ele seria capaz de provar sua competência. Ele não podia deixar nada que fosse novo ser jogado fora. Era parecido demais com um homem apodrecendo num hospital mental. Ele tinha os bolsos cheios de auto-imagens.

Eu sempre me sinto disposto a ir de encontro a qualquer realidade que invada a situação com o paciente. Uma mulher tinha matado o marido durante um perturbado estado esquizofrênico. Tinha alucinações fortes e desagradáveis que a atormentavam apesar do tratamento de choques elétricos e drogas ataráxicas. No dia anterior, tinha jogado uma cadeira pela janela porque as vozes pareciam vir daquela direção. Com relutância, ela revelou que as vozes a estavam pressionando a ter um ato sexual pervertido, com seu filho. As vozes eram inevitáveis, então saímos de encontro a elas. Em fantasia ela podia tentar discutir com elas. Quando se aproximou, as vozes pareceram ter mais consideração. E também diminuíram de intensidade. Finalmente, desapareceram quando ela viu que estivera longe do filho e, que as vozes queriam que ela expressasse o seu amor por ele. A gente encontra muitos demônios em hospitais. Quanto mais se foge deles, mais demoníacos eles são. De fato, eles parecem ser uma imagem do paciente. A sua intensidade negativa reflete a atitude do paciente. Consideração por eles diminui sua oposição, até que finalmente eles se fundem e se identificam com o paciente.

A gente encontra realidades que tem medo de evocar, como as sexuais ou agressivas. Como se pode ir de encontro a pensamentos sexuais obsessivos, por exemplo? Nas situações em que não podem ser evocadas diretamente, eu me inclino a deixar com que sejam manifestadas em fantasia. Uma mulher era atormentada por uma atração por mulheres mais velhas. Ela sentia uma horrível possibilidade homossexual. Ela interpretou erroneamente o impulso e o bloqueou, porque ele parecia repulsivo. Com nervosismo ela explorou em fantasia a direção de seus sentimentos. As fantasias elevaram-se da região púbica para o busto. Ficou claro para nós, que ela estava à procura de uma mãe, da qual pudesse depender e ser como criança. A questão homossexual tinha desaparecido.

Mais e mais vezes parece que esses terríveis demônios do inconsciente refletem o terror do paciente. Tal como atores bem intencionados dançando com máscaras, eles metem medo na audiência, fora de qualquer proporção em relação ao espírito por trás da máscara. Os demônios podem ser sujeitos decentes que se tornaram malévolos por causa da frustração. Eles representam algo que insiste em existir apesar de qualquer oposição, tornando-se negativo com a oposição. O negativismo do paciente reflete-se neles, assim como também se reflete uma atitude mais cooperativa.

Este uso da fantasia para explorar a inclinação real do eu interior me fez recordar o impressionante trabalho de Desoille em seu sonho-desperto dirigido. A pessoa é livre para evocar qualquer coisa em fantasia: pode-se matar os pais, pode-se explodir cidades. Se houver dificuldades, pode-se contar com o auxílio de exércitos fantasiosos. O mundo de fantasia de algumas pessoas é estreito e semelhante a uma prisão, mas com alguma ajuda, pode-se fazer um buraco na parede e fugir. Sempre que a evocação for demasiada para ser representada em ação, pode-se tentar a fantasia. Não se trata da fantasia precipitada e socialmente maquinada de uma pessoa sem prática e sim, de uma fantasia praticada com arte, que emerge do outro indivíduo com a sua forma própria e definida — uma forma que reflete as realidades de uma vida. Quando não se pode tocar o sino de verdade, tentam-se sinos fantasiosos que possuem notas próprias e definidas. Nesta comparação, quase toda conversação é diferente do sino. Uma mulher representava a si mesma em fantasia como uma ruína. Mais tarde, um vulto com olhos de vidro veio sentar-se em sua ruína. Ela perguntou se não seria o pássaro azul da felicidade. Minha resposta foi que o vulto refletia mais precisamente a situação dela.

Talvez alguns terapeutas estejam bloqueados de outros mundos por uma concepção prévia, rígida e limitada demais, sobre os mundos humanos; nessa concepção existem apenas algumas poucas dimensões primárias, tais como sexo, agressão, status, papel, ou pais introjetados. A idéia existencial de estar-no-mundo com um modo de existência pessoal e único, permite mundos únicos para cada indivíduo. Um exemplo desse caráter único é o da mulher para quem os pianos Baldwin eram o centro da existência. O seu mundo era um mundo de sons esquisitos e desagradáveis. Nele não havia objetos visíveis. Quando conheceu seu amante, ele estava tocando um piano Baldwin. Tinha ela uma audição estranha para nuances de sobretons. Ela só pensava em impregnar o mundo com o som deste instrumento perfeito. Era uma pianista prendada, em parte porque podia sentir o som melhor que a maioria das pessoas. O âmbito terapêutico usual de ficar falando com ela, não tinha muito significado. As palavras não eram musicais e os sons do condicionador de ar não eram agradáveis. Nós achamos um Baldwin no qual ela tocou maravilhosamente para mim e, à medida que tocava, seu amante parecia entrar no quarto. O assunto do seu amante ganhou vida. *Meu* mundo era a minha sala. O mundo *dela* era o piano. Nós trabalhamos no mundo dela. Já é bastante difícil estar em dificuldades emocionais sem ter que se adaptar ao mundo do terapeuta e ao modo como ele vê as coisas.

Nas desordens psicossomáticas, a realidade invasora é o próprio órgão corporal. Geralmente a pessoa doente está afastada de alguma parte de si mesma. Uma mulher com tensão muscular crônica tinha menos consciência disso do que eu. Um pastor sofria de ataques de angina pectoris. Tal como terapeutas inteligentes, algumas pessoas possuem teorias sobre seus órgãos. Essas teorias não me impressionam. Eu quero ouvir o que o músculo diz, ou o que o coração diz. É um trabalho vagaroso fazer com que a pessoa se familiarize com uma parte de si mesma. Ela especula à distância a respeito do que se trata. Mas eu quero as palavras do próprio coração. "Oh, eu estou explodindo de raiva e eu machuco". Quando isso se torna presente, a raiva da dor pode eclodir em consciência em vez de machucar o coração. Eu quero as palavras que estão além da especulação, rumor ou teoria; as palavras que são arrastadas por uma torrente de sentimentos. Essas palavras são santas. Elas são o sangue da vida. Sendo um tanto denso, eu devo ver o sangue. As teorias sobre o sangue não são sangüíneas.

Evocar os sentimentos reais da outra pessoa parece ser uma das artes mais sutis. Aqui eu estudo o gesto e a voz para absorver uma sensação da outra pessoa. Quando vejo sentimento, eu o chamo. É fácil ver lágrimas em outra pessoa antes que ela tenha consciência clara das mesmas. O olho fica vermelho e cheio de água, enquanto a voz treme. A raiva é bastante óbvia. Eu não hesito em nomear um sentimento e deixar a outra pessoa aperfeiçoar a minha compreensão: "Você parece zangado". E a outra pessoa diz: "Não, não estou zangado. Estou frustrado". Desta maneira o paciente ajuda o terapeuta. Faz uma diferença incrível numa conversação, notar e chamar os sentimentos, em vez de analisar o conteúdo das palavras. A situação subitamente tem um baque, como se uma realidade sólida tivesse sido atingida.

O Real nos Sonhos

Por alguns anos fiz experimentos de detectar as realidades dos sonhos. Uma pessoa conta um sonho, diz que parece bobo e não consegue entendê-lo. Como se pode penetrar nessa massa de símbolos? Eu gostaria que a pessoa contasse o sonho mais devagar, sentindo o caminho enquanto percorre suas nuances. Ao se fazer isto, o sonho é exteriorizado em gestos, qualidade de voz e nuances sutis do estar presente. Muitas vezes eu só consigo ver fragmentos e pedaços. Um engenheiro falou em trancar uma porta de banheiro e torceu o dedo sobre os lábios. Quando lhe perguntei se a fechadura era do tipo em gancho, ele disse que sim. Uma mulher contou que num sonho fora guiada por um gato cego e, pareceu-me momentaneamente estúpida. Um homem robusto diz que está numa choupana repleta de comida. Ele a descreve estendendo as mãos na largura do corpo. Eu enxergo a choupana repleta de comida. Lá em cima da choupana um leão atormenta o homem. Nós falamos de coisas que o atormentam e ele encontra o leão. O sonho é silenciosamente reencenado quando ele o conta. Por meio de várias manobras tento tornar mais vívida essa encenação, de modo que o sonhador possa definir para mim o que seus próprios sonhos significam.

Às vezes um atrevido entra no trabalho. A mulher guiada pelo gato cego olhou-me estupidamente e disse que não entendia. Eu disse: "Eis aí o gato cego". Ela disse que não o via. Eu disse: "gato cego". Ela viu como estava sendo guiada pela sua própria falta de compreensão. Ou então, um homem falador correndo sobre ossos em forma de colher. Eu coloquei o polegar e os outros dedos em torno do meu maxilar e os retirei para mostrar o formato em U e ele reconheceu o osso em forma de colher sobre o qual estava correndo. Ele falava um bocado e se apoiava sobre o maxilar quando estava ansioso.

Em outras ocasiões, a encenação é mais sutil e embaraçosa. Muitas vezes o sonhador pode sentir-se em relação a mim, da mesma forma que se sentiu em relação à outra pessoa no sonho. Esses sentimentos precisam ser apontados para desemaranhar essa parte do sonho. Evocar as realidades do sonho é algo difícil, mas é um prazer ver símbolos obscuros ficarem nitidamente claros na situação real, presente com outra pessoa. Às vezes isso depende de uma intuição incontável. Um alcoólatra falou em jogar toda sua papelada de negócios na lama. Eu me senti confuso e perguntei-lhe se ele também se sentia. Nós dois tínhamos jogado nossa papelada de negócios (pensamentos planejados, lógicos, como os negócios) na lama. Assim que reconhecemos este fato, a lama ficou mais limpa. Ele pôde então dar outras ramificações da idéia do sonho. Ele tinha deixado o seu patrimônio profissional em ruínas, mas disse que os papéis do sonho podiam ser salvos, bem como seus negócios. O sonhador pode muitas vezes trabalhar com o restante do sonho, depois que um ou dois elementos oníricos centrais tenham sido trazidos à luz do dia. É difícil evocar os sonhos porque eles são muito mais concretos e presentes do que a compreensão que temos deles.

Pressuposições teóricas podem cegar. Uma mulher psicótica não produziu sonhos nem símbolos durante dois anos. Finalmente, ela teve um pequeno sonho comigo. Nele, ela sabia que apenas a chave do seu marido podia salvá-la. Ela me entregou a chave. Era um maravilhoso e ofuscante falo. Noções freudianas amontoaram-se na minha cabeça e, não pudemos fazer uso da chave. As implicações sexuais simplesmente não significavam nada para ela. Ela era uma mulher de meia-idade e havia muito, estava separada física e emocionalmente do marido. Em retrospecto, agora o símbolo está claro. O sonho dizia: "A masculinidade do meu marido era a chave que podia me salvar". Ela era uma mulher que vagava impotente sem um homem. A chave do marido (não de um homem qualquer, mas do marido) poderia salvá-la. O formato fálico referia-se à masculinidade de maneira muito mais gritante do que eu pude entender.

Experimentos Relacionados

Existem áreas inteiras da evocação do real que já são conhecidas. A terapia de brincar (ludoterapia) é um exemplo. Brinquedos são realidades para as crianças. A menina exterioriza brincando com as bonecas o seu entendimento da vida familiar. O menino ensaia o papel masculino com uma roupa de cowboy. A criança não usa as vagas circunvoluções do adulto. "Bang, bang, você está morto". A terapia Morita, evoluída do Zen Budismo japonês, é um exemplo de evocar as realidades com adultos. O adulto emocionalmente perturbado passa por um regime que deixa as palavras de lado e, traz o paciente de volta às realidades da vida. Eles principiam com o repouso na cama, em seguida trabalho leve e então, trabalho pesado na terra. Somente depois desta reimersão na realidade lhes é permitido falar e receber visitas de parentes. Eles alegam sucesso com esta terapia maravilhosamente real.

Usando este tema central como modelo, pode-se pensar num número de experimentos não-tentados e semitentados que são possíveis. Delinqüentes não se beneficiariam de uma situação na qual pudessem criar, fazer vigorar e violar suas próprias leis? Que o assunto seja a sua auto-regulação real, e que eles pratiquem com leis, tribunais, polícia e delinqüência. Um experimento semelhante a este está tendo lugar num hospital estadual. Para toda regra existe alguém para quebrá-la. Os chineses dizem que portas trancadas fazem ladrões. É necessário que os pacientes de hospitais mentais saiam da cama e contribuam com um pouco de trabalho. Alguns ficam na cama e isso provoca atritos com a equipe. Quanto mais a equipe insiste, mais tentador e justificado é ficar na cama. Numa unidade muito agradável, onde as mulheres têm a sua própria sala de estar, máquina de café e outros confortos, elas são divididas em grupos. Os grupos sobem e descem como uma unidade. Se um membro não se levanta pela manhã e não cumpre seus deveres mais simples, o grupo recebe cinco pontos a menos no quadro informativo. Sendo loucas, mas não bobas, as mulheres do grupo captam a ordem das coisas e começam a assumir responsabilidade por si mesmas e pelas outras.

Um exemplo é o catatônico que se recusa a comer ou mexer-se. Isto alarma a equipe que começa a forçar a comida através de um tubo. Na mente do paciente, isso pode justificar toda espécie de noções sobre um mundo malévolo. A psiquiatra conversa delicadamente com ele: "Nós informaremos você quando as refeições forem servidas no refeitório, a dez metros daqui. Quando você quiser comer, pode descer sozinho. Nós não vamos forçá-lo a comer, pois isso é desagradável para você e para nós". Ela disse que nunca viu um paciente perder mais de três refeições.

Existem infinitas possibilidades de experimentos de autogoverno segundo as linhas da comunidade terapêutica de Maxwell Jones. Pode-se quase definir a doença mental como uma desaprendizagem da responsabilidade em relação a si mesmo. Em hospitais estaduais reunimos as pessoas mais inúteis do mundo. Elas são mais inúteis que vagabundos e bêbados, que carregam o seu próprio cobertor e conseguem tomar conta de si mesmos. Aqui eu consideraria o uso da própria comida como uma recompensa, com controle médico para impedir que qualquer um se machuque. "Se você fizer este pouquinho de trabalho, você receberá sua refeição. Eu faço isso porque penso que você se sente melhor sendo produtivo. Se você não trabalhar, não haverá comida". Em tal experimento é preciso lidar com as atitudes da equipe e do público. Alguns gritam que é crueldade, não percebendo que deixar uma pessoa afundar na vida imersa nas próprias idéias pode ser uma crueldade ainda pior. Em todo lugar que experimentamos uma maior responsabilidade por parte dos pacientes, eles se sentiram tentados a aceitá-la e melhoraram.

Resumo.

Qualquer pessoa com um pouco de ingenuidade pode pensar em experimentos similares. Resumindo, quais as realidades que poderiam ser evocadas? Em primeiro lugar, qualquer coisa que insista em invadir a situação com o paciente. Se alguém insiste em bater na porta, seria bom deixá-lo entrar e ver o que deseja. Se a dama estiver preocupada com pianos Baldwin — então ao piano. Em segundo lugar, penso que é válido o terapeuta evocar ou chamar qualquer coisa que o incomode. Muitas sessões terapêuticas são estragadas porque o terapeuta fica vagando com aquilo que o incomoda. Não faz muita diferença se o motivo é ou não objetivamente válido (no caso do paciente ser *realmente* chato), ou apenas subjetivamente válido. Às vezes o paciente simplesmente mostrará que o terapeuta está enganado, mas pelo menos o caminho ficou desimpedido. Se uma mulher é supersedutora, eu evoco seu espírito. Então é muito difícil seduzir. Se uma pessoa fala muito alto, ou baixo demais, eu aponto.

A forma de evocar depende do estilo e ingenuidade de cada um. Eu duvido que haja um modo perfeito de fazer qualquer uma dessas coisas. Aquela que é apropriada para mim não seria apropriada para outra pessoa. Ou, dito de modo diferente — o que é real depende das duas pessoas presentes. Eu vejo o processo como um dar e receber, no qual tanto o paciente quanto o terapeuta têm os maiores ganhos. Não existe perícia no sentido de um saber mais do que o outro. É de se esperar que haja maior facilidade e preparo para explorar, por parte do terapeuta. Para mim, evocar o real possui muitas conotações religiosas. O real é sagrado, porque é uma vida. Numa entrevista com uma enfermeira, num grupo, ela chegou às lágrimas por causa de sua solidão. O grupo ficou quieto. Nenhum papo supérfluo. Nenhuma teoria esperta sobre o que aquilo "realmente" significava. Nenhum questionamento se era real ou não. Sua realidade fluía pelas maçãs do rosto dela e do meu. Ela é santa, numinosa, terrível. É uma vida posta a nu. Essa enfermeira tornou mais real a solidão que existia em cada um de nós. Na presença do real eu não tenho conselho. Ninguém diz a qualquer leão respeitável como ser um leão. Ele poderia me comer para mostrar-me que seus dentes entendem a minha carne. Nestes momentos compartilham-se as perspectivas daquilo que deve ser humano. O objetivo é trazer à realidade as preocupações centrais da vida. Quando estas são percebidas, a esperança é que a pessoa tome decisões mais sábias.

Para mim, esta é a área em que uma pessoa ajuda a outra. Qualquer que seja a forma de chamá-lo, o real é santo, e soa agradavelmente real quando é encontrado. A verdade *é*; não precisa ser evocada. É a realidade que nos evoca. Como um sonho, mais concreto do que eu sou capaz de entender, ele invade, revela-se, existe como o sagrado *real*.

WU-WEI*, NÃO-MENTE E O VAZIO FÉRTIL

Wilson Van Dusen

No princípio coisa nenhuma é.

— *Hui-neng*

Argila dura pode ser modelada num vaso, a utilidade do vaso está naquilo que não está lá.

— *Lao Tze*

No fulcro das experiências psicoterapêuticas há um vazio terrível. Com o modo de pensar ocidental o vazio tende a ser visto como uma deficiência que o terapeuta preenche com uma interpretação do seu significado. Meu ponto de vista é bastante simples. O vazio é o centro e o coração da mudança terapêutica. Meu conhecimento me diz que o único lugar onde sua dinâmica é adequadamente descrita, é nos escritos orientais antigos. Deles pode-se aprender a fazer uso prático deste vazio fértil em torno do qual gira a psicoterapia.

O vazio não é desconhecido na psicanálise do mundo ocidental. Freud o descobriu na oralidade, na regressão, na volta a um estado infantil. Num nível mais profundo, ele o caracterizou certa vez como Thanatos,

---

Reimpresso de *Psychologia*, Vol. 1, 1958, págs. 253-256.

Wu-Wei: Expressão da filosofia oriental, traduzido por Guimarães Rosa (em memória de João Guimarães Rosa — pág. 75, Livraria José Olympio Editora, 1965) como *Não interferência*. (N. do T.)

o instinto de morte. Otto Rank o colocou no útero. A patologia começou com o trauma de abandonar o útero. Jung não deixa tão claro o vazio, mas em geral ele é encontrado nos arquétipos de mãe, terra e origem das coisas.

O que será tratado aqui, é o vazio visto pela psicanálise ocidental como um retornar, voltar à origem, como uma destruição e perda do desenvolvimento do ego. A implicação principal é de fraqueza, de forma a se ter que começar tudo de novo, em vez de se desenvolver a partir daqui. O retornar pode ser totalmente destrutivo, como no caso da esquizofrenia crônica, ou pode ser produtivo, como na chamada regressão terapêutica a serviço do ego. O vazio é visto basicamente, do ponto de vista biológico, como boca ou útero.

Usando o método fenomenológico, descobri um mundo de pequenos vazios, a maioria dos quais menores que a oralidade dos freudianos. Na abordagem fenomenológica simplesmente tenta-se descobrir o mundo do paciente tal como este é para ele, sem reduzi-lo a nenhuma categoria pseudo-científica (obsessiva, anal, etc.). No exame cuidadoso do mundo dos outros, deparei-me com muitos espaços em branco. Por um momento o paciente não conseguia concentrar-se, não conseguia ouvir-me, não conseguia lembrar o que pretendia dizer, ou então não sentia nada. Primeiro parecia que estes vazios ou grandes espaços em branco eram característicos dos esquizofrênicos somente. Certamente nos esquizofrênicos a apatia em branco pode aumentar e preencher todo seu espaço de vida. Mas um exame mais cuidadoso mostrou que estes vazios aparecem em todas as pessoas em maior ou menor quantidade. Mais e mais percebe que eles estão no centro da psicopatologia. Os espaços vazios vieram a ser a chave tanto para a psicopatologia, como para a mudança psicoterapêutica. Embora meu conhecimento do Taoismo e do Zen-Budismo seja pobre, como sabiamente diria um monge Zen, foram eles que me ajudaram a compreender o caminho para entrar e sair destes vazios e, apreender o seu significado.

Primeiro, o que são os vazios? Eles são qualquer tipo de defeito: ausência, falta de memória, falta de concentração ou falta de significado. Eles podem ser de duração muito curta, de modo que a pessoa quase não se conscientiza de uma falta de continuidade em seus pensamentos ou sentimentos. Ou podem durar anos, como no caso dos esquizofrênicos crônicos para os quais décadas podem se passar sem serem percebidas. Nos lapsos do esquizofrênico, ele não só abandona o tempo, mas também não se lembra do que pretendia dizer, ou esquece que abandonou o tempo. Um exemplo simples é ser apanhado inesperadamente pelo olhar de outra pessoa e por um breve momento perder o senso de direção. Ou quando se está num grupo, pode-se perder o fio da conversa e vários momentos depois perceber que as fantasias nos afastaram do grupo. No vazio, perde-se momentaneamente a identidade, o "eu". O que se pretendia é esquecido. O que deveria ser dito, não é lembrado. Quando se tenta traçar o caminho de volta para onde se estava há um momento atrás, a trilha já foi perdida. As pessoas sentem-se apanhadas à deriva, fora de controle e fracas.

Estes vazios e espaços em branco são importantes em qualquer psicopatologia. No obsessivo-compulsivo, eles representam a perda de ordem e de controle. No depressivo, são o buraco preto do tempo que fica parado. Nas desordens de caráter representam uma ambivalência insuportável. Na esquizofrenia são a invasão da falta de significado ou do terror. Em cada caso representam o desconhecido, a ameaça incógnita, a origem da ansiedade e o medo de desintegração. Eles são o nada, o não-ser, a morte.

É extremamente importante saber o que as pessoas fazem quando estão diante do vazio invasor. Muitos falam para preencher o espaço. Muitos precisam atuar para preencher o espaço vazio consigo próprios. Em todos os casos, ele precisa ser preenchido e selado. Ainda estou para ver um caso de psicopatologia onde o vazio fosse confortavelmente tolerado. Mesmo nos esquizofrênicos crônicos e apáticos há um preenchimento de espaço. Um deles examinou uma dobradiça de porta por uma hora, porque o fato de não encher seu mundo com alguma coisa era mortal. Este vazio é confortável e familiar para o Taoista ou para o Zen-Budista. A patologia parece ser uma *reação* ao vácuo. Indivíduos normais e freqüentemente muito criativos podem se deixar ficar no vazio e não pensar em nada, com a expectativa de sair dele com a idéia para um quadro, ou outro trabalho de arte. Muitos deliberadamente usam o vácuo para encontrar soluções criativas para os seus problemas. O neurótico e o psicótico lutam contra isso.

Grande parte da cultura do mundo ocidental fomenta esta luta. No Ocidente o mundo é preenchido com objetos. Espaço vazio é desperdício, a não ser que seja preenchido com ação. Isto contrasta notadamente com a pintura oriental, por exemplo, onde o espaço vazio é o centro criativo e dá peso ao resto da pintura. Sutilmente, a cultura ocidental ensina a temer e evitar o vazio e a preencher o espaço, tanto quanto é possível, com ação e com objetos. Ou então deixamos a ação dos objetos (carros, TV) preencher o nosso espaço. No oriente, o vazio pode ter máximo valor em si mesmo. Pode-se confiar nele. Ele pode ser produtivo. O *Tao Te Ching* comenta que com 30 paus se faz uma roda, mas só no vazio de seu centro está sua utilidade. Paredes e portas formam uma casa, mas somente no vazio entre elas é que está sua capacidade.

Seguindo a conduta do oriente, explorei os espaços vazios. Se o paciente planejava obsessivamente qualquer movimento e se preocupava com tudo em sua vida, ele era encorajado a se soltar. Se ele enchia o espaço ansiosamente com palavras, nós procurávamos ficar sem as palavras. A pessoa que temia descer na depressão, permitia-se descer e explorar a descida. Os achados são sempre os mesmos. *O temido espaço em branco é um vazio fértil. Explorá-lo, é um ponto-chave numa mudança terapêutica.* Um caso ilustrará alguns destes pontos.

O paciente é um esquizofrênico de 30 anos, que está hospitalizado há nove anos. Ele entra rigidamente, como um boneco de madeira, senta desajeitadamente e evita o meu olhar. Deixo-o sozinho. Seus olhos se fixam na minha biblioteca e o seu olhar é vazio. Depois de vários minutos, comento que ele está na biblioteca e pergunto como ela é. De forma nenhuma tento movê-lo do lugar para o qual se dirigiu.

Vagarosamente ele diz que está olhando para os livros que estão em cima. Estes servem para decoração. Isto é, não têm significado. São parte da biblioteca, funcionam como decoração da mobília. Isto ele diz sem afeto, entremeado por toques repentinos no topo de sua cabeça e, de movimentos repetitivos com os dedos. Tento não perturbar seu estado. Uma exploração vagarosa indica que realmente o mundo todo é como a decoração sem sentidos, dos livros que ele vê na sua frente.

Ele aceita isto como um mundo negro, como um buraco. Neste buraco negro ele não consegue pensar ou recordar e isto o ameaça. Eu sou um médico estranho que não preencho seu espaço com perguntas para ocupá-lo. No nada, ele não é nada. Quando ele toca o topo da sua cabeça ou do seu nariz, ele existe por um momento, ele se sente lá. Pelo fato de eu não preencher o vazio com perguntas, ele tenta se lembrar o que os outros médicos lhe perguntaram e desta forma pode fazer as perguntas a si mesmo e responder e assim, preencher o vazio. Uma pergunta deveria preencher este espaço vazio e fazer o tempo se mover um pouco. Mas ele está duplamente ameaçado porque não consegue se lembrar do que estava pensando, mesmo que o repita sempre. Também isto saiu de sua existência. Novamente a monótona preocupação: "Preciso me concentrar, impedir minha mente de vagar e encontrar perguntas para preencher o meu espaço".

Pergunto-lhe se ele se deixará vagar. Já que meu pedido preenche seu vazio, ele concorda. Ficamos em silêncio. Num minuto, algum sentimento surge. Ele fica corado e ri. Não consegue me dizer bem o que aconteceu. Geralmente, no passado, eram sentimentos críticos, em relação a mim. Eu falo sobre o se soltar no buraco. Quando ele se solta, parece tropeçar em algo novo. Numa outra vez, ele descobriu um forte desejo sexual (o que é bastante raro para ele). Numa longa sessão ele se deixou levar pela fantasia de um violento ataque de estupro. Hoje ele se deixou levar e deparou-se com o fato de haver algo do seu lado esquerdo. Explorando mais este fato, descobrimos que era uma massa oval, chata e negra (o nigredo de Jung). Nas sessões subseqüentes, isto se modificou e se tornou uma sensação de vida nele. Quando sua hora terminou, perguntei-lhe se queria sair do buraco. Ele disse (com um pouco mais de afeto) que ficaria dentro dele para ver o que mais de interessante poderia acontecer. Eu estava feliz, porque ele tinha descoberto que por si só, o vácuo se enchia de coisas novas. Ele não tinha que trabalhar tanto para preenchê-lo.

O esquizofrênico dá o exemplo mais puro do vazio negro da experiência humana. Outras perturbações dão exemplos de vácuos menos vazios e mais breves. O que eu aprendi nestes exemplos é bastante simples. Quando somos ameaçados pelo vazio e tentamos nos arrastar para fora ou preenchê-lo, mantendo nossa mente centralizada (o obscurecimento da mente, da filosofia Zen); o vazio cresce e intromete-se na nossa vontade. Quando se dorme no vazio e se deixa vagar à vontade, tropeça-se em coisas surpreendentemente novas dentro dele.

O dinamismo completo é relativamente simples. Deixem-me usar uma analogia com a noite e o dia. Os dois se alternam natural e espontaneamente. Nós não fazemos a noite ou o dia. Se tentarmos ficar acordados indefinidamente e portanto, negarmos a noite, somos arrastados pela fadiga e eventualmente acabamos dormindo. (O esquizofrênico pelo seu constante tapar de buracos, é arrastado para a ausência de tempo). Por outro lado, não podemos dormir indefinidamente. Seremos impelidos para o despertar. (O alcoólatra que tenta beber para fugir de suas responsabilidades é arrastado para o despertar em ressaca). O dia se transforma em noite, quando todas as coisas descansam. Da noite negra e atemporal, um novo dia emerge. Este é o ciclo do yin e yang chinês. Na psicoterapia, toda a ação é o dia e todos os buracos, os defeitos, são o vazio fértil da noite. O vazio fértil entra na psicoterapia de forma que possamos dissolver um pouco e sair um pouco mudados para o novo dia. Eu não tenho mais medo do vazio fértil nem para o paciente, nem para mim. O caminho para o dia é através da noite. A noite ou o vazio, é a não-mente da filosofia Zen. O vazio nem é nada, nem é algo. É o vazio fértil. A única coisa em que consigo pensar como próximo a ele no cristianismo é a abertura psicológica para a graça.

No taoismo e na filosofia Zen há uma compreensão e um respeito saudável por este aspecto noturno da vida. É usado na pintura, na cerimônia do chá, na luta, na construção de casa, no arranjo de flores e no espaço em volta de um ramo gracioso. É conhecido e respeitado por permear a vida oriental.

O paciente vem a um de nós porque teme o vazio. Se ele não o temesse seria uma pessoa produtiva e não necessitaria de ajuda. Se o terapeuta também teme o vazio, será incapaz de ajudar o paciente. Para cada paciente o vazio tem significado diferente. Para o compulsivo pode ser a desordem, para alguns pode ser a idade e a morte, para a mulher jovem pode ser a perda de identidade no clímax sexual, para o esquizofrênico em estágios precoces pode ser a força destruindo o ego. O significado do vazio e como ele aparece na relação transferencial deve ser descoberto de novo em cada caso. Uma forma comum de tentar preencher o vazio e tentar encontrar *as respostas* para o que está errado. Não há somente o vazio maior nesses sintomas, mas também, vários vazios pequenos que surgem na relação imediata com o paciente. A saída é através dos vazios. Os temores que impedem de se entrar neles podem ser explorados. À medida que são explorados, o vazio se torna menos assustador. Finalmente, pode-se penetrar neles. Em cada caso sai-se um pouco mudado, como no caso do esquizofrênico que saiu com sentimentos que durante muito tempo não tivera. Muitas vezes, o terapeuta não consegue prever a direção da mudança. Ela é espontânea e natural. É uma modificação que vem de dentro do paciente e, de forma nenhuma é planejada pelo terapeuta. Quando totalmente recuperado, o paciente não só deixa de temer o vazio, como também sabe usá-lo produtivamente.

"No princípio, coisa nenhuma é." Se uma coisa ainda é (se há ação ou conversa ou se o paciente está brincando com *a* resposta) ainda não se alcançou o princípio. Pois, literalmente, no princípio nenhuma coisa é. Neste ponto, não se tem palavras, ações, respostas. Pode-se até não recordar.

Em Wu-Wei, o vazio, o estado é caracterizado pela total incerteza. Não se conhecem nem respostas, nem soluções. Até mesmo os problemas em volta podem não estar claros. A incerteza pode ser dolorosa. "Em algum lugar dentro de tudo isso, deveria haver uma solução; se eu pudesse apenas pensar suficientemente claro para encontrá-la"; este é o sentimento. É um vácuo, mas certamente ele não está vazio. É caótico em suas possibilidades. A pessoa sente-se impotente e espera. É patente que a própria vontade não pode mais encontrar o caminho para sair.

Minhas desculpas aos mestres antigos pela super-simplificação dos trabalhos deles. Mas isto deve ser feito. Em algum lugar é necessário mostrar que não só estes ensinamentos têm um valor prático na psicoterapia, mas que sua relevância está sempre presente.

A FENOMENOLOGIA DE UMA EXISTÊNCIA ESQUIZOFRÊNICA

Wilson Van Dusen

Se eu tivesse que representar a minha própria existência da maneira mais fiel possível, não descreveria a mim mesmo como um Estudo de caso, porque não me experiencio como tal. Não, eu me inclinaria a descrever o drama ou tema central da minha existência e, então, mostraria suas ramificações nos detalhes da minha experiência. A minha existência é mais como um drama repetitivo, ascendendo e caindo, do que um Estudo de caso, com as suas categorias claras de desenvolvimento precoce, relações entre irmãos, histórico sexual e assim por diante. A minha existência é aqui-agora. Eu teria que começar aqui-agora. Sim, isso seria manter-me fiel à minha experiência.

Esta é precisamente a diferença entre o ponto de vista fenomenológico e aquele que usualmente se assume em saúde mental. Se a existência de um jovem é uma porcaria, ela deve ser descrita como tal, em vez de tentar colocar-se na posição de um devoto observador externo, descrevendo-a como uma "rebelião adolescente contra as normas convencionais". Um estudo

---

Reimpresso do *Journal of Individual Psychology*, Vol. 17, N.º 1, 1961, págs. 80-92, com permissão.

fenomenológico é uma tentativa de representar ou descrever a existência da pessoa, adequadamente, permanecendo fiel à própria qualidade e experiência da mesma. O ponto de vista, a terminologia, a ênfase de um estudo fenomenológico são aquelas que o próprio sujeito experiencia. Existem apenas alguns poucos estudos desse tipo em toda a literatura inglesa e, este fato constitui um triste comentário sobre as ciências que procuram compreender o homem.

Tentarei aqui descrever a existência de um rapaz de nome Jack, um assim-chamado esquizofrênico.

Antes de tudo, alguns fatos a respeito de Jack. Ele tem 32 anos, é um homem alto e magro. Seu pai era dentista, e ele é um, entre seis irmãos. Nenhum dos outros membros da sua família foi hospitalizado por doença mental. Ele estava hospitalizado há onze anos e não tinha reagido satisfatoriamente aos eletrochoques, coma insulínico, três tipos de drogas ataráxicas, ou à comunidade terapêutica e ao ambiente de tratamento hospitalar, a ponto de ser liberado. Atendí Jack durante dois anos e meio. Ele se recuperou parcialmente e trocou o hospital por um emprego com supervisão.

A Qualidade Geral do Mundo de Jack

O mundo de Jack possui uma qualidade significativa e pervasiva que faz com que qualquer descrição bem ordenada seja falsa. Para Jack, a existência é um desmanchar-se, um fragmentar-se, com os fragmentos perdendo-se e desaparecendo. A sua queixa principal é a falta de memória, mas a característica pertence a todas as fases da sua existência. A sua experiência mais comum é sentir-se atraído e dividido pelas circunstâncias, de modo a não poder concentrar seus pensamentos, ou experienciar a si mesmo de maneira consistente. Pior de tudo; neste estado ele precisa lutar muito para governar a si mesmo. Qualquer traço de rotina ajuda. Isso empresta uma ordem à sua existência, uma ordem que ele já não consegue manter por si só. Note-se a falsidade de uma apresentação que parece proporcionar relações ordenadas, numa existência que é basicamente um desmanchar da ordem. É mais do que uma simples fragmentação. Os próprios pedaços perdem-se como experiências da memória. Pior de tudo, o desmanchar-se e perder-se é ele próprio. Esse desmanchar-se é tão confuso que o relato abaixo levou dois anos, com sessões de duas horas semanais, para reunir seus pedaços.

O Drama Central. O drama central da existência de Jack poderia ser chamado de uma tentativa heróica de controlar a mente que é constantemente ameaçada com a dissolução do próprio eu que tenta controlar. É como alguém tentando manter quieto um barco balançando num mar bravio, apenas para descobrir repetidamente que o que está tentando manter o barco quieto também não dispõe de nada estável onde se apoiar e, que ele mesmo está balançando e perdendo todo o senso de orientação. Recentemente perguntei a Jack se o objetivo de sua existência presente era mesmo manter a mente quieta. Ele disse que sim. Então perguntei o que ele faria com ela quando estivesse quieta e ele ficou embaraçado. Ele ainda não a tivera quieta por tempo suficiente para descobrir o que faria. Que satisfação existe numa existência como essa? Jack disse que era a momentânea vitória de estar no controle. E ao dizer isso ficou radiante. Esta era uma razão suficiente, mesmo que sua mente tivesse estado balançando por mais de onze anos.

O balançar em si não é tão ruim, ainda que Jack se distraia tanto, a ponto de perder qualquer percepção consistente de sua existência. O que é ameaçador é o fracasso que invade o próprio eu. Neste fracasso, ele morre pouco a pouco. A morte é a existência fracassando e afundando. E fracasso gera fracasso, e toda sua existência está ameaçada de morte.

A seqüência dos fatos, freqüentemente, é esta. Alguém pergunta o que ele sentiu ou pensou. (Para ele, é mais fácil quando a pergunta vem de outra pessoa. *Eles* são a terra firme). O que ele sentiu ou pensou sempre é um momento atrás, já que agora ele está desmanchando-se no nada. Com essa pergunta, ele tem a possibilidade de acompanhar outra pessoa e, ao mesmo tempo, mostrar sua força mental. Ele pesquisa sua memória recente, para descobrir o que sentiu ou pensou. Caso consiga se sair com qualquer resposta plausível, sorri de auto-satisfação. Ele conseguiu — mostrou sua força. Ficou à altura da pergunta da outra pessoa. Mas, com freqüência, no processo de pesquisar sua própria memória, ele se sente desmanchar ao não recordar e não-ser. Fica confuso durante a busca, tensiona o corpo todo e luta desesperadamente para ficar à altura do outro através de uma resposta.

Quando não há alguém que pergunte, ele faz isto sozinho. Ele chama a isso levantar um problema. "Essas palavras escritas aqui. Preciso dividí-las em grupos de três letras. Quando o número não for ímpar, tenho que encontrar uma saída plausível". Por exemplo, para completar grupos de três letras ele transformará um *w* em *u u*. Nesta luta interna é preciso evitar fracassos ("não pense nisso", conforme ele diz) e apegar-se aos sucessos. Quando há fracassos, essa parte da existência é cortada fora. Por exemplo, ele fracassou na palavra *thi nki ng* (pensar). Portanto, a partir dali, precisa evitar a palavra pensar. Esse joguinho heróico resulta num estreitamento da existência, confinando-a às pequenas partes nas quais possa sair vitorioso. Por causa dos fracassos, ele cortou fora a maioria da existência fora-do-hospital e, quase todo amigo e conhecido. Ele tem um mundinho restrito, do seu pavilhão ao refeitório, do trabalho na tapeçaria até o ginásio. Evitando o olhar dos outros, ele evita muitas derrotas no arriscado mundo-com-outros.

Há muitas interrupções na sua existência. Curiosamente, para nós, a maioria dessas interrupções têm o caráter de experiências humanas normais. Uma das contaminações internas mais sérias para a constante tentativa de obter vitórias são as experiências sensoriais. Elas abrangem desde coisas simples como coçar, até imagens vivas de partes interessantes de mulheres. Incluídas nas interrupções sensoriais estão a sede e fome, qualquer tipo de prazer e até mesmo a traiçoeira tentação de fumar. A sua mente flutuante irá se grudar a uma dessas experiências e, ele terá que "pensar nisso"; assim, ele mata o seu próprio afeto normal. Quando obtém êxito, sente uma vitória momentânea e agradável. De certa forma, sente que conseguiu derrotar o próprio diabo (ele é católico). Quando entra num dos seus períodos psicóticos mais visíveis, os sentidos assumem o primeiro plano. Ele não consegue tirar da cabeça as mulheres e a comida. Eles se amontoam em torno dele e ele fica muito confuso. Numa crise psicótica, lutou para não comer nem beber, embora as imagens de comida, bebida e sexo dominassem sua mente. Ele podia comer só quando lhe fosse ordenado, porque isso não seria sucumbir. Eu tinha assumido a responsabilidade. Durante toda a sua existência ocorre a luta para estar por cima, para corresponder, para ser vitorioso. Ele teme a vitória completa tanto quanto o fracasso, porque nos poucos casos em que realmente conheceu a vitória, caiu num abismo de punição psicótica. Tanto a vitória quanto a derrota são perigosas. Ele fica suspenso entre ambas.

Não existe algo como espontaneidade numa existência como essa. A espontaneidade sempre leva à experiência sensorial, que é uma derrota para o seu propósito geral. Muitos meses foram necessários para eu descobrir que ele planejava as nossas conversas. Decorava o que ia falar, de modo a estar preparado e nunca ser apanhado com a guarda baixa (e portanto, derrotado). "Eu preciso me antecipar. Eu tremo quando não consigo". Na sua imagem, a pessoa perfeita é aquela que consegue antecipar tudo e dominar tudo. "Eu preciso matar ou preencher o tempo porque, no vazio (da espontaneidade) não posso antecipar". Certa vez falou sobre otimismo e eu comentei a tensão física que ele demonstrava. Ele disse: "Eu tentei *colocar* o máximo de sentimento possível". Em outras palavras, o otimismo deveria ser dito com sentimento, então empenhou-se em colocar a quantidade certa. Tudo precisa ser planejado, ou então, perde-se o controle. O seu mundo inteiro não tem controle suficiente. Certa vez ele disse: "Eu tento manter a minha energia consciente à tona. Quando ela afunda, tento substituí-la com a atividade". Parte dessa atividade é um gesticular catatônico, muito rígido. Tudo que ocorre espontaneamente é imediatamente duvidoso. Uma vez ele se entusiasmou ao falar sobre trabalho. Esse entusiasmo se transformou numa dúvida que questionava se a energia era dele, ou se havia sido coincidência. Dessa maneira, o entusiasmo sucumbiu no questionamento. Ele descrevia a maior parte de sua ginástica interna como: "Eu inventei um problema para expulsar o desconhecido, a incerteza da espontaneidade vazia". Para ajudá-lo nisso, possui um baú cheio de livretos um tanto acadêmicos, tais como *Aprenda sozinho Leitura Dinâmica* ou *A Enciclopédia Médica Familiar*, que ele julga ter que conhecer a fundo. Ele jamais o faz, por causa do constante desmanchar-se da sua experiência.

Esse ataque constante à natureza e seqüência da sua própria experiência é como alguém que tentasse continuamente levantar a si mesmo pela nuca, apenas para descobrir que está sendo puxado pela terra, e assim ser derrotado. Ele não consegue ter um centro estável e claro para chamar a si mesmo: "Tenho pouco claro o que sou para mim mesmo". Quando é esmagado por uma derrota, sobra muito pouco eu, até mesmo para reconhecer a derrota. "Quando eu escorrego, está além de mim admitir o fato". Por ter seu eu sempre distraído e destruído, ele não consegue olhar o suficiente para o seu pensar, de modo a descobrir falácias lógicas. Quando lhe perguntei, aplicando a Escala de Inteligência

Adulta de Wechsler, porque o Estado exige uma licença para poder se casar, ele respondeu: "Porque um procedimento sistemático foi estabelecido". É claro que a licença é o procedimento sistemático e, então a pergunta "por que um procedimento?" redunda em "porque existe um procedimento".

"O dia encobre o desespero. Agora eu não estou vivendo em mundo nenhum. Estou suspenso no éter", e ele ri ao dizer isso. "Você não tem a paixão ou emoção das coisas individuais. A vida parece idiota. Quando você conversa com as pessoas, você também não responde. É difícil juntar os pensamentos". Os objetos tornam-se uma decoração sem sentido, arranjada à sua volta. A sua mente pára e fica vazia. Ele procura algo para preencher o vazio. Pega um cigarro e há um pouco de vida. E então, luta contra a tentação. "Eu estou sempre seguindo a mim mesmo, em vez de ir aonde quero ir".

Gestos, roupas e propriedade. A maioria dos gestos de Jack são desajeitados, como se ele não soubesse onde se colocar. Existe uma característica fraca e pervasiva. Sinto com freqüência que ele veio pedir uma esmola, embora não tenha coragem nem para pedir dez centavos. Outras vezes ele parece uma prostituta que já foi rejeitada tantas vezes que não tem mais coragem de fazer propostas. Ele se move rigidamente, ou com trêmula inadequação. Quando acende um cigarro, pode olhar para o fósforo ou cigarro durante alguns segundos, como se tivesse ficado no vazio. Seus dedos freqüentemente estão esticados e rijos. Quando se senta, afunda na cadeira com as longas pernas estendidas, dentro das roupas baratas do hospital, que mal lhe servem. Ele tem roupas boas, mas sempre dá um jeito de encontrar as mais pobres, gastas e impróprias. Quando se veste bem, está menos psicótico.

O seu olhar quase sempre se desvia de outros. Ao formular problemas, ele olha para o teto em busca de soluções. Possui vários tipos de sorriso. Um deles é sábio, tipo "Eu sei exatamente o que estou dizendo", e aparece quase mecanicamente quando ele está sofrendo de vazio. Outro, tem uma aparência mais fraca e doentia; parece dizer "Não me machuque", ou, conforme ele o chamou, é o seu "sorriso-por-favor-me-passe". A expressão do seu rosto e a colocação de suas mãos refletem o drama de sua vida interior. As mãos afundam na braguilha e, quando são descobertas ali, ele as tira depressa e as mantém rigidamente imóveis, longe dessa área perigosa. A sua expressão facial muitas vezes perde o controle, de modo que ele precisa reajustá-la. "É como se eu sempre estivesse atrás de mim mesmo, tendo que me alcançar". Freqüentemente, tira a língua um pouco para fora, como que sentindo os lábios, embora não tenha consciência disso. Em parte, o seu controle da própria mente reflete-se na rigidez dos seus braços, mãos, ombros e pescoço. O conhecimento da linguagem desses gestos tem sido de considerável ajuda em acompanhar suas experiências internas, já que muitas vezes ele é lento e impreciso ao se descrever. É difícil descrever o que está acontecendo quando a experiência da gente está se desmanchando e sumindo. Muitos dos seus gestos estão nos limites da consciência. Precisam ser apontados repetidamente antes que ele os note.

Certa vez passamos em revista as inúmeras coisas em seus bolsos, para ver o que ele ali guardava. Guardava um caderno com anotações bastante formais sobre quando sua mãe tinha escrito e quando ele respondera. Tinha também endereços, recortes de informação acadêmica que ele sentia precisar saber. Duas laranjas, barbante, papéis tirados de latas de lixo, fios de tapeçaria, maços de cigarro vazios e similares. Raramente ele demonstra emoção e quando isso acontece, ela é logo controlada e eliminada. Ele mostrou emoção quanto aos papéis, recortes e maços de cigarro. Os papéis vinham das latas de lixo do hospital e continham fragmentos e informações sobre o mesmo. Quando memorizadas, essas informações o ajudariam a responder perguntas de outros, de modo que ele não seria derrotado por não saber. Barbantes, elásticos e fios deixavam-no preparado para emergências. "Você nunca sabe quando poderá precisar deles". Alguns eram feitos de material novo. Com lágrimas nos olhos, ele disse que algo novo nunca deveria ser jogado fora. Deve ser visto por alguém e, preferivelmente usado antes de ser descartado. Naquela ocasião e, em muitas outras desde então, tive a sensação de que ele se sentia como um fio não usado. Ele não *quer* ser jogado fora. Ele referiu-se a si mesmo como uma lata na prateleira de um hospital. Nos maços de cigarro estava o emblema da vida e da morte. Eles são fabricados, esvaziados e jogados no chão. Em lágrimas, perguntou o que acontece com eles quando são esquecidos e afundam no solo. Estava salvando a vida deles mantendo-os nos bolsos.

Relações interpessoais. ·Para Jack as relações interpessoais eram basicamente uma batalha de vontades, na qual uma pessoa prova superioridade sobre a outra. Essa luta pela supremacia acha-se no seu olhar, nas suas perguntas e respostas, no fato de estar informado e ser capaz de antecipar-se à outra pessoa. Muito pouco se faz necessário para derrotar Jack em todos esses aspectos. O olhar de todas as outras pessoas é mais firme. Todas têm perguntas que o colocam na situação extrema do *tente-manter-se-à-altura-deles.* Elas possuem mais educação e experiência e, são mais rápidas em réplicas sociais. Homens dominantes e seguros-de-si são particularmente esmagadores. Ele estuda como evitá-los porque a dominação deles ameaça a sua própria existência. "Eu sempre preciso correr para alcançar os outros. Desse modo, eu me abandono nas opiniões dos outros". Pessoas com opiniões fortes quase chegam a expulsá-lo da existência.

Ele possui alguns meios de se proteger contra essa devastação. "Eu sou lento e tomo cuidado para não me expor. Ou então coloco uma máscara de pessoa inteligente e competente". Levei algum tempo para descobrir que quando ele parecia muito sabido, era quando estava mais vazio.

"Eu me conduzia como um indivíduo competente, inquestionado, sem-laços-sociais, em contraposição com o conhecido membro do grupo que *sabe* o que está acontecendo. Eu não queria ser considerado um bobão. A coisa funcionava e eles não iam atrás de mim como poderiam ir. E, então, eu podia blefar e parecer igual àqueles que estavam alguns graus acima de mim.

"É aí que surge o problema dos efeitos adversos de coisas tais como solidão, estranheza no ambiente e sentimento emocional de não-aceitação. E quando uma pessoa não é aceita, seu senso de responsabilidade geralmente decai, quando ela fica frustrada. Depois disso, ela pode mesmo perder o seu auto-respeito. Quero admitir, numa explosão de honestidade, que enquanto tenho estado aqui, muitas vezes estive doente. Estou pensando particularmente na estranheza. Eu acho que se coloca muito valor na capacidade da pessoa em ter a coragem de se expressar sem receios. Uma tendência a retrair-se; buscar abrigo e desviar a atenção dos vizinhos; tornar-se insignificante, não ser notado; em suma, fugir da responsabilidade; 'perder-se na multidão' — essas são coisas ruins para tal pessoa. Então, se a pessoa tem o senso da responsabilidade individual que é necessário, ela possui algo. Você terá que 'alcançar a si mesmo'."

Essas descrições escritas da sua experiência são raras. Eu recebi apenas quatro em quase dois anos. Geralmente ele as escreve quando está no alto, num período de clareza. Quando escorrega para o vazio, ele não escreve.

A piada. Existe um lado ainda mais sombrio das suas relações sociais que demorei muito a descobrir. Esse lado entra, por exemplo, quando a outra pessoa escorrega ou comete um engano. Geralmente agrada muito a Jack. O interlocutor poderá ter dificuldade em seguir a linha de pensamento de Jack porque muitas vezes ele fala em termos tão gerais que não se sabe se está se referindo a si mesmo ou ao universo em geral. Quando o ouvinte fica confuso, o rosto de Jack se ilumina. Ele ganhou um ponto. Isso se estende a toda a questão da hospitalização. Repetidamente, tenho a impressão que ele derrotou a mãe, o pai e os irmãos tornando-se doente mental. É como ele diz: "Olhe, eles precisam vir me ver".

Uma das piadas mais engraçadas que existe entre nós consiste no seu viver às custas do estado. Nós descrevemos isso como ele sendo um vagabundo, viajando de carona num trem do estado. Para repetir a piada basta eu dizer clique-clique, clique-clique (o som do tempo passando ou o clique dos trilhos) e ele ri alto, coisa rara. Outro dia, ele não estava com vontade de falar comigo nem com qualquer outra pessoa. Nós ficamos sentados em silêncio. Ele dava um risinho quando a minha cadeira rangia (minha fraqueza se mostrando). Finalmente, eu apenas fiz um som de chupar. Ele entendeu e riu até seu rosto ficar vermelho e os olhos molhados. A piada? O hospital é um seio. Ele chupa tornando-se passivo e incapaz de algo melhor. Ela tem tanta graça porque eu acertei em cima, e Jack fica subitamente exposto. É gozado. Com o seu comportamento, ele passivamente derrota qualquer um. Essa é a causa do seu riso enigmático. A coisa só fica séria quando ele tenta sair de sua dependência passiva e não consegue. Então se apavora. Jack diz: "Para mim, era mais duro quando eu era menino do que agora. Aqui há uma rotina e não se precisa pensar. Eles tornam as coisas fáceis demais". Por um lado, sente-se que Jack está numa armadilha. Por outro lado, sente-se que Jack projetou a armadilha e, ela se fecha também sobre nós. Ele ficou por cima de nós. Nós não ligamos para ele?

O Relato do Próprio Jack

O relato a seguir é o melhor e mais longo registro de Jack a respeito de suas experiências. Foi um dos muitos períodos em que as pessoas começaram a dizer que ele estava se recuperando.

"Perguntas. Agora eu acho que a experiência de ser questionado é menos angustiante do que costumava ser. Ou melhor, as visitas com meu psicólogo. Sempre (quase sempre) era difícil depois de eu ter começado a ir para a sala dele. Será que a minha confiança cresceu? Eu me lembro da importância que ligava a essas visitas, à minha marcada auto-insegurança e incerteza. Freqüentemente havia a polida conformidade e o preparar-se antes do encontro. Uma das coisas que isso me fazia, era aumentar o meu constrangimento. Eu queria, muito muito, por favor. Apesar do pouco que eu sabia sobre o que *eu queria*, tinha bastante consciência da relação pessoa-a-pessoa. Isso é muito. E desde então, eu acho, a minha relação com gente em geral, decididamente conhece uma melhora real e inegável. Porém, durante essa época, também precedendo as visitas, havia a presença de conflitos. Eles também eram levantados. Muitas eram as perguntas sobre mim mesmo. O que eu era? Para mim era bom estar ali, e eu sairia? Quando eu saisse daquela porta, desceria as escadas para o saguão e deslizaria para o meu quarto, ou seria interceptado e observado o tempo todo, até sair de lá? Tinha marcada a data da próxima vez para não esquecer? O que discutíamos aqui coincide com aquilo que as outras pessoas conheciam de mim, ou teria eu aprendido algo novo, algo diferente? Nesse caso, qual seria o significado em relação a eles (outras pessoas)?

"Reflexão sobre estar perdido (no vazio)". Será que hoje fiquei atordoado ou chocado a ponto de entrar no mundo dos mortos? Eu sabia o que causou esse estado? *O QUE* foi, que eu não consigo lembrar? *O QUE ACONTECERÁ* se eu não conseguir? Deus, isso já aconteceu *tantas* vezes, eu tenho medo do fim se acontecer desta vez — o fim. Neste instante não me sinto tão bem,

porque não fui capaz de me concentrar no trabalho. Estou me movendo bem devagar, não parece haver muito para me inspirar. Então, eu atuo preguiçosamente, me escondo num cigarro, que também esconde a minha fraqueza, pois no momento que estou fumando posso disciplinar minhas expressões faciais, todo esse tempo a moralidade é vencida e, outros assuntos ou idéias são primeiro chamados ansiosamente e depois expulsos como invasores.

"...O-o-o q-q-ue aconteceria, agora se eu (gulp), se eu...? Mas, não, não posso. Eu não poderia fazer isso. E ele poderia... porque ele não vai deixar. Eu sair com... Mas talvez eu possa usar um truque novo. É, algum truque bem novo. Uma das impersonalizações improvisadas, ou estórias para conseguir simpatia (algo como as racionalizações sobre porque estou aqui no hospital), talvez isso dê certo, ou um interrogatório que ele comece, ou nós dois poderíamos me colocar no caminho de um engrandecimento esperançoso. Se fosse interrompido, por mim tudo bem. Eu também tenho muitas técnicas, você sabe. Existe um retorno ao perguntar. De outra maneira, o vazio funcionará. Ele afrouxa quando eu fico no vazio. Esse suicídio. Esse choro doente. Ou simplesmente o impotente. *Honestamente* impotente. Isso, eu acho que é o menos ensaiado...

"Ou, BANG! Outra vez eu idealizava. Colocava a minha (aham!) couraça dúbia de profundo fervor e virtuosismo religioso. Protegido, eu podia prosseguir inquestionado até que, bem, provavelmente até que começasse a ficar apertado demais".

"Eu sei disso distintamente; antes, eu era na verdade o tempo todo um bebê chorão, trêmulo e covarde (mesmo que nunca tivesse que reconhecê-lo para fora), um *VADIO* trêmulo e mole, sucumbindo impotente ao seu destino desrespeitável, realmente um nojento chiqueiro de porcos e ele um porco, que culpava o chiqueiro como sendo a causa dos seus males (silenciosamente, nunca em voz alta), enquanto definhava como os antigos romanos. Durante anos de vida no hospital, este animal é o que na verdade eu fui. Ele me descreve. É o que eu queria ser e, é o que eu fui. A conduta típica era a de um pedinte tímido, supercuidadoso, sem ego, sem nome, pendurando-se esperançoso, andando por aí e procurando um convite, mal ousando levantar os olhos diretamente. Ou vagando, tentando achar o sujeito que "abençoasse o meu lar" e me convidasse para sua casa. Ou arranjar um "amiguinho". Eu costumava fazer a mesma coisa quando era jovem. Isso cresceu comigo, e na escola primária e secundária definitivamente ficou parte de mim".

"Acho que no começo procurei fazer algo em relação a isso, mas quando tentei, encontrei obstáculos e comecei a deixar de lado, e isso acabou me dominando. O resto é uma estória horrível. Deixar de dar importância. Os outros perderam o sentido para mim. Eu olhava para eles durante quanto tempo ousasse olhar. Depois disso, eles simplesmente não estavam ali. E desde então a minha vida não tem sido nada mais do que uma mentira, um fingimento. Eu não tenho sido algo humano, mas algo inumano. Dificilmente ouso advinhar o quanto do que vi é verdade. Espero honestamente que nunca mais uma depressão me delicie, como tem acontecido, ou que me dê uma sensação de realização ou "prazer de sofrer" (mártir).

"Mais de uma vez, oh, oh, quantas vezes eu me intrometi numa discussão (eu, não inteiramente comprometido ou certo de que realmente queria estar *nesse* grupo — de fato além da misericórdia, incapaz e com medo de implorar) durante a qual eu mesmo morri, não querendo ou sendo incapaz de me libertar de qualquer maneira. Nada de auto-respeito. Um covarde moral. O mesmo que esperar uma porta ser aberta ou um serviço a ser feito por uma autoridade".

"Eu simplesmente fui até o saguão diurno. Começo a me sentar para apreciar um cigarro após a minha (rápida) refeição. A televisão ligada. Aparece "Uma garota, com as Pernas de Um Milhão de Dólares". Eu me levanto para sair da sala. Eu me afasto deles e da TV e fico menos intoxicado com o prazer. Será que se não fosse uma indulgência tão ingrata, particularmente da minha parte, o sortudo constrangido (por falta de uma palavra melhor) não seria grandemente punido se eu ficasse bêbado de prazer, ou pelo prazer social do grupo? Será que eu não poderia até mesmo voltar ao "buraco escuro", à insanidade?"

"Neste momento, estou tentando me recuperar de um dia um tanto violento, aborrecido em outras palavras. E, freqüentemente, parece que em tais ocasiões, quando senti meu poder após os sucessos iniciais em lidar e estar com outras pessoas, eu gostaria de passar a minha nova sorte bem devagar, sem desperdiçar. Essa sorte fui EU. Então o que foi o que eu fiz? Eu tinha ficado livre. E no caso de pegar as coisas, para mim é difícil decidir. Eu duvido que possa recusar mais alguma coisa. Eu tenho sido tão fraco que virei um vagabundo treinado. Aqui meu motivo é o ódio. Eu odeio o grupo ou a TV (embora deseje essas coisas) porque eles me fazem pegar o que eu não quero pegar. Como vou compensar e pagar pelo meu presente se eu me render a ele? Eu me rendi a conversas tantas vezes e nunca tive nem sequer uma oportunidade de me afirmar. Eles me enganaram e fizeram-me acreditar que me aceitavam, mas na verdade eu já estava fora desde o começo, usado como um tolo e, esmagado pelos grandes monstros. Resultado: odeio grupos. Solução: Não se misture demais. O suficiente para escapar às críticas e, pronto. Além disso, eles notaram a sua capacidade aumentada, então estão esperando mais de você, mas antes que esperem demais, ponha-se por baixo. Mas o principal é não se render. O mesmo com as mulheres".

"Em todo caso, é estranho, GANHAR. Entrar naquela sala com confiança de ser um ganhador tem as suas próprias desvantagens. As velhas forças da não-existência estão em luta. Você quer combater a regressão. Ou "atormentar" audaciosamente (no meu caso), prosseguir (sentir-se bem, agora) numa situação mais pessoal, isto é, uma situação na qual eu esteja armado com mais apoio-do-ego, onde o ego-confiante está contra o ego-tímido... e, muito recentemente (mas não tão recentemente, porque o tenho feito com regularidade, durante anos, mesmo desde a infância) a minha reação (ou decisão) seria não perceber o vazio do ambiente (a sala, o grupo, outros), EU, *meu vazio*, eram uma coisa só, mas franzindo e suspirando por dentro, virtualmente em colapso mental e tomados de pânico, recuam, desaparecem no meu quarto e congelam, ficam frios e remotos, em vez de penetrar na atmosfera de útero para descansar. A minha racionalização seria, não posso estar aqui, portanto melhor fugir para outro lugar. Não é fugir, para mim, mesmo que eu não saiba o que seria melhor, vou encontrar algo mais digno, algo melhor. *Qualquer* coisa seria melhor que isso".

"E também há o caso da ereção do ego. Provavelmente, o meu casamento na igreja deste hospital, meus atos de casamento no saguão diurno da unidade e, os conseqüentes filhos ilegítimos são (filhos) não desejados, nascidos durante um momento de impulso. Mas, não os rejeitemos, guardemo-los. Por que não lhes dar uma chance de viver, e com eles, eu mesmo? Existe significado por trás das ereções do casamento ruim. A mulher *pensa* em outras coisas além do ato do casamento. Aqui está esse paradoxo".

A Inversão do Drama

Existe um drama dentro deste drama que o vira do avesso e inverte todas as suas características. A inversão do drama parece ter que vir de alguém de fora. Jack não pode ou não quer fazê-lo por si só. A inversão ocorre quando alguém o encoraja a deixar de tentar, a perder-se no vazio, ou soltar todos os pensamentos.

Sob as ordens de outra pessoa, ele o faz. Há dois tipos de experiências principais quando ele se solta e vagueia pelo vazio. Ambas parecem bastante normais. Na primeira, ele redescobre a sua própria sensualidade. No vazio, ele tem sentimentos sexuais; visualiza uma mulher sedutora, ou simplesmente experiencia prazeres sensuais menos ameaçadores. Tudo isso implica numa derrota, então ele luta para matar as sensações e apresentar um problema a si mesmo, para voltar à condição usual. Nessas experiências, ele parece redescobrir-se como sendo fisicamente real, durante um curto intervalo.

As outras experiências no vazio são ainda mais surpreendentes. Nelas, ele forma impressões daquilo que é. São impressões tais como: "Eu sou fraca água-viva" ou "Eu sou um covarde chorão com medo dos outros", ou "Eu faço esse jogo da doença mental porque não tenho coragem de fazer mais nada". Todos os comentários parecem ser objetivamente precisos. Ou seja, são aquilo que a maioria das pessoas diria se realmente o conhecessem. São exatamente o oposto de qualquer fingimento. Vão direto ao assunto e parecem ser revelações genuínas do que ele é. *Tudo que ocorre nesse vazio é o oposto da doença mental.*

O Jack comum, é todo ele fingimento social. No vazio se desfaz todo o fingimento. O Jack comum está sempre lutando para estar por cima. No vazio isso parece bobo. O Jack comum é efeminado. No vazio ele é surpreendentemente másculo. O Jack comum é melancólico. No vazio ele ri e perde os cuidados. O que emerge do vazio é o oposto do Jack esquizofrênico. A isso denominei sua mente normal, mas o Jack comum o rejeita. O comum é a sua luta constante para controlar a mente.

É impressionante que aquilo que parece ser o próprio âmago da patologia esquizofrênica, o branco, o vazio, o separar-se da existência, é em si a entrada para um vazio fértil que contém o seu lado normal. Por vazio fértil entendo o núcleo fértil de experiência que é revelado quando se está vazio. Este lado normal de Jack viveria em seu corpo, o apreciaria e refletiria mais do que outros lados seus. Ainda não sei como provocar uma inversão que vire isso de dentro para fora. A esta altura, o Jack usual não pensa muito a respeito do outro lado. Parece ser comum demais, uma derrota para toda sua elaborada estrutura. Então ele o evita.

Aspecto exterior — o Jack usual: Persista, mantenha uma boa fachada, aparente ser inteligente, encontre as fraquezas dos outros, supere a mente fraca que vagueia para ter o doce sabor de um momento de vitória, que é o controle da mente. Acima de tudo, reforce o eu como um espírito que domina o corpo e o mundo inteiro.

Aspecto intermediário — a mudança: Mas eu sou inundado pelo espaço em branco. Eu o odeio. Ele me arranca a vitória. Ele diz que eu sou só fachada.

Aspecto interior — o oculto: Não posso forçar a minha vontade através do espaço em branco. Preciso desistir da minha vontade. Quando isso acontece, sinto meu corpo e sinto eu mesmo. Sinto a minha futilidade, meu rosto rijo, meu estômago tem pavor e a masculinidade flui do meu órgão genital. Aqui estou vivo. Quero trabalhar, casar e fazer algo útil.

Conclusão

A maioria das descrições psiquiátricas parece assumir de partida, que certos aspectos da vida das pessoas (por exemplo, amor e agressão) são centrais; e ao se concentrarem neles, a própria tese parece ficar provada. Para mim, a beleza da descrição fenomenológica é que ela procura revelar um mundo de experiências tal como é. O que ocupa o lugar central na descrição é aquilo que é central para a pessoa que vive a vida. Pode-se fazer com que o próprio sujeito examine e apresente a descrição, pois afinal, é ele quem tem a última palavra. Jack modificou palavras aqui e ali e enfatizou alguns pontos. As suas correções foram incorporadas. Isto não é inteiramente justo neste caso, porque a própria coerência na descrição é maior do que a sua experiência de si mesmo.

Revelar o mundo da outra pessoa é por si só uma psicoterapia, porque, conforme juntos aprendemos, a própria experiência de Jack adquiriu mais significado, ordem e ramificações do que ele conhecia quando principiamos. Nos últimos seis meses a nossa concepção começou a se unificar sob o tema de ele ser um vagabundo viajando de carona num trem estadual, um fracasso semi-bêbado meditando no significado de tudo isso. O vagabundo combinava tanto o drama exterior da fraqueza moral quanto o homem interior, baseado na sensualidade. Mais tarde, ele se recuperou o suficiente para deixar o hospital e trabalhar como jardineiro numa instituição. Pela primeira vez em onze anos, viveu fora do hospital e trabalhou no seu primeiro emprego pago. Ainda é um indivíduo socialmente carente, que continua tomando uma baixa dose de estelazine. Mas o estudo do seu mundo trouxe ao menos uma recuperação social parcial.

Para mim, o aspecto mais curioso da sua existência é o modo como a sua patologia aparenta ser uma tentativa de manter uma superioridade sobre a sua própria experiência. Na sua experiência subjetiva ele precisa controlar todos os impulsos, de modo que quase toda experiência que surja espontaneamente já é suspeita e deve ser expulsa ou convertida em algo mais aceitável. Esta batalha interna em busca de uma posição de superioridade sobre si mesmo reflete-se externamente na sua marcada sensibilidade à inferioridade-superioridade em situações sociais. Qualquer coisa que seja contrária ao seu objetivo é eliminada ou evitada, inclusive a realidade. Nesse empenho para manter a superioridade ele está sempre no "já foi", tentando enfrentar evoluções espontâneas perigosas.

Todo o seu hipercontrole está cercado por um separar-se da existência, um espaço em branco e um perder-se. Porém, quando exploramos esse espaço em branco, quando nos rendemos e entramos nele, eis aqui o seu pensar mais normal e mais apoiado na realidade. No centro de patologia está escondida a normalidade. Como usar este centro, disso ainda não tenho certeza. Em casos menos sérios parece ser terapêutico o paciente abandonar o eu, entrar no vazio e descobrir o que ele realmente é. É como se a patologia que atormenta o esquizofrênico contivesse o seu verdadeiro eu. Não é de se admirar que ele não consiga se livrar dela. Mas ainda não sei como realizar a descida profunda até o coração da patologia. Pelo menos suspeito que a patologia nos mostra que não podemos nos afirmar contra nossa própria natureza.

São surpreendentes os paralelos com a descrição de Adler da esquizofrenia. Há a mesma luta em busca de uma meta impossível, com sua concomitante distância dos outros e da realidade. Superioridade e auto-estima são mantidas à custa do mundo dos outros e, até mesmo à custa do controle dentro do seu próprio e estreito mundo. Adler descreveu o estreitamento do espaço vital, o uso da fraqueza como uma arma para obter fins ocultos e o modo como Jack evita encarar situações, combatendo pseudo-problemas. A diferença principal e, praticamente a única que posso descobrir na descrição de Adler, é o achado bastante surpreendente de que ao dar lugar para o vazio invasor, Jack entra no seu eu normal.

Mas mesmo quanto a isso, Adler pelo menos deu uma pista quando aconselhava pacientes deprimidos a jamais fazerem algo de que não gostassem. Se eles replicassem que não havia nada que gostassem de fazer, então ele sugeria que fizessem na cama. Dessa maneira, tentava aliviar a tensão e a luta comum dos pacientes, indo assim "para a raiz de todo o problema."

Talvez dever-se-ia esperar que a patologia mostrasse alguém fugindo do seu self. E, oculto na patologia, está o próprio puxão de volta ao self. Se é preciso ser superior aos próprios impulsos, então deve-se esperar uma volta aos próprios impulsos. De certo modo, a esquizofrenia crônica é uma representação exagerada da vida comum e, no seu drama ela pode nos servir de advertência.

Certa vez, comentei com Jack que a sua existência me parecia uma representação consigo mesmo. Ele sorriu e respondeu depressa: "É isso mesmo. Eu saio como entrei. Sem perder nada e sem ganhar nada".

A PERSPECTIVA DE UMA VELHA MÃO

Wilson Van Dusen

A essência daquilo que Fritz Perls nos mostrou é que a desordem de uma pessoa tem lugar no presente e, qualquer maneira de fazer com que ela se manifeste iluminará tanto o terapeuta quanto o cliente. Fritz demonstrou habilmente vários meios de conseguir que as coisas se revelem. Outros terapeutas, mais ou menos imitaram o mestre nisso.

Como um velho, que receia ter trabalhado numa profissão que chega aos limites de um espetáculo mágico e vazio, de uma autodecepção, eu me preocupo em ir além daquilo que nos foi mostrado, de modo que um dia possamos ter orgulho semelhante ao do pedreiro quando diz: "Esse aí é o meu trabalho", um trabalho que é o testemunho silencioso de muitos anos de qualificação. No que diz respeito ao processo terapêutico, nós exultamos com demonstrações impressionantes, deixando de lado e esquecendo os fracassos. Eu chego a achar engraçado quando vejo um colega com uma fita gravada de uma sessão bem sucedida. Quanto terá ficado sem gravar?

Será que existem maneiras de ampliarmos as linhas mostradas em gestalt-terapia, de irmos além da imitação do mestre? Eu acredito que sim. Gestalt é basicamente um meio de ativar as sutilezas da vida e fazer com que elas se manifestem, de modo que a vida possa ser vista e compreendida mais claramente. A terapia é incrivelmente parecida com o trabalho de detetive que vemos na TV, onde os patifes se escondem e disfarçam a cada instante. Parece-me que 90% é descobrir *O Que Está Acontecendo*. Os 10% de *Mudar Este Modelo* ocorrem quase por si sós se os 90% forem bem feitos. Existem outras formas de iluminar *O Que Está Acontecendo*, além daquelas habilmente demonstradas por Fritz? Sim.

Depois de trabalhar com Fritz, em gestalt, passei alguns anos vivendo em comunidades do tipo Synamon, onde pessoas trabalhavam duro para desfazer estilos de vida com drogas. Trabalhando com clientes muito mais difíceis e desviados, freqüentemente essas pessoas eram muito mais rápidas que qualquer terapeuta. Por que? Principalmente porque viviam com seus "clientes" e possuiam pesado material de acusação. Um sabia o que o outro fazia nas circunstâncias mais íntimas e sutis. Mais ainda, usavam esse material de acusação de maneira muito inteligente. Não ficavam jogando as coisas na cara dos colegas a cada instante dentro da comunidade; guardavam o material e soltavam a bomba no momento mais efetivo, quando todo mundo estava sentado em volta. E tampouco tinham medo de usar a raiva, berros e exageros, durante esse momento terapêutico. Mantendo o paralelismo com um drama de televisão, seria o mesmo que apanhar o ladrão com a mão na gaveta, fechar a gaveta e prender a mão, enquanto se discute o comportamento dele.

Terapeutas que atendem clientes por uma ou duas horas, de vez em quando, estão em séria desvantagem. Será que qualquer um de nós, como cliente, não tenderia a vestir e exibir as nossas melhores racionalizações? Eu gostaria de ver algum método que consiga informação mais pesada e fatual sobre o cliente e, então, o confronte da maneira mais efetiva possível. Seria possível fazer um contrato com o cliente onde ficasse claro que nós gostaríamos de saber o máximo possível a respeito da vida real dele, antes de nos comprometermos com aquilo que vemos. Então passaríamos muito tempo com o cliente, jantaríamos com ele, com sua família e seus amigos, passearíamos com ele, ficaríamos metade de um dia observando seus pertences pessoais e entrevistaríamos antigas namoradas, colegas de trabalho, inimigos, etc. Poderíamos reunir muito mais informação de fora. Por exemplo, fiquei impressionado com o caso de um amigo inteligente que virou alcoólatra. Como todos os alcoólatras, ele contou ao terapeuta que bebia apenas seis doses por dia e achava que a esposa estava alarmada sem razão. Se o terapeuta conhecesse sua esposa, seus doze filhos, seus amigos, poderia ter agido com muito mais rigor quando esse esperto rapaz se dirigiu para a terapia. Como poderia ter sido mais efetiva a posição do terapeuta se ele tivesse sido capaz de saber pelo menos tanto quanto os outros sabiam! Esse homem muito verbal, inteligente, que disse restringir-se somente a seis doses por dia, vivia o tempo todo ébrio, em maior ou menor grau, era chamado de bêbado pelos seus filhos, atirou um machado contra a parede quando a esposa o confrontou com a sua bebedeira, manifestava uma dependência infantil em relação a ela, etc.

Suponha que o terapeuta tivesse aproveitado o fraco contato inicial para fazer um contrato no sentido de reunir mais informações e então, estando seguro do caso, tivesse convocado uma reunião geral da família para confrontar o cliente na presença de todos os que estavam intimamente relacionados com o seu comportamento. Poder-se-ia também chamar um policial para a possibilidade de uma ameaça real de violência. Pode-se figurar o poder de tal sessão. O terapeuta está fortemente armado com fatos de todos. Todos a quem seu comportamento diz respeito são envolvidos e arrastados para o drama.

O trunfo desse alcoólatra era a fúria que ele manifestava contra as coisas, simplesmente por implicância contra sua esposa e seus filhos. Ninguém era capaz de vencer esse trunfo, embora os filhos mais velhos tivessem se armado consideravelmente com cartas altas. A minha opinião é que, com cartas altas e um policial na porta, esse homem muito fraco teria abandonado o jogo. Senão, algumas pancadinhas na cabeça também teriam sido terapêuticas. E, então, novos contratos poderiam surgir. Para ele era algo muito grandioso ser *paterfamilias*, senhor da casa, embora secretamente os filhos o chamassem de bêbado e o evitassem. Um contrato poderia ser o seguinte, bastaria ele tomar um trago para não ser mais *paterfamilias*, e ninguém precisaria prestar atenção a ele enquanto não voltasse a estar sóbrio. Com treze auxiliares vitalmente interessados, poderiam surgir outros contratos úteis.

Eu vejo isto como uma simples extensão da gestaltterapia: tirar as coisas a limpo. Mas compare isto com a situação usual: Compare os bocadinhos de informação, mesmo numa sessão boa e a visita ao lar, as conversas com a família e amigos, a observação de coisas pessoais, etc. Compare as gotinhas de reação do terapeuta na sessão normal, com a apresentação de um verdadeiro caso diante do detetive, mostrando como o assassinato foi cometido e quem é o culpado. Compare a peleja usual, cliente versus terapeuta, com a luta cliente versus terapeuta, família e amigos. Compare a fraqueza dos arranhõezinhos usuais com isto. E mesmo que não haja nenhuma outra razão, o terapeuta precisa saber muito para agir com arrojo suficiente e útil. Eu vi isso quando Fritz, trabalhando com um colega meu, se saía com uma percepção exata do meu amigo, simplesmente para vê-la deixada de lado e desmentida por ele. Com muita certeza, Fritz e todos nós poderíamos ter agido com muito mais arrojo e entusiasmo.

Meu ponto é simplesmente que nos foi mostrado que a verdade pode ser levada a manifestar-se e revelar-se a nós. Ainda assim, o maior respeito a Fritz não seria uma imitação escravizante e sim, a procura de outras formas de fazer a verdade se manifestar. E, sendo um velho cético, eu nem mesmo fico totalmente impressionado quando o cliente chora e confessa tudo e me dá um louro de vitória para a minha coleção. A meta é o comportamento mudado e além do relato de mudança, feito pelo cliente, o que têm a dizer os filhos e outros a quem ele diz respeito? Certa vez trabalhei dois anos com um esquizofrênico que ensaiava cuidadosamente o que iria me dizer (relato neste livro sob o título de *A Fenomenologia de uma Existência Esquizofrênica*). Finalmente atingi o sujeito em duas sessões. Numa delas eu estava sob efeito de LSD e na outra tive curiosidade suficiente para olhar as coisas que estavam no bolso e no baú.

Meu ponto de vista é que devemos considerar qualquer caminho que nos ajude a descobrir a existência real do cliente. Ver o cliente num estado de consciência alterada é outro caminho, ou seja, estando bêbado, drogado, hipnotizado, meditando, etc. Eu trabalhei bastante tempo com mulheres num hospital, apenas para descobrir aspectos surpreendentemente claros e simples (não descobertos antes), dançando com elas. Durante muito tempo eu queria somente enquadrar a pessoa em sua patologia usual e, assim, retardava o processo. Por exemplo, a pessoa que quer deixar de fumar: acenda aqui, fume devagar, bem devagar; o que está acontecendo? Num hospital eu gostaria de dar a um alcoólatra uma consciência lenta e exigente a cada gole.

Num hospital de doentes mentais nós tínhamos muitos pacientes crônicos chamados "sentadores", porque isso era tudo que eles faziam. Eu quase nunca vi alguém conseguir qualquer coisa com essa gente, inclusive Fritz. A administração do hospital franziu o cenho com um experimento que eu gostaria de ter feito com eles. Suas vidas eram o símbolo da inutilidade dependente. Com paciente gentileza, eu gostaria de ter reestruturado o ambiente, de forma que sem trabalho não haveria comida. As coisas mais simples de serem feitas estariam à mão: esvazie o cinzeiro e ganhe a comida. Isso teria testado se o estômago deles era tão louco como eles próprios. Eu não os teria feito passar fome até morrer. A administração não tinha medo de mim, mas da reação do público. Era permissível restringir os pacientes a mil calorias diárias numa dieta, então me propus a trabalhar com "sentadores" gordos. Mas nem mesmo isso foi permitido. Era melhor ter milhares de "sentadores" desperdiçando séculos, do que enfrentar a reação pública, se é que haveria alguma.

Talvez, nós terapeutas, tenhamos tacitamente medo de nos confrontarmos conosco mesmos. Talvez o treinamento de terapeutas devesse incluir judô, t'ai chi, ou treinamento de sobrevivência numa floresta, que nos desse a capacidade de confrontar a vida e a morte antes de termos frágeis clientes. Eu posso ver um verdadeiro terapeuta quebrar cinco tábuas com um golpe de judô, antes de se voltar para delicadamente confrontar um novo cliente. É claro que isso é paradoxal. Aquele que tem força pode permitir-se ser gentil.

Embora eu tenha visto sessões impressionantes nas minhas mãos e nas mãos de outros, conservo-me relativamente pouco impressionado com a psicoterapia como um todo. Quanto mais se olha por trás das lágrimas impressionantes do momento, observando a vida total e as reações de outros envolvidos, menos a gente se impressiona. Embora Fritz tenha me mostrado pela primeira vez que aquilo que eu queria ver na verdade estava diante dos meus olhos, até mesmo Fritz fracassou com o meu cliente médio, o psicótico crônico. Eu sugeri, mas certamente não delimitei, formas que poderiam iluminar mais e assim melhorar vidas, de modo que um dia possamos ser tão úteis e seguros quanto os pedreiros.

DIZER ADEUS

Stephen A. Tobin

Acho que a maioria dos pacientes não consegue dizer adeus e finalizar um relacionamento que terminou em morte, divórcio, fim de um amor, ou de alguma outra forma. Esta reação de "persistência"* ocorre em relação a pessoas que fazem falta e que tiveram forte significado emocional para o paciente. O relacionamento poderia não estar preenchido pelo amor. De fato, a maioria de tais relacionamentos eram caracterizados por muita briga e ressentimento em vez de amor.

A reação de adaptação à perda de uma pessoa amada é um período de tristeza bastante longo, seguido por um interesse renovado em coisas e pessoas vivas. A reação de adaptação à perda de uma pessoa odiada seria supostamente alívio. A reação de "persistência" serve para inibir as emoções pela perda e manter a pessoa presente em fantasia.

Neste artigo discutirei as causas da reação de persistência, os efeitos sintomáticos na pessoa que persiste, as técnicas da gestalt-terapia que uso quando trabalho com pacientes para que digam adeus e uma amostra de tal trabalho.

Reimpresso de *Psychotherapy: Theory, Research and Practice*, Vol. 8, N.º 2, verão de 1971, págs. 150-155.

* Ranging-on no original.

Causas da Reação de Persistência

Uma causa da reação de persistência é a presença de muitos negócios inacabados entre as duas pessoas, muito antes de o relacionamento terminar. Por "negócio inacabado" entendo a inibição de uma emoção que foi experienciada uma ou mais vezes durante o relacionamento. Um exemplo simples seria o do empregado que sente raiva do seu patrão, mas por ter medo de ser despedido, decide não expressar seus sentimentos. Enquanto ele não expressar a sua raiva de alguma forma, continuará com a tensão física que resulta do impasse entre a excitação física da raiva e a força inibidora que suprime a emoção. Ele poderá tentar lidar com esta situação inacabada de forma indireta, por exemplo, tendo fantasias de dizer ao patrão algumas verdades, ou imaginar a morte dele num acidente, ou descontar na esposa e nos filhos quando voltar para casa. Não importa o que faça, ele está tenso e ansioso e com um sentimento incômodo de não ter feito algo que deveria fazer. Enquanto não achar alguma forma *direta* de finalizar a raiva com o patrão, ele será incapaz de relaxar ou envolver-se totalmente com qualquer pessoa ou em qualquer atividade. Além disso, o relacionamento com seu patrão será tenso.

Isto é uma situação menor que provavelmente não causaria muita dificuldade. A maioria das pessoas que atendo em terapia, têm acumuladas muitas situações inacabadas de grande intensidade emocional. Por exemplo, um homem, quando garoto era continuamente humilhado e tornado impotente pelo seu pai. Expressar raiva em relação ao pai, teria significado sua própria destruição. Hoje ele tenta constantemente finalizar esta situação, provocando figuras de autoridade para que o ataquem e, atacando-as de volta.

Os freudianos discutiram tal comportamento neurótico e criaram o termo "repetição compulsiva" para descrevê-lo. Entretanto, eles não lidaram com as mudanças físicas que ocorrem. Além disso, a terapia freudiana, com sua ênfase no pensar e nos seus infindáveis jogos de por que? — porque, reforça o persistir no passado, em vez de encorajar o livrar-se dele. O comportamentalismo, por outro lado, enquanto trabalha na eliminação das tendências a respostas obsoletas, não dá ao cliente armas que ele possa usar para impedir futuras reações de persistência.

Como as pessoas impedem a si mesmas de finalizar situações? Primeiro, a grande maioria de pessoas começa na infância a suprimir emoções dolorosas e irresistíveis; através do retesamento crônico de sua musculatura lisa e estriada e inibindo a respiração. Isto resulta num amortecimento parcial dos seus corpos e quando se tornam adultos sua consciência sensorial dos mesmos é limitada. Uma vez que todos os sentimentos estão localizados no corpo, eles não têm consciência de seus sentimentos. Esta falta de consciência torna-lhes impossível terminar uma situação emocional. Mesmo que se conscientizem de suas emoções, eles são capazes de reprimi-las; suas mentes lhes dizem que não devem ficar bravos, não devem expressar o amor, não devem sentir tristeza. Então, desligam as mensagens que seus corpos lhes mandam e a excitação emocional se transforma em dor física, tensão e ansiedade.

Um segundo modo pelo qual as pessoas se impedem de finalizar situações é colocando grande valor em alguns dos ganhos secundários que conseguem por persistir. Se o presente não é excitante ou se sentem incapazes de se envolverem com outras pessoas, elas podem aliviar sua solidão pensando em relacionamentos passados. Mesmo que se possa imaginar que estas situações passadas sejam agradáveis, na maioria das vezes elas são negativas. Por exemplo, persistir em ressentimentos possibilita sentir-se dona da razão ou ter autocompaixão que são formas caracterológicas de ser, que muitas pessoas estabelecem. O ressentimento também pode ser usado como desculpa para não se aproximar do objeto do nosso ressentimento.

Por exemplo, uma mulher num grupo de terapia falava constantemente sobre a mãe terrível que tinha tido. Quando qualquer pessoa falava da sua própria mãe, ela começava dramaticamente a contar as coisas "terríveis" que a mãe dela lhe havia feito. Quando lhe pedia para imaginar sua mãe na sala e que conversasse com ela, começava a culpar a mãe por arruinar a sua vida. Naturalmente, ela nunca confrontava a mãe diretamente com seu ressentimento; sua desculpa era que não queria feri-la e, "não adiantaria nada". Sua razão real para não confrontá-la era que ela realmente não acreditava possuir recursos para modificar sua existência e sua mãe servia como uma desculpa pronta para seus fracassos na vida. Outro ganho do seu jogo era que podia projetar todos os seus traços indesejáveis na mãe; quando eu lhe mostrei que ela se parecia muito com a sua descrição da mãe, começou a tremer e me implorou para não dizer isto, pois a odiava muito. Enquanto suas queixas ao grupo lhe propiciavam alguma expressão do ressentimento, para ela a situação ainda estava incompleta. Ela ainda tinha ressentimentos de ódio que apareciam até mesmo quando não estava falando da sua mãe, no seu tom de voz, na sua postura e seus gestos.

Julgar-se dono da verdade, é um benefício colateral predominante na persistência, comum nos pacientes que avaliam qualquer conflito entre si e os outros, em termos de certo-errado, bom-ruim. Eles pensam que a única forma de resolver um conflito é que uma das pessoas admita ser culpada, ruim ou estúpida. Uma vez que admitir estes juízos é algo humilhante e degradante, muitas pessoas persistem em seus ressentimentos, esperando que o outro veja a luz e se humilhe admitindo estar errado.

Então vemos que freqüentemente, antes que um relacionamento termine, há muitos negócios inacabados.

Os assuntos se tornam mais complicados quando uma pessoa se vai e o relacionamento acaba.

Persistência após o Término de um Relacionamento

Os negócios inacabados podem ocorrer entre pai e filho, entre cônjuges, entre amantes, entre amigos ou entre quaisquer duas pessoas que tiveram um relacionamento longo e intenso. Existem muitos negócios inacabados no relacionamento enquanto ele dura; quando ele termina — através da morte, divórcio, uma pessoa se afastando da outra, etc., o próprio relacionamento se torna inacabado. O indivíduo ainda carrega muitas emoções não-expressas acumuladas. Antigos ressentimentos, frustrações, dores e culpas e até mesmo amor e apreço não-expressos. A presença destas emoções não-expressas, dificulta acabar o relacionamento, simplesmente porque a outra pessoa não está mais presente para ouvi-las. Uma das formas que isso pode ser feito é a pessoa expressar em fantasia seus sentimentos em relação àquele que foi. Entretanto, eu acho que poucos pacientes meus fizeram isto. Há numerosas razões que os impediram. Antes de tudo, algumas das maneiras pelas quais as pessoas impedem a si mesmas de terminar coisas discutidas na seção anterior, também são usadas para impedirem-se de finalizar o relacionamento e dizer adeus. Muitos pacientes não estão conscientes do que sentiram no fim do relacionamento. Por exemplo, um jovem num Workshop, estava quase completamente inconsciente da intensa culpa e tristeza que sentia em relação a seu gato doente que ele precisou matar. As pessoas também obtêm ganhos secundários por não se soltarem.

A mulher que teme tentar novos relacionamentos com homens, pode usar a ligação com seu marido morto como desculpa, para não se envolver.

Muitos americanos simplesmente perderam a capacidade de se livrar de relacionamentos mortos por causa do medo de emoções intensas de qualquer tipo, particularmente quando alguém morre. O processo do luto, que é reconhecido como natural e necessário em outras partes do mundo, freqüentemente não ocorre nos Estados Unidos. As esposas dos Kennedys foram elogiadas por não terem manifestado emoções em público depois que seus maridos foram assassinados. Em contraste, a viúva de Tom Mboya, o político africano, foi mostrada numa revista nacional, tentando jogar-se no túmulo do marido.

Outro exemplo desta incapacidade de fazer o que é necessário para finalizar relacionamentos mortos, é o indivíduo que recebeu um "fora". Em vez de descarregar seus sentimentos de dor e raiva, ele é capaz de mantê-los para si de forma a não dar à pessoa que lhe deu o "fora", nenhuma "satisfação" por tê-lo rejeitado. A reação de adaptação ao divórcio seria cada pessoa expressar os sentimentos que ainda tivesse, que cada um seguisse seu caminho, mas em vez disso, a maioria das pessoas divorciadas continuam a persistir num tipo de guerrilha, particularmente onde há disposições legais referentes à pensão e acordo relativo às crianças.

Outra razão para a incapacidade que meus pacientes têm de dizer adeus é a sua falta de disposição para experienciar a dor que sentiriam se se soltassem. Provavelmente, como uma reação ao Puritanismo Americano que ensinava às pessoas que a vida não envolvia nada a não ser dor, tornamo-nos uma nação de pessoas que acreditam ser errado sentir qualquer dor. A maioria das pessoas, assim que se sente ansiosa, toma tranqüilizantes ou fuma maconha; assim que entram em conflito com outros, tentam pôr fim aos conflitos o mais depressa possível, ou evitando os outros ou tentando subjugá-los, manipulá-los e "ganhar". Em vez de se libertarem de relacionamentos mortos, a maioria das pessoas evita seu vazio e solidão "mantendo-se ocupada"; encontrando um novo relacionamento o mais depressa possível, ou fingindo que a pessoa morta ainda está por aí.

Finalmente, a maioria das pessoas evita dizer adeus porque sente que soltar-se, particularmente dos mortos, é uma desonra para eles. A maioria dos meus pacientes não acredita numa vida posterior e, muitas vezes, sentem que o único tipo de imortalidade possível é ser relembrado pelos vivos. Não percebem que se realmente tiveram um relacionamento significativo com a pessoa quando ela ainda estava aí, se tivessem realmente dito, teriam se enriquecido continuamente e se modificado através do relacionamento. A pessoa perdida teria então se tornado realmente parte daquele que ficou e viveria de forma muito mais significativa — como parte do ser daquela pessoa — em vez de ser um tumor introjetado de matéria morta que fica entre a pessoa e seu mundo.

Resultados da Persistência

Sintomas físicos podem ser resultados de persistência. Alguns pacientes identificam partes de seus corpos como representativos de pessoas que se foram. Duas mulheres que atendi em terapia, mantinham suas mães presentes sob a forma de úlceras. Outro exemplo é uma jovem com quem trabalhei num Workshop de fim-de-semana, que tinha as mãos cronicamente frias e mantinha uma desdenhosa atitude de distanciamento em relação aos outros e literalmente não os tocava. Sua mãe havia morrido quando ela possuía três anos de idade e durante nosso trabalho conjunto, ela tomou consciência de que suas mãos frias eram elos com sua mãe morta, fria e que também simbolizavam sua mãe. Quando ela foi capaz de dizer adeus à sua mãe, suas mãos subitamente se aqueceram e ela pôde ter contatos significativos com os outros pela primeira vez na vida.

Outras pessoas identificam seus seres integrais com pessoas mortas e parecem fantasmas ambulantes: suas vozes e rostos não têm expressão, seus movimentos são controlados e mecânicos e elas relatam que se sentem fisicamente dormentes.

Em segundo lugar, aqueles que se recusaram a dizer adeus, normalmente exibem sintomas emocionais. Por exemplo, aqueles que se identificaram com pessoas mortas estão emocionalmente mortos. Não me refiro a pessoas deprimidas; estas pessoas não sentem depressão nem qualquer outra coisa. Todavia, há também muitas pessoas, que por não completarem o processo de luto, tornam-se cronicamente deprimidas de forma atenuada. Elas ficam melancólicas, apáticas e têm pouco interesse real na vida. Estiveram deprimidas por um período tão longo que freqüentemente chegam a não ter consciência de sua depressão.

Outro resultado emocional comum da reação de persistência é a atitude de lamuria e de autocompaixão em relação a si próprio; é uma atitude de culpar e de se queixar da pessoa que se foi. O lamuriento muitas vezes vê a pessoa perdida como uma desculpa para suas inadequações: "Se meu pai tivesse gostado um pouco mais de mim, agora minha vida não seria essa porcaria". O oposto do queixoso é a pessoa que culpa a si mesma em vez da pessoa morta e se sente culpada: "Se eu tivesse sido mais legal com meu pai antes de ele morrer, ele teria sido mais feliz e eu estaria melhor agora. Agora não tem mais jeito".

O terceiro sintoma é a inabilidade de formar relações próximas. Aquele que está continuamente fantasiando sobre o passado ou tendo relacionamentos com pessoas que já se foram, têm pouco tempo para as pessoas que ainda estão aí. Ele não vê, não ouve e não sente no presente. Descobri que quanto mais uma pessoa é capaz de finalizar coisas num relacionamento, mais autêntica ela é. O que acontece, entretanto, no mais íntimo dos relacionamentos, é que depois de algum tempo, há tantos ressentimentos e desapontamentos não-expressos, que as pessoas cessam de realmente se verem, se ouvirem ou se sentirem *no presente*. Pelo contrário, as pessoas que sabem dizer "adeus" quando se separam temporariamente, são mais capazes de se envolver totalmente de forma nova, significativa e realista quando se encontram de novo. Portanto, num sentido muito importante, dizer adeus para os pais mortos ou para o cônjuge divorciado, é um processo idêntico a expressar os sentimentos a uma pessoa e soltar-se dela durante uma ausência temporária.

Trabalhando Pacientes para Dizerem Adeus

O primeiro passo para auxiliar o paciente que está persistindo a dizer adeus, é conscientizá-lo da persistência e, de como ele a usa. Normalmente algo que o paciente diz ou faz na terapia individual ou grupal me faz suspeitar que ele está em conflito com algum negócio inacabado. Às vezes é um sonho em que a pessoa morta aparece, às vezes um gesto. Por exemplo, alguns pacientes olhavam para cima quando falavam e descobri que estavam olhando para o "céu". Algumas vezes o paciente aparece tão sem vida que tenho um pressentimento que se identificou com uma pessoa morta.

Daí pergunto ao paciente se ele tem algum negócio inacabado com alguém que se foi e se a resposta for afirmativa, pergunto-lhe se quer dizer adeus.

A maioria dos pacientes, neste ponto, dirá que quer mas, se afirmarem abertamente que não querem se soltar, trabalharei com eles o suficiente para conscientizá-los de suas objeções a dizer adeus. Se depois de descobrirem suas objeções ainda insistirem que não querem se soltar e que não têm conflito em relação a isto, eu paro neste ponto. Se um paciente deseja trabalhar no dizer adeus, então prossigo com a etapa seguinte.

Trabalhando Através do Negócio Inacabado

O segundo passo é: pego uma cadeira vazia, coloco na frente de um paciente e peço-lhe para imaginar a pessoa morta sentada nela. Em seguida pergunto-lhe o que experiencia quando imagina a pessoa morta ali.

Qualquer que seja a emoção ou pensamento expresso, peço ao paciente para dizê-lo diretamente à pessoa morta. Freqüentemente os pacientes experienciam ressentimentos por não terem sido "amados suficientemente" ou culpa por não terem sido mais bondosos com a pessoa morta antes dela morrer. Depois de dito o que quis, peço-lhe para trocar de cadeira e tornar-se a pessoa morta. Freqüentemente, o paciente dirá algo espontaneamente; se ele não o fizer, pergunto-lhe novamente o que está experienciando, desta vez sendo a pessoa morta. Quando ele responde peço-lhe que diga para si próprio sentado na outra cadeira. O morto como foi imaginado pelo cliente pode sentir raiva pela falta de bondade do paciente em relação à sua pessoa. O morto pode ficar na defensiva com o ressentimento expresso pelo paciente e dar desculpas pela falta de amor. Depois da pessoa morta ter dito o que tinha a dizer, peço ao paciente para voltar ao seu lugar na primeira cadeira e responder à pessoa da sua fantasia. Quando o paciente entra completamente nos dois papéis, digo-lhe que mude de lugar sempre que julgar que a troca de papéis o exige.

Em quase todos os casos há emoções expressas: raiva, dor, ressentimento, amor, etc. Quando o paciente parece não ter mais negócios inacabados, pergunto-lhe se está pronto para dizer adeus. Freqüentemente, os pacientes dizem que estão prontos mas não são capazes de fazê-lo quando lhes peço para que digam diretamente ao objeto de amor que foi imaginado. Outras vezes, o adeus não soa convincente. Em qualquer caso, eu os ajudo a tomar consciência de que não estão prontos para se livrarem da pessoa morta ou por medo, de não encontrar uma pessoa viva com quem se relacionar, ou por ter mais negócios inacabados. Eu não forço ou encorajo o paciente enquanto ele está disposto a assumir a responsabilidade pela sua persistência. No entanto, se o paciente está pronto para terminar o relacionamento, normalmente há alguma explosão de emoção. Normal mente o paciente completa o processo de luto e chora; ocasionalmente, entretanto, a emoção é de grande alívio e alegria pelo peso morto que foi eliminado. Quando este tipo de trabalho ocorre num grupo, tende a ser uma experiência emocionante para mim e para todas as outras pessoas presentes. Tipicamente, sentimentos de maior proximidade grupal, calor e um tipo de amor religioso profundo pela vida, são expressas por todas as pessoas que participam como observadores deste trabalho. Não fiz nenhum estudo sistemático dos efeitos posteriores, mas a minha impressão é que os resultados são duradouros: pouco ou nenhum pensar sobre a pessoa morta, um sentimento de maior energia e um interesse maior na vida e em outras pessoas.

Exemplo Clínico

O que se segue é uma recriação de um trabalho que fiz num Workshop de fim-de-semana com uma mulher com a qual não tinha tido nenhum contato anterior. A mulher, que chamarei de "Sra. R", era uma dona de casa, casada, com cerca de 35 anos. Ela falava de forma muito mecânica que soava como uma criança recitando um poema, que tinha sido forçada a decorar mas que não entendia. No seu relacionamento com o marido e os filhos fazia o papel do mártir masoquista, controlando-os e mostrando o quanto a faziam "sofrer". Nosso trabalho para que ela dissesse adeus à sua mãe morta começou durante um sonho no qual sua mãe apareceu. Enquanto trabalhávamos no sonho, sua voz e seu procedimento subitamente se modificavam; ela começou a chorar e parecia queixosa e lamuriante. Perguntei-lhe se tinha algum negócio inacabado com sua mãe e ela disse:

Sra. R: Bem... se ela tivesse me amado, as coisas seriam diferentes. Mas ela não e... e eu nunca tive um amor materno real. (chorando)

S: (Steve Tobin): Ponha sua mãe nessa cadeira e diga isto para ela.

Sra. R: Se ela tivesse cuidado de mim hoje eu estaria muito melhor.

S: Quero que você diga isto para ela, não para mim. Você consegue imaginá-la sentada aí na sua frente?

Sra. R: Sim, eu vejo como era quando ainda estava viva. Mãe, se você tivesse me amado. Por que você não podia dizer que me amava? Porque você sempre me criticava? (quase um gemido; mais lágrimas)

S: Agora troque de cadeira e seja sua mãe (Ela passa para outra cadeira e não diz nada)

S: O que você experiencia sendo sua mãe?

Sra. R: Eu-eu-eu não sei... eu não sei o que ela diria.

S: Naturalmente você não sabe. Ela não está mais aqui. Você está sendo a parte de você que é a sua mãe. Diga somente o que você experiencia aí.

Sra. R: Ah, sim. Bem, não sei o que dizer para ela.

S: Diga isto para ela.

Sra. R M (Sra. R como mãe) Não sei o que lhe dizer. Eu *nunca* soube o que lhe dizer. Eu realmente, amei você, você sabe disto. Olhe para todas as coisas que fiz para você e você nunca apreciou isto (a voz parece defensiva e queixosa)

S: Agora volte a trocar e responda sendo você mesma.

Sra. R P (sra. R, ela própria): Me amou! Tudo o que você fez, foi me criticar. Nada que eu fizesse era bastante bom; (a voz começando a soar mais queixosa). Quando eu casei com J. você não aprovou, você sempre vinha e me dizia o que eu estava fazendo de errado com as crianças. Oh, você nunca vinha e falava diretamente, mas sempre dava indiretas "agora, querida, não seria uma boa idéia colocar outro cobertor sobre o bebê". Você tornou a minha vida *miserável;* eu estava sempre preocupada com suas críticas. E agora estou tendo todos estes problemas com o J. (interrompe e começa a chorar).

S: Você ouviu a sua voz?

Sra. R P: Sim.

S: O que você ouviu nela?

Sra. R P: Bem, eu acho, ela soava como uma queixa, como se tivesse pe-bem como se eu estivesse com raiva.

S: Você soava mais como se estivesse sentindo pena de si própria. Tente isto, para ver se serve: diga à sua mãe: Olhe o que você fez para mim. É tudo sua culpa.

Sra. R P: Veja o que você fez. É tudo sua culpa.

S: Agora troque de lugar sempre que trocar de papel.

Sra. R M: Vamos lá, pare de me culpar por tudo. Você está sempre se queixando de algo. Se você tivesse sido melhor — se você tivesse sido uma filha *decente* eu não teria que criticá-la tanto.

Sra. R P: Oh, oh Droga. (em meio à respiração) (Ela está balançando ligeiramente sua perna direita)

S: Observe sua perna.

Sra. R P: Eu estou balançando com mais força.

Sra. R P: (balança a perna com mais força, começa a parecer um chute)

S: Você pode se imaginar fazendo isto para sua mãe?

Sra. R P: Não, mas eu-eu estou me sentindo com raiva dela.

S: Diga isto a ela.

Sra. R P: Eu me sinto com raiva de você. Eu odeio você;

S: Diga isto mais alto.

Sra. R P: Eu odeio você; (o volume está mais alto, mas ainda há controle.)

S: Mais alto;

Sra. RP: EU ODEIO VOCÊ SUA PUTA MALDITA. (ela estica sua perna e chuta a cadeira)

S: Agora troque de novo.

Sra. RM: (voz mais fraca agora) Eu-eu acho que não lhe mostrei muito amor. Eu, realmente senti, mas estava triste e amargurada. Você soube de tudo que tive que passar com seu pai e com seu irmão. Você era a única com quem eu podia falar. Desculpe... queria que você fosse feliz... queria tanto para você.

Sra. R P: Claro que você queria... Eu sei que você realmente me amava, mãe eu sei que você era infeliz (agora a voz muito mais suave, mas soando real, não queixosa ou mecânica). Eu também fiz algumas coisas ru-erradas. Estava sempre tentando tirá-la das minhas costas.

Sra. R M: Sim, você também foi bastante sarcástica comigo. E isto me machuca.

Sra. R P: Eu gostaria que você tivesse me dito. Eu não pensei que você estivesse ferida.

Sra. R M: Bem, agora está tudo acabado.

Sra. R P: Sim. Acho que não tem sentido culpá-la, você não está mais por aqui.

S: Você pode perdoar sua mãe agora?

Sra. R P: Mãe, eu perdôo você... realmente perdôoo. (Começa a chorar, mas não da forma lamurienta de antes. Parece genuinamente triste e chora por alguns minutos.)

S: Agora troque de novo.

Sra. R M: Eu também perdôoo você querida. Agora você precisa continuar. Não pode ficar me culpando para sempre. Fiz meus erros mas você tem sua própria família e está se saindo bem.

S: Você se sente pronta para dizer adeus agora?

Sra. R P: Sim, eu-eu acho que sim (começa a soluçar) Adeus, mãe, adeus (interrompe, chora por alguns minutos)

S: O que você experiencia agora?

Sra. R: Eu me sinto melhor. Eu me sinto... acho que aliviada, como se um peso tivesse caido das minhas costas. Eu me sinto calma.

S: Agora que você disse adeus a ela, a esta pessoa morta, você pode dar uma volta e dizer olá às pessoas vivas aqui do grupo?

Sra. R: Sim, eu gostaria de fazer isto.

(Ela anda pela sala, cumprimenta pessoas, toca algumas pessoas e abraça outras. Muitas no grupo estão com lágrimas nos olhos. Quando ela chega ao seu marido, começa a chorar de novo e diz que o ama e eles se abraçam.)

TOTALIDADE E AUTO-SUSTENTAÇÃO

Stephen A. Tobin

"O tempo terminou" eu disse. Jim hesitou por um momento e depois se levantou, lentamente. Eu também me levantei. Em vez de se dirigir para a porta, Jim olhou para mim. Então sorriu, veio em minha direção e me abraçou desajeitadamente. Ele então se afastou e disse: "estive pensando em ir para o Colorado por algum tempo". Olhou-me de forma inquiridora e eu me senti desconfortável. Imaginei que ele estivesse esperando eu dar a minha opinião sobre sua ida a Colorado. "Você está me perguntando se eu acho que você deve ir?"

"Sim, acho que sim."

"Jim, não me importa se você vai ao Colorado ou não."

"Sim, bem... sabe, eu não sei se realmente quero ir a Colorado. Tenho mais vontade de ir à praia agora." Outro olhar inquiridor.

"Também não me importa se você vai à praia".

Agora, um olhar desapontado. Ele se afastou, disse que tinha que ir embora. Mas ainda não havia terminado.

Partes deste artigo apareceram como "Self-Support Wholeness and Gestalt-Therapy" em *Voices, the Art and Science of Psychoterapy*, Vol. 5, N.º 4, inverno e verão de 1970, págs. 5-12.

"Sabe, decidi parar de ficar por aí sem fazer nada. Estive pensando em voltar para a faculdade, talvez medicina."

"Olhe Jim, realmente não me importa o que você vai fazer; para mim não faz diferença se você vai ao Colorado, à faculdade de medicina ou à Disneylandia. Você ainda está querendo que eu aprove suas decisões, que apóie."

"Sim, sim, você está certo", interrompeu. "Bem, acho que vou andando." Novamente dirige-se à porta. "Oh, detesto lhe pedir, mas estou duro, não tenho bastante gasolina para chegar em casa. Você poderia me emprestar um dólar?"

Este diálogo ocorreu numa sessão recente com um jovem que estou atendendo em terapia de grupo e, às vezes, em sessões individuais há aproximadamente um ano. Ele já tinha feito bastante terapia antes de vir a mim, mais ou menos dez anos de análise e de terapia de orientação analítica. Apesar de toda a percepção que obteve, ele ainda se vê como "doente" e leva uma existência caótica e não gratificante.

Em vez de tomar suas próprias decisões e de apoiar-se a si mesmo, emocionalmente, ele tenta continuamente manipular os outros para assumirem a responsabilidade por sua vida.

Embora os analistas pudessem ver o caso como exemplo convincente de conflitos edipianos não resolvidos, tal explicação é irrelevante para os problemas maiores de Jim, que são existenciais. Subjacentes a esta necessidade contínua de apoio por parte dos outros, encontram-se sentimentos de ser incompleto, inadequado e de estar dividido em muitos pedaços.

Acredito que esta busca desesperada que vemos, procurando fora de si mesmo gratificações que elevem a auto-estima, é o sintoma principal da nossa cultura.

Ele afeta tanto as pessoas bem sucedidas e "normais", quanto as fracassadas e os "doentes mentais." Acredito que o sentimento básico de inutilidade encontrado na maioria das pessoas em muitas ocasiões, é a força motivadora subjacente à busca do poder pelo político, às práticas desonestas dos homens de negócios, do ódio do militante negro contra os "branquelas" e às tentativas dos beneficiados pela assistência-social para bular um "establishment" humilhante e infantilizante.

Conforme Fritz Perls ressaltou, qualquer sistema de terapia, que não permita ao paciente validar-se como ser humano, é incompleto. O objetivo deste artigo é discutir certas características deste problema ubíquo de nossa época. O estado emocional da pessoa que precisa manipular os outros para sentir-se autenticada pode ser melhor descrito como um sentimento de ser incompleto, quando eu próprio sou incapaz de dar apoio à minha auto-estima, sinto-me vazio, inútil, tenso e vagamente insatisfeito. Estou parcialmente inconsciente do que se passa à minha volta e tenho pensamentos vagos e soltos sobre coisas que "deveria fazer". Sinto que está faltando algo e que preciso procurar fora de mim. No passado tentei me preencher com objetos materiais, com elogios dos outros ou com um trabalho que me trouxesse prestígio ou poder. Entretanto, mesmo atividades maiores só me faziam sentir importante por muito pouco tempo e depois, normalmente eu ficava deprimido. Este padrão que observei na minha própria vida, me foi relatado por muitas outras pessoas. Por exemplo, um médico que conheço, imaginava que se sentiria completo quando fosse bem sucedido em sua prática. Depois de 11 anos de faculdade e treinamento médico especializado e outros 4 anos para formar sua clientela, ele tinha atingido seu sonho. Ele tinha chegado, mas, como você já deve ter adivinhado, esta realização o fez sentir-se vazio e desesperado.

Uma paciente minha de 65 anos, veio a mim depois de 15 anos de terapia analítica. Ela havia persistido nos relacionamentos insatisfatórios com seu terapeuta e com seu marido, porque sentia-se basicamente inútil e vazia e acreditava que algum dia eles lhe dariam o que tinham anteriormente negado. Ela imaginava que então estaria completa e inteira. Quando falei com seu ex-terapeuta, tomei conhecimento da parte dele nesse relacionamento neurótico: na sua descrição técnica do "caso", manifestou o seu pessimismo e, a opinião de que ela nunca conseguiria manter-se sobre seus próprios pés.

Jim, o paciente que descrevi antes, tem mais sorte que o médico e a paciente idosa porque está lidando com seu problema existencial enquanto ainda é jovem. Se ele fosse suficientemente infeliz para estar "bem ajustado" à nossa sociedade psicótica, provavelmente teria iniciado o mesmo caminho que o médico, para alguns anos depois, perceber que o que estava procurando o tempo todo era algo que somente ele mesmo podia se dar. O oposto de incompleto é o estado no qual o indivíduo sente-se completo em si próprio e funciona de forma integrada. Comportamentalmente, a integridade é um estado em que o organismo funciona de maneira congruente. Plantas e animais normalmente são completos em si próprios; mesmo quando estão em conflito com o mundo externo, geralmente funcionam por si próprios, da maneira que mais lhes interesse.

Um recém-nascido é um ser total, emocional e fisiologicamente. Quando um bebê experiencia dor, seu corpo inteiro se movimenta de forma indiferenciada. Se está alegre, ele ri com todo seu ser; no entanto, quando o bebê cresce, começa a se tornar mais diferenciado; sua amplitude de emoções cresce e ele pode realizar atividades físicas e intelectuais mais variadas. Ele aprende a mover um membro por vez, a diferenciar a tristeza da raiva, a distinguir entre passado, presente e futuro. É esta tremenda diferenciação que torna o homem tão adaptável. Muitas vezes, entretanto, esta diferenciação se desenvolve sem integração e com ela aparece a maior praga e também seu maior benefício: ele se torna dividido; e na nossa cultura, em vez de viver para si próprio, ele logo se volta contra si mesmo.

Em vez de usar suas habilidades para conseguir o que quer do meio em que vive, ele se tortura e se dilacera com seus desejos, ordens e "deverias" opressores.

A divisão mais destrutiva no homem ocidental é criada durante a infância, entre o controlador e controlado, ou na linguagem da Gestalt-Terapia, entre o dominador e o dominado (topdog e underdog). O dominador é (topdog) "dono dos deverias", ou a consciência que está constantemente xingando, acusando, ameaçando e fazendo promessas de recompensas que nunca são cumpridas. Por exemplo, meu dominador disse-me que eu poderia relaxar e não fazer nada por algum tempo depois que terminasse meu último artigo. Todavia, logo que terminei, ele disse: "Você está indo muito bem agora; por que não começa logo outro artigo"?

Enquanto o dominador é conhecido pela maioria das pessoas, estas têm relativamente pouca consciência das táticas e estilos da outra parte da divisão, o dominado (underdog). O dominado é a parte rebelde e esquiva que tenta disfarçadamente derrotar o dominador, bancando o impotente, arranjando desculpas, ignorando o dominador, etc. Meu dominado não disse ao dominador. "Vá para o inferno, eu não vou escrever mais agora". Ele disse: "Não posso escrever mais agora, estou cansado demais. Amanhã eu escrevo." Como é normalmente o caso, meu dominado venceu, embora disfarçadamente; acabei meu último artigo há um ano e meio atrás.

Este tipo de divisão é algo que encontrei em todos os clientes que atendi. É tão predominante que a maioria dos filósofos, teólogos e outros acadêmicos cometeram o erro de acreditar que é necessário e inevitável. A Bíblia, por exemplo, coloca grande ênfase no pecado original do homem, e na necessidade de continuamente tentar controlar e expiar seus pecados, de modo a poder atingir a salvação. Freud acreditava que há um conflito inevitável entre as necessidades individuais e a sociedade (refletidas nos conflitos Id-Ego-Superego) conflito este que exige que o homem exerça os maiores esforços para controlar e apaziguar. Até filósofos existenciais como Sartre, parecem acreditar que há no homem uma divisão inerente que faz com que o único recurso seja uma busca infindável e sem esperanças, por um ser que ele jamais consegue atingir. O que Sartre não percebe é que a falta de esperança é meramente o outro lado da moeda da esperança e que ambas estão voltadas para o futuro e para uma intelectualização da vida.

Em contraste com a idéia ocidental da inevitabilidade do estar dividido, as filosofias e religiões orientais dizem que o homem pode atingir a totalidade. Um dos objetivos principais da meditação no Zen-Budismo é atingir a totalidade, tanto dentro de si mesmo como entre si e o resto do universo.

Eu também creio que o homem pode alcançar a totalidade. Não acredito que muitas pessoas alcancem um estado contínuo de totalidade dentro de si próprios, mas acho que é possível todas as pessoas conseguirem isto de momento em momento. De fato, penso que atingir a totalidade, a harmonia interna do corpo, mente e espírito, pode ser a tarefa mais importante do homem.

Neste ponto, quero dizer como eu experiencio a totalidade nas raras ocasiões em que consigo. Tenho consciência sensorial do presente; eu vejo, ouço, cheiro, toco e sinto sem a intromissão de pensamentos. Só uso o pensamento quando experiencio um conflito e tenho como objetivo considerar várias alternativas para resolvê-lo. Sei quando encontrei a melhor solução: Meu sentido de totalidade reaparece.

Tenho consciência de que, como Steve Tobin, estou sozinho no universo. Não sou solitário mas percebo a inevitabilidade de minha morte de uma forma muito mais profunda do que quando estou me sentindo incompleto. (De fato, eu diria que não acredito realmente que vou morrer quando estou me sentindo dividido, mesmo que o "saiba" intelectualmente). Percebo que ninguém, mais do que eu mesmo, sabe o que é certo para mim.

Também percebo que não necessito de poder, prestígio, amor, ou muito dinheiro; estas coisas não me farão sentir mais digno como pessoa. Paradoxalmente, tenho um sentido de comunhão, de fazer parte do universo inteiro. Uma vez que não estou me observando, não tenho um sentido de "eu" separado do universo. Tenho um sentido de unidade do universo e não me vejo nem mais nem menos importante que qualquer outra parte dele. Esta ausência de sensação de si mesmo contradiz o sentimento de estar só, que descrevi no parágrafo anterior, mas eu não experiencio nenhuma contradição quando me sinto inteiro. Para mim, a liberdade é uma parte muito importante da experiência. Eu percebo que tive inúmeros laços invisíveis e escravizantes, entre eu e os outros que dissolvi pelo menos por enquanto. Também sou livre no sentido de que sei que posso tomar minhas próprias decisões, que não estou preso ao passado, às expectativas do futuro ou a qualquer outra pessoa.

Também me sinto muito vivo e estou em contato com todas as minhas emoções. Algumas vezes elas são dolorosas, outras vezes são alegres, mas quaisquer que sejam, não tenho necessidade de evitá-las. A experiência de "prazer" não é importante para mim e fico chateado quando alguém tenta atenuar meus sentimentos dolorosos consolando-me.

Finalmente, o mais importante, é quando descubro que posso realmente me envolver com pessoas de uma forma não defensiva. Uma vez que não preciso nada deles, posso me arriscar a pedir diretamente o que quero, mesmo que a recusa possa ser desagradável. Sinto que realmente posso ver as pessoas, em vez de avistá-las somente como inimigos ou amigos em potencial. Sob muitos aspectos sou uma pessoa pessimista. Não tenho muita esperança em relação ao homem em geral; temo que venhamos a nos explodir, poluir ou morrer por causa da superpopulação do planeta. Contudo, no que se refere a indivíduos, ou seja, meus pacientes, tenho bastante fé e confiança neles. Minha confiança é que, se assumirem uma posição em relação ao que estão fazendo, seja o que for e, se o fizerem de maneira completa, aberta e direta, farão as "coisas certas" para si e para os outros; estarão mais vivos e inteiros. Eu confio no modo de ser natural da pessoa, nos seus impulsos, nos seus sentimentos e nos seus sentidos, mas não confio nos seus julgamentos e nas suas teorias sobre si próprios, sobre a vida e sobre as outras pessoas. Creio que se fizerem o que querem fazer, então farão o que lhes serve e o que os faz crescer. Não confio nelas se fizerem o que pensam que "devem" fazer.

Como é que eu e o paciente sabemos quando algo lhe serve? Para responder, direi primeiramente como a maioria das pessoas se impede de descobrir o que é certo para elas. Uma das maneiras é basear suas decisões em regras e padrões morais, por exemplo, decidindo reprimir a raiva em relação aos outros porque "isto não é legal" e não chorar, porque "isto é fraqueza", etc. Outra forma artificial que as pessoas usam para tomar suas decisões é a racionalidade. Por exemplo, um paciente tentou decidir se casava ou não com uma garota, escrevendo uma lista de suas virtudes e comparando-a com uma lista de seus vícios. Em contraste, a forma natural de tomar decisões é baseá-las no ser total, na lógica e sentimento e moralidade e nos sentidos da pessoa. Por exemplo, decidi me divorciar de minha primeira esposa depois que meu braço esquerdo, que eu estava sentindo amortecido e sem vida por vários dias, reviveu quando pensei em divorciar-me dela. Usei minha mente para pensar em várias alternativas e meu corpo me disse o que era certo para mim. Uma atitude comum, doentia e aceita pela maioria das pessoas em nossa cultura é que a vida deve ser vivida para alguma coisa. A maioria das pessoas não vive·por viver; continuamente fazem coisas para objetivos futuros, para o sucesso material, intelectual ou espiritual; para a posteridade; para a aposentadoria; ou mesmo para o progresso do homem em geral. A natureza é encarada pelas pessoas como algo a ser usado e conquistado; da mesma forma que seu próprio ser, encaram seus sentimentos e seus corpos e seus sentidos como menos importantes que as fantasias e idéias da sua cabeça. Assumem que devem ser divididas, controladas e menos vivas se desejarem existir na nossa sociedade. Uma vez que as pessoas que praticam a psicoterapia são parte de nossa cultura, geralmente aceitam estas atitudes culturais em relação à vida, ao homem e à natureza. Freud achava que havia um conflito inevitável entre as exigências do id (que ele concebeu como completamente amoral, alógico e irrealisticamente voltado para a gratificação imediata) e a existência da sociedade. Ele achava que para a sociedade continuar funcionando de maneira relativamente tranqüila, certas defesas do ego são absolutamente necessárias. A maioria dos pacientes e terapeutas, implicitamente concorda com suas afirmações filosóficas sobre a vida, a natureza e o homem. De certo modo, eles reforçam a crença de cada um e restringem a terapia. O resultado é que o paciente não cresce em direções que poderia crescer.

Não creio que o objetivo do homem deva ser o de viver para coisas tal como um bem futuro, um emprego, uma causa, ou por qualquer alguma outra coisa. Eu realmente não tenho nenhuma obrigação em relação aos objetivos da vida. Porém, tenho preferências, e a minha preferência pelos meus pacientes, é que eles aprendam como estar vivos, conscientes e livres tanto quanto possível.

Estou certo que muitos terapeutas concordariam abstratamente com esta preferência. Acho, entretanto, que muitos concordariam com certas escolhas específicas que eu sugeriria que os pacientes fizessem. Por exemplo, acredito que sacrificar o presente por algo bom, alguma coisa incerta no futuro, é morte e é a escolha para a maioria das pessoas. Acho que abusar do próprio corpo para obter algum ganho financeiro, por exemplo, fazer terapia 60 horas por semana para ganhar muito dinheiro é uma escolha neurótica e assassina. Acho que simplesmente suportar uma dificuldade atual porque isto permitirá chegar ao céu mais facilmente é uma escolha assassina. Não quero dizer que acho que as pessoas devam fazer impulsivamente o que lhes der na veneta, ou que nunca devam fazer algo difícil. Acredito, entretanto, que em qualquer situação conflituosa, há opções que levam a u'a morte maior e estagnação e, opções que levam a mais vida. A pessoa viva funciona de uma maneira totalista, sendo congruente no uso de sua cabeça, seu corpo e seus sentidos. Ela confia em seu modo de ser, em seu funcionamento natural, em vez de colocar sua confiança em ideologias externas e autoridades específicas. Ela se sente livre, percebendo que sempre tem escolha e portanto, sente-se pessoalmente responsável pelo que lhe acontece. Ela existe sensorialmente no presente: vendo, ouvindo, cheirando e tocando, usando seu computador somente a serviço de seus sentidos e de seu corpo. Ela vê a si mesma mais como um processo do que como uma "coisa" fixa e pode flutuar entre o contato e o retraimento, entre a atividade e a passividade, entre amar e odiar. Ela está consciente da morte como uma realidade e aceita sua inevitabilidade em vez de temerosamente lutar contra ela o tempo todo.

Em contraste com a pessoa viva, a pessoa morta funciona de forma desconexa, estando sua mente e seu corpo em oposição em vez de serem congruentes. Ela pode desenvolver doenças, tais como: hipertensão, úlcera, colite, asma e talvez até mesmo câncer, porque escuta e confia em seus "deverias" e em seu computador, e o que "especialistas" lhe dizem em vez de confiar em seu modo de ser. Ela se sente presa numa armadilha e se vê como uma vítima das forças externas e sente que não é responsável pelo que lhe acontece. Está sempre fantasiando sobre o passado ou o futuro e, conseqüentemente, perdeu muito da habilidade de existir com seus sentidos no presente. Ela se vê como uma "coisa estática" e se aborrece quando descobre que está se comportando de uma maneira imprevista. Ela acha que tem que ser igual o tempo todo e geralmente tenta ter um "caráter" consistente. Tenta negar a morte como realidade e quando não consegue, tenta se proteger dela, jamais assumindo qualquer risco de viver. Enquanto a maioria das pessoas que eu conheço caem mais no lado morto desta polaridade, presumo que é possível a qualquer um, tornar-se mais parecido com minha descrição da pessoa viva. Esta afirmação existencial-humanista da gestalt-terapia é o que a torna única como terapia e a distingue das outras que reforçam divisões em seus pacientes em vez de curá-los.

Agora, quais são as implicações destas idéias que eu tenho sobre a vida para a terapia? Antes de tudo, recuso-me a ajudar qualquer um a se tornar mais morto.

Se um cliente se queixa, por exemplo, que tem problemas com amigos porque é honesto e rude demais com eles, eu não assumo automaticamente que há algo de errado com ele e que ele tem que aprender a se "controlar". Talvez necessite de novos amigos que aceitem sua honestidade. Em todo o caso, eu gostaria que ele considerasse todas as possibilidades que lhe estão abertas. Se uma pessoa está experienciando desespero porque já alcançou muito na vida e ainda a acha sem sentido, não trabalharei com ela para encontrar novos hobbies ou novas realizações, que provavelmente resultariam em posterior amortecimento de si mesma e um desespero maior no futuro. Em vez disso, eu sugiro que ela fique com seu desespero. O que geralmente acontece é que aparecem novas formas de experienciar o mundo em vez de continuar a olhar para o futuro em busca de preenchimento.

Muitas pessoas, naturalmente, não estão interessadas em se tornar mais vivas e reais. Em vez disso, querem ser capazes de fazer seus velhos jogos com maior lucro; e quando me recuso a jogar com elas, abandonam a terapia.

Acredito que as pessoas são mais felizes quando escolhem livremente o que fazem. Por exemplo, muitas vezes me vi diante do seguinte conflito: Ouço falar de uma reunião antiguerra e digo a mim mesmo que deveria ir para apoiar o movimento contra a guerra do Vietnã. Realmente não tenho vontade de ir, porque imagino que a reunião será chata como a maioria das reuniões. A seguir, imagino que se eu for, começarei a pensar em outras coisas e não ouvir realmente o que está acontecendo, ou então deixarei meu corpo tenso e rígido para me forçar a prestar atenção nos discursos. Se me imagino faltando à reunião, sinto-me culpado.

Em vez de fazer qualquer coisa cegamente por achar que "deveria", eu geralmente opto por faltar ao encontro e fazer alguma outra coisa pelo movimento de paz, tal como doar dinheiro. Esta escolha sempre satisfaz à minha consciência e às minhas necessidades físicas e emocionais.

Lidando com pacientes, tento entrar em contato com as formas pelas quais eles geralmente tentam resolver os conflitos e, se for possível, com soluções alternativas que conduziriam à maior liberdade, vida e totalidade. Pelo fato de a maioria dos próprios terapeutas estarem divididos em partes opressoras, lhes é difícil proporcionar um ambiente no qual os pacientes possam começar a experimentar sua tomada de decisões de uma forma mais organísmica, mais total.

Para criar um clima em que o paciente possa adquirir um sentido de totalidade e a habilidade de prover seu próprio apoio, o terapeuta deve ser capaz de se apoiar a si próprio, ou pelo menos, ter consciência de como está incompleto. Sem a consciência disto, os tera peutas são capazes de se envolverem numa variedade de jogos manipulativos com os pacientes. Por exemplo, o terapeuta que necessita que os pacientes o admirem, concordem com ele e o imitem, é facilmente enganado pela pessoa que banca o "bom paciente". O "bom paciente" assimila rapidamente o jargão terapêutico. Ele aparece de forma mais clara na terapia de grupo, onde faz o papel de assistente do terapeuta.

Terapeutas que se consideram "curadores" de pessoas doentes, tendem a ser vulneráveis aos pacientes que fazem o papel de doentes, como forma de manipular o ambiente. Estes pacientes nunca querem realmente "ficar bem", mesmo que finjam colocar toda fé no "doutor". A maioria dos terapeutas vê seus clientes como doentes e impotentes em vários graus, necessitando do seu conselho e orientação. Eles se preocupam um bocado com os efeitos catastróficos que suas intervenções e comportamentos provocarão em seus "doentinhos" frágeis.

Esta atitude, é na realidade um autoritarismo disfarçado. É parte de nossa cultura autoritária, na qual todas as pessoas são treinadas desde o nascimento para procurar nos outros, apoio e validação. Com este tipo de *background,* quase nenhum de meus clientes é capaz, ou quer assumir a responsabilidade por si próprio quando começa a terapia comigo.

Alguns clientes são muito diretos e abertos quanto ao fato de quererem que eu os apoie e abandonam a terapia quando me recuso a fazê-lo. Eles se consideram fracos, desamparados e incapazes de se manterem sobre seus próprios pés. Muitos terapeutas compram estes pontos de vista e acreditam que se apoiarem o cliente por algum tempo, serão eventualmente capazes de desmamá-los.

Tenho certeza que às vezes isto é verdade, entretanto, tive alguns pacientes que quando deixaram seus terapeutas estavam muito pouco mudados, após serem apoiados por dez, doze ou quinze anos. A minha impressão é que estes terapeutas eram autoritários e necessitavam ter pacientes dependentes e submissos e, sem estarem conscientes disto, não queriam realmente que os pacientes crescessem. Por outro lado, o terapeuta que não precisa de nada de seu paciente, percebe que este é tão autônomo quanto ele próprio e, portanto, igualmente responsável pelo seu comportamento. Não precisando de nada, ele deixa seu paciente livre. Ele é responsável apenas por si próprio e não pelo paciente. Num sentido fundamental, ele não se importa pelo paciente, embora possa se importar com o mesmo. Responde ao paciente como ele é na sua frente e não como ele diz ser lá fora ou como pretende ser no futuro.

Eu assumo a posição de que cada pessoa deve encontrar seu próprio caminho na vida e que embora possa aprender com os outros, ela é, em última instância, responsável pelo seu próprio comportamento. Não me considero um "doutor" que pode "curar" os pacientes, nem um juiz que pode lhes dizer o que devem ou não devem fazer. E não sei mais sobre o paciente do que ele mesmo sabe sobre si próprio. Portanto, não assumo e nem posso assumir a responsabilidade por seu comportamento, crescimento ou falta de crescimento. De todos os princípios da gestalt-terapia, este talvez é o mais importante, o mais difícil de captar e o mais controvertido. A palavra responsabilidade é muito usada em nossa cultura e normalmente é sinônimo de "obrigação", isto é, de fazer algo que realmente não temos vontade de fazer. Este tipo de responsabilidade é exatamente o contrário do que eu entendo por responsabilidade. Na minha opinião, a coisa mais irresponsável que uma pessoa pode fazer, é tentar se forçar a fazer algo que não quer, por obrigação. Para mim, responsabilidade é liberdade, a habilidade de responder de várias maneiras a uma dada situação. Dito de outra forma, responsabilidade é a habilidade de optar. Naturalmente, o número de opções que uma pessoa tem é sempre finito, ela sempre tem limites. Dentro destes limites, entretanto, está livre para fazer o que quiser. Se ela escolhe fazer o que o computador lhe diz (tomando decisões baseadas apenas na lógica) ou fazer o que seu juiz manda (tomando decisões baseadas apenas na moralidade) então está sendo irresponsável. Se, no entanto, tenta fazer o que satisfaz o seu computador, o seu juiz e os seus sentidos, então está livre e responsável.

Deixe-me dar um exemplo de comportamento irresponsável. Uma paciente é muito infeliz em seu casamento. Ela está deprimida, fisicamente esgotada, seus filhos estão infelizes porque ela é incapaz de se dar a eles e o seu marido está infeliz porque não recebe o que necessita. Entretanto, ela se recusa a considerar a idéia de divórcio porque o seu pensamento lhe diz que o divórcio é ruim. Ela está sendo irresponsável consigo própria, por não escutar o que seu corpo, seus filhos e seu marido estão lhe dizendo. Naturalmente, se ela desconsiderasse seus preceitos morais e pedisse o divórcio impulsivamente, ainda estaria fazendo uma escolha irresponsável, pois ainda estaria ignorando uma parte de si própria.

Agora, um exemplo de comportamento responsável. Uma mulher está tendo um caso com outro homem e está pensando em divórcio. Apesar do fato de seu relacionamento com o amante ser mais satisfatório do que o relacionamento com o marido, ela não acha correto pedir o divórcio, destroçando seu lar e terminando o relacionamento com seu marido. Ela percebe que nunca confrontou realmente o marido com suas insatisfações e, decide terminar o caso, apesar da dor que lhe causa a opção e começa a trabalhar pelo casamento, envolvendo-se com o marido numa terapia conjugal de casal.

O problema em relação à liberdade é que a maioria das pessoas diz que não tem escolhas, ou se ressentem e recusam-se a aceitar seus limites. Em vez de trabalharem com as alternativas disponíveis, elas não fazem nada e se queixam de alternativas que não estão disponíveis.

Por exemplo, não tenho a opção de ser jogador de beisebol da liga principal porque sou velho demais e não tenho a capacidade física, mas poderia ser outra coisa que não um psicólogo, se quisesse trocar de ocupação. Ou poderia não trabalhar num emprego, e plantar minha própria comida para me alimentar.

Um negro com pouca educação pode não ter a escolha de ser um psicólogo clínico, mas tem a escolha de ser um carteiro ou lavador de carros. "Que escolha", você poderia dizer. Bem, na minha opinião o reconhecimento de que ele tem alguma escolha deixa-o melhor existencialmente do que o executivo branco e rico que acha que não pode fazer nada a não ser pendurar-se no emprego que tem.

Acho que a maioria dos pacientes tenta evitar a liberdade de assumir responsabilidade pelo que acontece na terapia, colocando-me no papel do dominador e depois tentando me manipular para que lhes dê apoio, orientação e consolo. Porém, eu nunca dou aos pacientes o tipo de apoio que pressuponha que eles sejam fracos e impotentes e que precisam ser mimados. No entanto, expresso calor e prazer em relação a eles quando sinto. Isto resulta no reforçamento de sua abertura e é um passo em direção ao crescimento, mas não pretende ser um apoio, ou uma forma, manipulá-los para crescerem.

Enquanto os pacientes às vezes pedem apoio diretamente, normalmente o fazem de formas indiretas das quais não estão conscientes. Percebi por exemplo, depois de um longo tempo com um paciente, que depois de cada afirmação ele olhava para mim e começava a balançar a cabeça. Eu balançava a cabeça, ele se sentia apoiado e continuava a falar. Quando eu parei de balançar a cabeça, ele se conscientizou de como estava me usando para validar suas afirmações.

A forma que normalmente uso para lidar com os pacientes quando tentam obter apoio indiretamente, é recusar-me a responder. Acho que os pacientes têm um vasto repertório de formas de manipular, para conseguir apoio do meio ambiente. Por exemplo:

P: Não sei o que dizer. (um longo silêncio)

P: Eu. Eu não sei o que fazer aqui. (um longo silêncio)

P: (Com lágrimas) Nunca consigo encontrar ninguém em quem possa confiar.

T: (Sarcasticamente) Coitadinho.

P: Filho da puta!

T: (Zombeteiramente). Agora você não está sendo tão fraco e desamparado; de fato, você me pareceu bastante forte. Você sabe o que fazer agora? Ou ainda acha que devo guiá-lo pela mão?

P: Não, eu sei o que quero.

T: Você pode se imaginar pedindo diretamente, em vez de tentar manipular-me com sua atuação de impotente?

P: Sim.

Com este paciente, eu fui bem rude. Às vezes tento "mostrar" aos pacientes como estão tentando enganar para que eu os apóie, mas normalmente acho que isto não tem efeito. Eles querem que o terapeuta lhes dê alguma coisa — e considerarão até mesmo uma interpretação como conselho ou orientação. Por exemplo: durante meses um paciente brincou comigo e se fazia de impotente e, sempre conseguia frustrar-se a si próprio e a mim em cada sessão. Nós trabalhamos meses nisto, sem qualquer mudança, até que eu me recusei a fazer algo com ele até que tomasse uma posição. Houve muitas sessões nas quais eu o ignorava e lia um livro.

Até agora discuti principalmente como os pacientes evitam assumir a responsabilidade por si próprios na terapia, e como evitam ser livres. Como é que eles assumem a responsabilidade pelo que querem? Na minha opinião, eles o fazem pedindo diretamente o que querem de mim. Esta é a característica essencial do auto-apoio e da auto-responsabilidade: descobrir o que você quer e dar os passos para conseguir. Se você quer algo que outra pessoa pode dar, assumir a responsabilidade é pedir direta e abertamente pelo que quer. Estou começando a perceber que não existe tal coisa como "problemas" neuróticos. Em vez disso, há estilos de vida neuróticos. Portanto, eu levo o conteúdo dos "problemas" dos meus pacientes cada vez menos sério. Estou descobrindo que até mesmo quando resolvem um conflito e estão se sentindo contentes e felizes, não ficam satisfeitos, mas imediatamente encontram uma nova forma de se tornarem miseráveis. O exemplo seguinte é típico:

P: Oh, sinto-me tão louco naquele lugar. Gostaria de não ter mais que trabalhar.

Steve: Você diz a si mesma que tem o que?

P: (sarcasticamente) Bem, não tenho que, se não me importar de passar fome.

Steve: Você já pensou em arranjar outro emprego? Um emprego do qual gostasse mais?

P: Não, realmente não pensei... provavelmente não saberia o que fazer comigo mesma se não tivesse aquele lugar me amolando.

Steve: Muito bem, quero que você imagine que acabou de herdar um milhão de dólares. Você não tem que trabalhar.

P: (Com um grande suspiro) Ohhh, isto é bom, sinto-me realmente aliviado.

Steve: Muito bem, fique com isto e conte-me o que acontece.

P: Bem, eu faria uma viagem em volta ao mundo e compraria uma porção de roupas novas.

Steve: (interrompendo) Você saiu da fantasia. Você está dizendo "eu faria" em vez de "eu faço".

P: Oh! Você tem razão. Muito bem; estou fazendo uma viagem em volta do mundo, num navio bonito e lento. Nada para fazer a não ser relaxar. Estou sentada no convés do navio. Olhando para o oceano. Sinto-me tão relaxada, não há nenhuma preocupação no mundo. (Daí se segue um longo silêncio. A cliente começa a aparecer inquieta).

Steve: O que está acontecendo agora?

P: Estou começando a me sentir dormente. Estou ficando aborrecida. Oh! Isto é ridículo! Estou ficando aborrecida. Oh!

Steve: (rindo) Acho melhor você doar seu milhão de dólares e voltar para o seu emprego.

P: (olhando para mim, surpresa) sabe, acho que não saberia o que fazer comigo mesma se tivesse o que digo que quero.

Steve: Também acho que não. Você está disposta a assumir responsabilidade por isto? Em vez de estar sempre se queixando do seu emprego? Admite que gosta dele?

P: Não. (ri) Acho que parte da graça é que posso reclamar (então tristemente). Mas eu realmente não me satisfaço lá. Realmente faz-me sentir miserável.

Se esta mulher estivesse disposta a ficar com sua inquietude enquanto estava tendo a fantasia, provavelmente teria começado a se conscientizar do seu vazio, solidão e medo de se aproximar dos outros. Em vez disso, ela fugiu para o seu "conflito" com o emprego.

Este pendurar-se na tristeza e no conflito, é na minha opinião uma das características predominantes, porém menos compreendidas, do homem moderno. Encontro isto mais e mais, em clientes que estão em terapia há anos, tanto comigo como com outros terapeutas. Acho que é tão predominante que pode até explicar parcialmente a natureza aparentemente impossível de nossa busca da paz mundial. Pessoas que passavam uma vida inteira em conflito tanto consigo mesmas como com todo mundo em seu meio ambiente, são incapazes de viver sem isto, mesmo que fiquem tensas, ansiosas, assustadas e infelizes. Ter um mundo pacífico sem conflitos entre as nações poderia ser intolerável para muita gente, pois forçá-las-ia a encarar seu próprio vazio.

A forma como a maioria das pessoas tenta lidar com sua infelicidade e miséria é criar esperanças. Estão sempre trabalhando para o futuro, esperando que as coisas fiquem melhores por si só ou que serão capazes de "melhorar" ou crescer o bastante para não serem mais infelizes. Um dos passos que a maioria das pessoas tem que dar numa terapia bem sucedida, é desistir da esperança. A princípio, a maioria das pessoas não está disposta a isto porque depois ficam deprimidas e desesperadas. Quando tiverem abandonado crenças, ideais ilusórios, esperanças para o futuro, idéias encobertas de imortalidade, etc., não lhes terá sobrado nada — ou é isso que elas pensam. Muitos filósofos existencialistas encaram o homem moderno neste ponto de desespero existencial, mas pararam aí. Eles parecem acreditar que a consciência última é ver o universo como ridículo e a luta do homem como absurda. Eu vejo isto como resultado último de basear a existência em conceitos, crenças e idéias; em resumo, no computador, em vez de nos sentidos e sentimentos. O homem que diz que o universo é sem significado e absurdo está quase tão enganado, na minha opinião, quanto o que diz que tem significado. Afinal, que significado poderia ter o universo? Se eu como uma boa refeição, ou leio um bom livro, ou escuto a uma boa música, ou tenho uma experiência sexual excitante, que significado isto poderia ter além da satisfação da experiência em si.

Você pode estar pensando, neste ponto, em que poderá basear sua existência, se você abandonar a idéia do universo ter um significado. *Na minha opinião a única coisa em que você pode basear sua existência além da esperança, além do pensar; é no seu organismo: seus olhos, seus ouvidos, seu funcionamento corporal, suas emoções.* Até que você desperte e comece a usar seu organismo, você terá que ficar e encarar seu desespero e impotência. Se você está disposto a fazer isto, normalmente explodirá em alguma forma real de existir no mundo. Isto é que significa viver no agora.

Naturalmente é impossível para qualquer pessoa, viver completamente no presente e não olhar ocasionalmente para o futuro. Mas todas as minhas sessões terapêuticas bem sucedidas resultam no "despertar" do paciente para o agora, o que Fritz Perls costumava chamar de "mini-satori". O processo do estar semiacordado para o despertar é geralmente como se segue.

O paciente vem e joga seus jogos usuais comigo e, ou consigo mesmo. Estes jogos são para evitar a dor, e também formas indiretas de tentar conseguir o que quer. Por exemplo, o paciente que evita seu vazio e solidão; tentar manter minha atenção nele batendo papo sobre a semana passada. Combino o trabalho de conscientização dos seus jogos, com a minha recusa em jogar para tentar conseguir diretamente o que deseja. Se o paciente vê a estupidez de seus jogos e pára de jogá-los, ele chega a um estado de impasse. Ele está assustado demais para dar o passo de fazer o que realmente quer, mas não é mais capaz ou não está mais disposto a seus métodos usuais para se defender contra aquilo que quer. Ele está frustrado e paralisado. Se estiver disposto a ficar com este impasse, ele geralmente começará a sentir-se desesperado, vazio e perdido. Ainda me recuso a "ajudar", a não ser encorajando-o a ficar com a sua experiência. O resultado é sempre algum tipo de explosão: de tristeza, alegria, amor ou raiva. Neste ponto a pessoa está inteira. Depois da explosão a sensação de totalidade, de não estar em conflito, permanece pelo menos por um tempo. Aqui está um exemplo de tal processo:

P: Sinto-me encalhado, não sei o que fazer.

Steve: Fique com isto, deixe-se sentir isto.

P: Está bem, de todo jeito não posso fazer mais nada... Sinto como se tivesse num beco sem saída, nenhum outro lugar para ir... acho que quero parar de trabalhar agora. Não sei mais o que fazer. Acho que estou encalhado.

Steve: Acho que você quer fugir do fato de estar encalhado. Você quer evitar o sentimento.

P: Sim, acho que você está certo... Eu, eu realmente me sinto perdido.

Steve: Feche seus olhos e imagine-se literalmente perdido.

P: Estou no deserto.

Steve: Mantenha-nos em contato com o que você experiencia.

P: É noite e está muito frio. Não há ninguém e nada e 1 volta. Sinto-me apavorado.

Steve: Fique com isto, deixe-se ficar com medo.

P: Agora... vejo alguns olhos olhando para mim. E é algum tipo de animal... ou pessoa. Ambos animal e humano. Um rosto se move para a frente e para trás... na minha direção, assim (gestos em sua direção e se afastando). É assustador. Tem os dentes nus — parece feroz; cabelos longos e um olhar sórdido. Acho que quer me comer! Quero fugir!

Steve: Muito bem, deixe-se fugir.

P: Está bem, estou fugindo, não consigo ver para onde estou indo. Tropeço, estou caindo. Ouço essa coisa atrás de mim. Vai me comer!

Steve: Você pode deixar isto acontecer?

P: Oh, não posso, estou apavorado, petrificado! Mas não posso fugir. Está chegando cada vez mais perto. Está com seus dentes em mim (paciente se contorce de dor) . . . está me mastigando . . . desapareci. Estou morto. (um longo silêncio)

Steve: O que você experiencia agora?

P: Sinto-me . . . em paz. Quieto. Calmo. Relaxado. Só quero sentar aqui e gozar.

Steve: Muito bem, faça isto.

P: (após vários minutos) Estou começando a sentir um tremor no meu corpo. Quero abrir os meus olhos (olha em volta da sala) Oh! as coisas parecem tão claras e brilhantes. As cores. Tão vívidas! (olha para mim). Eu vejo você. Acho que nunca os vi realmente antes. Você sabe o que quero dizer? Paciente se move pela sala olhando para os outros membros do grupo. Todo mundo está transfigurado?

Por um momento, estamos todos vivos — realmente vivos — e sabemos, todos nós sabemos o que significa estar vivo, alegre e inteiro e, ser parte do universo.

TU ÉS ISSO: PROJEÇÃO E IDENTIFICAÇÃO*

John B. Enright

"Você está projetando!". Este é um comentário freqüente em terapia e grupos de encontro. Qualquer que seja a resposta a esse chavão, geralmente é válido dizer: "É claro". É uma prática universal experienciar o meu próprio sentimento ou potencial de ação como sendo propriedade de alguém ou de algo "lá fora", em vez de pertencer a mim mesmo. Doentes ou sãos, todos nós o fazemos freqüentemente; os "doentes" diferem apenas por fazê-lo com maior tenacidade. O propósito deste artigo é descrever um método de dominar este processo humano básico; em vez de gastar energia criticando-o ou opondo-se a ele, "ir com ele" é um exercício que pode dar consciência e desenvolver sentimentos e percepções mais vividamente. Não se trata de uma técnica

---

* *Thou Art That: Projection and Play.* O verbo *to play* possui significado extremamente rico. É traduzido ora por "brincar", "jogar", ora por "representar", "fazer papel de", "bancar", "fingir-se de". Em psicologia (gestalt) é basicamente usado para indicar algum jogo que a pessoa costuma fazer ou papel que costuma assumir (por exemplo: *to play stupid*: bancar o estúpido; *to play adult*: fazer-se de adulto, brincar de adulto). Todos os significados, no entanto, indicam algo em que a pessoa se envolve ou com que ela se identifica, e que não é exatamente ela mesma uma brincadeira de "faz-de-conta", simultaneamente séria e lúdica. É nesse sentido que escolhemos a palavra *identificação*, pois qualquer tradução literal nos obrigaria a escolher apenas um ou algum dos significados, limitando assim a riqueza original da palavra. (N. do T.).

Reimpresso de *Psychotherapy: Theory, Research and Practice*, Vol. 9, N.º 2, verão de 1972, págs. 153-156.

nova. Artistas — particularmente japoneses sumi e pintores — a têm usado durante séculos. Eu tomei contato com ela na forma de um jogo de salão, e cheguei mesmo a ver referências num artigo do Reader's Digest. Fritz Perls desenvolveu algumas variações em *Gestalt Therapy*. De certa maneira, contudo, os terapeutas e líderes de grupo não têm levado em conta a força e simplicidade dessa técnica. Eu usei o método talvez uma centena de vezes de maneira extensiva e muitas outras de maneira parcial; sinto-me pronto a apresentar alguns exemplos concretos do seu uso e, algumas das infinitas variações possíveis.

Numa terapia ou grupo de encontro, geralmente introduzo o exercício durante uma pausa ou intervalo, sugerindo que cada pessoa olhe a sala e escolha um objeto que lhe sobressaia vividamente. Cada pessoa então passa alguns minutos trabalhando sozinha, *identificando-se* com seu objeto, isto é, fazendo afirmações como se ela *fosse* o objeto; descrevendo-o, mas dizendo "eu" em vez de "ele". Quando a maioria parece ter terminado este processo, sugiro que todos voltem ao exercício e digam mais uma ou duas coisas. Com muita freqüência, o ponto em que se para é justamente quando a pessoa está chegando perto de algo particularmente interessante. Quase sempre algumas pessoas do grupo ficam bastante excitadas com aquilo em que se envolveram e compartilham suas projeções com o grupo. Dentro de um minuto ou dois, o exercício desenvolve um sentimento e envolvimento surpreendentemente fortes; isso pode ocorrer mesmo nos primeiros encontros de grupos com mais de duzentas pessoas. Por exemplo, uma mulher ao se identificar com uma viga do teto, ficou muito aflita quando ouviu a si própria dizer, sendo a viga: "Eu sou muito fora de moda e inutilmente enfeitada... Eu tenho uma carga pesada para suportar... eu não recebo muita ajuda; a viga mais próxima está muito longe e eu tenho que carregar esta parte do peso sozinha". Quase em lágrimas, ela pediu para parar nesse ponto, porém, mais ou menos uma hora depois, foi capaz de relatar muitas coisas importantes ligadas à sua vida presente, bem como novas percepções a respeito da mesma. Outra mulher, identificando-se com um grande pedaço colorido da parede, ficou bastante deprimida e chorou quando percebeu que, sendo a parede, ela estava inacabada na parte superior. Ela teve a coragem de permanecer com essa percepção dolorosa e, dentro de alguns minutos estava contente com o fato de que este vazio, na realidade a deixava livre para crescer e acabar-se a seu próprio modo. Um homem, identificando-se com um alto-falante, comentou que, embora falasse muito, não iniciava nada, mas apenas passava adiante o que outros diziam. Eu sempre faço o exercício junto com o grupo, freqüentemente com resultados bem envolventes para mim mesmo. Em certa ocasião, não estava gostando de um grupo com o qual trabalhava e cheguei mesmo a ressentir-me de estar ali. "Aconteceu" de eu escolher um grande castiçal e, as seguintes sentenças estouraram: "Eu sou lindo e resistente, mas no momento não tenho vela; estou vazio. Minha função é iluminar, mas nesse instante eu não estou fazendo isso". Quando o grupo e eu paramos de rir, eu estava mais livre para voltar a trabalhar sem ressentimentos ou distrações.

Se o leitor ainda não parou e tentou este experimento, sugiro que o faça. Entretanto, existe algo no efeito intensificador de um grupo e ver outra pessoa usar bem o método, faz do grupo uma situação melhor para começar. Não é possível descrever verbalmente quão intenso e envolvente este simples exercício pode, com freqüência, se tornar.

Muitas vezes, quando uma pessoa começa a "vagar" é possível manipular o objeto ou a situação de modo a manter o fluxo em andamento. Uma mulher, trabalhando com um pote com tampa, ficou enfatizando o quanto a tampa era pesada e quão fortemente estava fechada. Eu me levantei e toquei a tampa, com intenção de levantá-la. Em pânico, ela se debruçou sobre mim e tirou a minha mão. Durante um instante ela realmente foi o pote e nenhum imbecil iria tirar a tampa *dela*! Uma bandeira dobrada pode ser desdobrada, uma cadeira pode ser usada, uma luz pode ser reduzida ou aumentada enquanto a pessoa está se identificando com ela e daí poderão resultar dramáticas mudanças em efeito e percepção.

Depois de algumas pessoas terem compartilhado suas projeções, freqüentemente entramos no efeito de "ensaio": aqueles que esperaram demais perdem um pouco da espontaneidade da escolha. Nesta altura, muitas vezes eu abro uma caixa com objetos e brinquedos e sugiro que as pessoas venham uma de cada vez, quando se sentirem prontas, escolham aquilo que se sobressai e trabalhem com o que escolheram. Uma vez que eles não vêem os objetos enquanto não se comprometem a trabalhar, o ensaio é impossível. Qualquer objeto ou brinquedo pode entrar na caixa. Eu tenho que reenchê-la continuamente, pois muitas vezes as pessoas pedem para ficar com algo que lhes foi particularmente significativo. Numa ocasião, um psicólogo ficou muito excitado com essa técnica quando ela foi apresentada no seminário. Não tendo tempo de ir a uma loja de brinquedos e, como seu grupo se reunia na hora seguinte, ele usou os objetos de uma caixa do teste Stanford-Binet, obtendo bons resultados.

Mais uma vez, a variedade de respostas a essas figuras-estímulos é infinita. A minha favorita ainda é a do homem azedo e autocrítico, identificando-se com o búfalo de brinquedo. Subitamente, como búfalo, ele ficou forte, nobre e protetor da sua manada. Após uma pausa, ele notou um pedacinho de plástico sobressaindo da pata traseira e comentou: "Até mesmo o meu estrume é útil; os índios o secam e usam como combustível." Uma mulher usando um gorila de brinquedo, estava descrevendo a sua força até que notou um ligeiro defeito nas costas e, engasgou de horror: "Estou ferida!" e entrou numa fantasia de morte, muito intensa.

Estes últimos exemplos apontam um modo crucial em que este método difere da maioria das técnicas de fantasias e sonhos. O objeto dá constantes "cutucões" em áreas que poderiam não emergir em pura fantasia. Quando a pessoa B observa A trabalhando com seu objeto, para B é óbvio que A está selecionando de maneira bem idiossincrática entre as várias possibilidades do objeto, perdendo algumas de suas características "óbvias" e escolhendo algumas tão peculiares, que B jamais sonharia em escolher. A pessoa A, todavia, não experiencia a si mesma como escolhendo e sim, como sendo compelida e puxada por aquelas que realmente parecem ser as características objetivas do objeto. Ele pode resistir e não dizer o que vê, caso se sinta perturbado ou ameaçado, mas não tem escolha ao ver. A experiência subjetiva de fazer o experimento de identificação foi comparada a estar numa montanha russa: uma vez no carrinho, você está nos trilhos, com todas as curvas, viradas e altos e baixos. Freqüentemente, após olhar de relance o seu objeto, a pessoa para de olhar para ele e, em vez disso, trabalha com a sua fantasia do objeto — olhando para outro lado ou fechando os olhos. Assim, um homem identificando-se com um carro esporte de brinquedo, seguia dizendo como era vistoso e elegante. Notando que ele estava olhando para o ar, sugeri que voltasse à simples descrição. Logo que voltou a olhar para o brinquedo, ele pareceu espantado e começou a falar seriamente sobre suas partes amassadas e arranhões, perguntando-se se não teria tido um acidente.

Quando uma pessoa começa a tornar mais lento o seu processo de identificação, existem muitos modos de renovar o fluxo, geralmente a partir da forma particular como a pessoa esteve falando até esse ponto. Posso sugerir que ela diga algo ao grupo, sendo o seu animal ou objeto, ou talvez usar minha varinha mágica e permitir que ele faça uma mudança para melhor, em si mesmo, como objeto. Se uma pessoa chega a odiar o objeto (ela mesma), posso sugerir que escolha outro, e então crie um diálogo entre ambos. Muitas vezes uma pessoa fica fascinada com a escolha de outro; ela pode dar prosseguimento quando a primeira pessoa tiver acabado. Em algumas ocasiões, todo o grupo trabalhou, um de cada vez, com o mesmo objeto. Os membros do grupo aprendem rapidamente a não falar quando outra pessoa está trabalhando, reconhecendo que suas percepções, completamente válidas para si próprios, podem ser uma interrupção para o outro. Num grupo, a frase "esse é o *seu* gorila, não o meu", tornou-se uma forma abreviada de dizer a alguém para não confundir o seu processo com o processo de outro — em gíria comum, não queira impor a sua "viagem" aos outros.

Freqüentemente, depois de a maioria das pessoas ter trabalhado individualmente, os membros do grupo começam a interagir, partindo de seus papéis como objetos de brinquedo. Isto tem levado a confrontos muito engraçados e improváveis, porém bastante produtivos. (Fiquei admirado com o quanto uma bola de golfe e um escorpião tinham a dizer um ao outro). Antigos problemas de grupo têm sido resolvidos em questão de minutos com este exercício. Uma mulher, bastante firme e independente tinha ficado à margem do grupo todo o tempo e, as pessoas haviam desistido de mostrar o fato e tentar chegar a ela. Ela escolheu um caminhão de brinquedo e ficou muito satisfeita com a sua força e capacidade de carregar uma carga pesada. Então notou que a cabina tinha lugar apenas para uma pessoa. A sua aflição e solidão, estimuladas por isto, foram tão tocantes que diversas pessoas abriram-se para ela e sua relação com o grupo passou por uma transformação duradoura. Em outra ocasião, dois crocodilos tiveram uma conversa de quarenta e cinco minutos sobre a vida no pântano. Uma enfatizou quão forte e perigosa ela era; o outro, como era vulnerável — sendo que na época os sapatos de crocodilo eram muito populares. As premissas dessas duas pessoas sobre a vida e sobre si mesmas ficou mais clara do que teria ficado após horas de conversação comum.

Os exemplos acima são apenas alguns dos modos para desenvolver este método num trabalho de grupo. Outros podem ocorrer espontaneamente; não existem limites para a criatividade grupal. Além de sugerir variações e inovações neste exercício, tudo que o líder precisa fazer é assegurar que as pessoas fiquem no seu objeto de identificação. Escorregar para fora, referindo-se ao objeto como "ele", ou fazendo uma afirmação que assuma um ponto de vista fora dele são resistências que precisam ser mostradas — ou, às vezes, no estilo gestalt, aceitas como uma mensagem da pessoa integral, informando que ela sente-se ameaçada e quer parar de trabalhar.

A técnica é mais difícil de ser introduzida num trabalho individual, mas também aqui pode ser igualmente poderosa. Uma mulher rígida e compulsiva, com um casamento miserável, certa vez chegou cinco minutos atrasada à sessão, o que jamais acontecia. Ela havia sido tão atraída ao ver algumas focas brincando na praia, que havia parado para observar. Enquanto ela as descrevia, sugeri que dissesse "eu". Dentro de um minuto ela estava em lágrimas, ao tocar a parte brincalhona de si mesma, parte esta há muito enterrada, e que ela julgava morta. As focas tornaram-se para ela a pedra de toque da terapia. Muitas vezes, quando ela descrevia algum impasse miserável, bastava eu perguntar: "O que é que uma foca faria nessa situação?" e ela sabia imediatamente como se libertar de suas auto-limitações.

Não é de surpreender que algumas pessoas tenham mais "cliques" com este método do que com outros. Aqueles com os quais o método funciona bem, muitas vezes passam a usá-lo em casa e no mundo, como um meio de sintonizar e descobrir o que está acontecendo com eles. Assim, uma senhora cronicamente deprimida tomou consciência de quão freqüentemente notava a margarida crescendo num monte de esterco, quando trabalhava no jardim. Percebendo que este era um bom momento para o exercício de identificação, ela principiou com "Eu sou uma margarida crescendo num monte de esterco..." Os sentimentos de esperança e vida renovada com os quais entrou em contato anunciaram uma nova tendência de melhora do seu estado de espírito. Eu mesmo uso a técnica constantemente para descobrir o que está acontecendo; e não só para "informação", mas porque as tomadas de consciência freqüentemente são intensas, ricas e agradáveis. Como efeito secundário, percebo-me muito mais sensível à natureza e à poesia do que era antes.

Até este ponto ainda não elaborei nenhuma teoria sobre o que acontece neste processo. Em mim mesmo, noto que o que parece sair quando o experimento funciona bem é um complexo sentimento-simbolização, que desenvolveu força e impõe-se à tomada de consciência. (Com freqüência fico bastante inquieto pouco antes de tentar o experimento). O objeto, a percepção "lá fora", torna-se um foco de organização para este complexo de sentimentos. Eu vi pela primeira vez os meus aflitivos sentimentos de morte e esterilidade como um galho de árvore, quebrado durante uma tempestade; e de outra feita, meus sentimentos de foco e direção crescentes como um ganso liderando o bando que migrava. Sendo esse ganso, "Eu sempre sei em que direção tenho que ir; nada pode me fazer tomar o caminho errado". O sentido de prazer e alívio quando este complexo emerge para a tomada de consciência é muito forte, mesmo quando o sentimento é negativo. Paradoxalmente, descobri que se as pessoas ficam "tentando" estabelecer relações entre si mesmas e o objeto enquanto trabalham, o experimento permanece superficial. *Quanto mais eu consigo me perder no objeto, mais profundamente eu me encontro no final.*

Além dos ganhos individuais na tomada de consciência através deste método, existem alguns efeitos colaterais muito positivos no que se refere à qualidade da interação e do processo grupal. Um grupo que tenha algumas vezes compartilhado esta experiência, freqüentemente desenvolve uma "linguagem interna" vívida e metafórica ("Olha aí o seu maldito elefante de novo"), que é bastante expressiva e excitante; e mesmo os indivíduos que não trabalham bem com essa técnica, são afetados por isso. Quando as pessoas entram em contato com as partes de si mesmas que até então estavam adormecidas e enterradas, elas se tornam mais vívidas e diferenciadas dos outros e, menos encerradas em seus papéis sociais. Mesmo cônjuges que vivem em amarga luta e que geralmente são defensivos e apavorados demais para se escutarem mutuamente numa conversa comum, descobrem que podem se escutar com empatia quando o parceiro está profundamente mergulhado numa projeção. Em alguns grupos, a experiência de "esse é o *seu* gorila" generalizou-se. De algum modo, enquanto uma pessoa trabalha intensamente com o gorila, torna-se possível para mim, o observador, saber profundamente que ela está *realmente vendo* aquilo que diz, e que isto é *realmente diferente* daquilo que eu vejo; ela não está só descrevendo ineptamente a "realidade objetiva" que eu posso ver tão claramente. Nós realmente somos diferentes, e isto está muito bem. Um subproduto dessa percepção é com freqüência a habilidade de deixar a outra pessoa ser. A maioria de nós se reserva o direito de julgar o outro constantemente, quando ele se expressa em linguagem ou comportamento social. Nós nos sentimos bastante livres para dizer: "O que você realmente quer dizer é..." ou, "Você deveria...". Quando ele está profundamente envolvido em se expressar no exercício de identificação, é uma intromissão clara e irrelevante da minha parte eu dizer: "Mas este objeto na verdade é..." ou "Seu gorila deveria...". Aprender a deixá-lo estar neste domínio às vezes se generaliza, e pode dar a ele a maior dádiva humana, ou seja, a de poder ser, na sua singularidade, bem como na sua vida.

Para mim, entretanto, o maior efeito deste exercício sobre um grupo é simplesmente o sentido global de excitamento e vontade de brincar que o método gera. A compreensão de que a alegria pode ser profunda e que a profundidade pode ser alegre; que podemos rir até chorar e, chorar até rir, nos mesmos poucos minutos; esse saber altamente útil pode ser gerado por uma brincadeira tão descontraída e ajuda o grupo a passar rapidamente de uma orientação pesada, centrada em problemas, para algo muito mais rico e completo. A cisão entre "aprender" e "viver" — tão freqüente na vida como nos grupos — está a caminho de ser superada por essa atitude. Não importa muito o que mais o grupo faz, se ele consegue atingir tal integração.

TRABALHO CORPORAL

Barry Stevens

gestalt é —
assim como a circulação do sangue é.
podemos interferir no seu funcionamento natural
não podemos aperfeiçoá-la.

William Harvey descobriu a circulação do sangue após Vessalius, que a descobriu após Servetus. Quinhentos anos depois, a sua descoberta foi aceita. A gestalt tem sido redescoberta durante toda a história do homem e as maneiras de remover a nossa interferência com o modo natural de funcionar continuam aparecendo sob novas formas. Fritz chamou a si mesmo de "redescobridor da gestalt". A gestalt-terapia inclui os instrumentos que ele inventou, ou aperfeiçoou, para ajudar a liberar o nosso modo natural de funcionar e, por meio dessa liberação, ter alguma experiência do que é gestalt. Só a experiência pode fazer isso — a minha experiência de mim. O processo da gestalt nunca pode ser colocado no papel. As descrições coerentes tendem a ser enganosas.

Aprender a não controlar meu corpo — não somente "relaxar" — é uma das maneiras de se chegar a alguma compreensão do modo natural de funcionar e entrar em contato com como eu interfiro nele.

Peço à pessoa que esteja querendo explorar o seu corpo para deitar-se de costas no chão. "Levante os joelhos até que as plantas dos pés estejam inteiras no chão. Agora ajeite-se um pouco para ficar o mais confortável possível. Esta é apenas uma posição inicial que parece funcionar melhor. Você não precisa se apegar a ela. Na verdade, não se apegue a coisa alguma".

Denis fez isso e disse, procurando uma almofada: "Quero uma almofada debaixo da minha cabeça. A minha cabeça dói no lugar que encosta no chão".

"Uma almofada está bem", disse eu, "mas eu gostaria que antes você tentasse sem ela. Entre em contato com a dor na sua cabeça, por dentro, delicadamente — como se estivesse travando conhecimento com ela. Fique em contato como se fosse um foco de luz que não tira nada do lugar e não mantém nada do jeito que é. 'Ficar em contato' significa estar tão leve, que se alguma outra coisa no seu corpo chamar — qualquer tipo de dor, tensão ou desconforto — você pode se mover em direção a ela, tão facilmente quanto mover seus olhos da janela para a porta. Deixe a dor estar. Se ela ficar mais intensa ou menos intensa, deixe que isso aconteça — ou qualquer outra mudança. Deixe ser aquilo que é".

"Nós estamos controlando nossos corpos o tempo todo. *Isto* é simplesmente descontrolar — deixar meu corpo fazer aquilo que *ele* quer fazer. Meu corpo sabe melhor do que eu o que é melhor para ele. Você não precisa fazer comentários contínuos sobre o que está acontecendo. Diga algo de vez em quando, de modo que eu possa acompanhar você".

Com freqüência, o simples entrar em contato com sensações corporais desagradáveis já as diminui ou elimina. Uma batida rápida do coração se reduz ao ritmo normal. Uma dor de cabeça desaparece — às vezes depressa, às vezes mais devagar. Dores na parte inferior das costas, onde elas pressionam contra o solo, podem regredir e parecem ir a algum outro lugar. Se realmente vão para algum outro lugar, isso não sei. Freqüentemente as pessoas relatam esse movimento da dor, e é isso que elas sentem. Não importa se é "verdade". O que importa é mover-se com a dor, deixar meu foco interior fluir facilmente para onde for chamado. "Ficar em contato com a dor" significa sempre estar com ela, tão levemente que posso mover-me com facilidade *para ou com* qualquer outra coisa que apareça.

Às vezes a pessoa menciona imediatamente um lugar no qual sente dor. Às vezes são mencionadas duas dores em locais distintos. Então, peço-lhe que veja se consegue descobrir qual a dor que "chama mais alto." Ao fazer isso, ela estará prestando mais atenção ao seu corpo e no que está acontecendo nele. Às vezes ela escolhe uma das dores. Se para ela ambas parecem ter igual intensidade, digo-lhe que escolha uma — não importa qual.

Observando a mim mesma, parece-me que essa dissolução da dor ocorre quando eu a focalizo porque parei de pensar nela. Minha experiência é que quando eu focalizo totalmente qualquer lugar do meu corpo, o meu pensamento pára. No começo isso pode acontecer apenas brevemente, e é claro que algumas pessoas têm muito mais dificuldade do que outras. Quando meu coração bate depressa ao sentar-me no lugar quente (*hot seat*)*, ou deitar-me no chão para entrar em contato com meu corpo, a ligação com o meu pensamento é óbvia. Que também outros desconfortos estejam ligados ao meu pensamento não é tão óbvio assim. Torna-se óbvio para mim quando aprendo a descontrolar o meu

---

* *Hot seat*, "lugar quente". Nome que em gestalt-terapia se dá ao lugar em que se senta a pessoa para um trabalho individual, quando se está em meio a um trabalho de grupo. Muitas vezes é acompanhado de um lugar vazio, em frente, para que a pessoa troque enquanto assume os diferentes papéis de um diálogo fantasioso. (Ver *Gestalt-Terapia Explicada*, de Fritz Perls, publicado pela mesma editora.) (N. do T.).

corpo. Afinal, *como* eu o controlo? Com o meu sistema nervoso central, dirigido pela minha cabeça.

Quando alguma dor ou tensão não desaparece com facilidade, eu sugiro: "Veja se consegue explorá-la — suavemente, sem forçar, como se estivesse fazendo amizade com ela — e veja se consegue descobrir o que está querendo acontecer ali e deixe acontecer. Veja se surge algum movimento da dor ou da tensão. Pode ser algum movimentozinho que você tenha presente e que não é visível para mim. Pode ser um movimento grande, que eu possa ver. Deixe acontecer aquilo que está querendo acontecer."

Quando nenhum desconforto parece surgir, eu sugiro explorar: "Olhe para o seu corpo, por dentro. Comece em qualquer ponto e mova-se em qualquer direção. Explore lentamente de modo que possa estar em contato, o tempo todo, descobrindo o que há em cada lugar." Correr não é explorar. É preciso ir devagar e leva tempo para ver. Então, vejo coisas que não tinha notado antes. Estou prestando atenção.

Basicamente, estas são as minhas instruções iniciais, embora mesmo elas mudem ao estar em contato com *essa* pessoa e o que está acontecendo dentro dela. É tão importante eu me mover e fluir com ela quanto ela consigo mesma.

Recomendo seriamente que qualquer um que queira guiar alguém nesse trabalho corporal, faça-o algumas vezes ele próprio. Dessa maneira, ganho confiança no processo. O território me é familiar e, mesmo que o território de outro nem sempre seja como o meu, ainda existe familiaridade. Reconheço algo do lugar onde ele está. Então, as pausas no que eu digo, o comprimento das pausas, a ordem na qual digo as coisas, e outras variações vêm da *minha* sensação com *essa* pessoa. Um guia através de uma região erma pode se deparar com circunstâncias inesperadas, algo que não estava ali antes; mas sempre ajuda você possuir um conhecimento sólido do chão, tendo estado ali muitas vezes.

Meu sentir não é perfeito. Eu ainda interfiro com o meu próprio processo. Mas ter o meu sentir mais presente contribui para o fluxo de instruções que eu dou e, para os movimentos naturais da outra pessoa. E também, quando eu interfiro comigo mesma, posso ter consciência disso e me soltar — não tentar corrigir, simplesmente seguir adiante, sem a interferência. Copiar rigorosamente as instruções de outro, faz com que o fluxo fique bloqueado. Em gestalt não há "Um, Dois, Três." Não pode haver. Gestalt não são regras. O que ocorre na pessoa que está aprendendo a descontrolar seu corpo não está sujeito a regras. Quase tudo é inesperado, mesmo que o tenha feito centenas de vezes comigo e com outros.

Que os nossos corpos trabalham para curar feridas, doenças, etc., é algo aceito. Nós tentamos oferecer as melhores condições para que essa cura tenha lugar. Descontrolar o meu corpo permite uma melhor circulação do sangue, que é parte da cura. Mas que aquilo que chamamos de dificuldades mentais ou emocionais podem trabalhar para curarem a si mesmas, é algo que se sabe há muito menos tempo e, não é tão amplamente aceito.

Denis, que a princípio queria uma almofada para a cabeça, mais tarde ficou confortável sem ela. Isso por si só já é uma realização: descobrir como posso ficar confortável sem manipular o mundo (trazer uma almofada) para que ele me *faça* ficar confortável. Em outras palavras, eu descubro como eu me faço ficar confortável deitada num chão de madeira.

Denis moveu-se facilmente com o que estava acontecendo em seu corpo, relatando ocasionalmente o que se passava agora. Então sentou-se, braços em torno das pernas, e disse: "Eu me sinto vulnerável."

"Como você experiencia 'vulnerável'? Qual é a sensação disto em você?"

"Comprimido," disse ele. Isso me surpreendeu e mais uma vez reconheci a sabedoria de perguntar à outra pessoa e não assumir que "vulnerável" significa para ele a mesma coisa que para mim. Talvez ele mesmo não soubesse do sentimento, até ser orientado para procurá-lo.

"Deixe-se ser comprimido." Deixe ser o que é, e não diga a ele como fazê-lo. O seu sentimento de ser esmagado é dele, não meu e também é *neste momento*. De outra feita poderá ser diferente.

Denis deitou de lado, encolheu-se como uma bola e comprimiu-se o mais forte que pôde. Então sentou-se: "Eu me sinto leve — quando eu era menino costumava pegar pedaços secos de estrume de vaca — tão leves. Eu me sinto assim." Começaram a escorrer lágrimas dos seus olhos. "Minhas lágrimas são por eu ter perdido essa leveza durante tanto tempo."

Ele continuou falando a respeito de como odeia dizer adeus. Anteriormente tinha-nos dito que quando veio a Shura, queria ter o prazer de guiar através do Colorado, mas estava o tempo todo pensando no lugar que deixava. Assim que chegou aqui, ficou triste porque iria embora no fim da semana. Ele disse que fazia isso o tempo *todo*. Agora, ainda sentado no chão, revivia alguns acontecimentos da sua infância. A sua família mudava-se com freqüência por causa dos negócios do pai. "Eles sempre ficavam infelizes quando mudavam. Acho que é daí que isso vem." Ele disse que agora tinha passado, e se levantou. Denis foi para a cozinha beber algo, voltou e sentou-se numa almofada de couro. "Eu me sinto tão *sólido* sentado nesta almofada!" disse ele, obviamente com um sentimento bom. Mais tarde, falou: "Ainda estou espantado, que quando eu me *esmaguei,* me senti *leve!*" ...Ao observá-lo sentado na almofada dizendo "Eu me sinto tão sólido!" pareceu-me que ele tinha passado de "leve" para o tipo de "sólido" que possui leveza, no lugar onde antes só havia peso.

Parece-me que algo similar aconteceu comigo quando me submeti aos testes de ondas alfa de Joe Kamiya. Estou num quarto escuro onde nada chama a minha atenção, exceto o que se passa dentro de mim. Estou observando o que se passa na minha cabeça e, contrastando isso com o placar luminoso que se acende a cada dois minutos. Não há mais nada no meu mundo. Eu focalizo isso, excluo todo o pensar-sobre que geralmente tem lugar na minha cabeça. Mais tarde, quando andava de ônibus por São Francisco, ainda estava desligada do passado, da memória, das reações habituais. Tudo e todos pareciam frescos e novos — como na verdade sempre o são. Nada de aborrecimentos. Atrasar-me no ônibus não teve importância. Eu não ia a lugar nenhum — mesmo que soubesse que meu destino era Lafayette e o "lar".

Krishnamurti comentara que quaisquer sons rítmicos servem tão bem quanto uma mantra — coca-cola, por exemplo. Não precisa ser nem mesmo isso. Quando Steve toma consciência de pensamentos na sua cabeça, ele diz Bla bla bla bla (em silêncio ou em voz alta, não faz diferença.) Tentei isso e, enquanto focalizo o dizer bla bla bla bla bla, não consigo descobrir pensamentos na minha cabeça. Enquanto eu o digo, torno mais presente tudo que está em volta de mim e dentro da minha pele.

Durante mais ou menos trinta anos, aqui e ali escutei dizer que na nossa época estamos indo na direção da "evolução consciente." Naquele tempo eu tinha algumas noções místicas altamente aéreas sobre isso — conceitos (fantasias) de até onde poderíamos chegar. Agora não vejo o mover-se para outro conceito como "evolução" — isso é simplesmente substituir uma fantasia por outra. Limpando a minha mente das fantasias, experiencio a mim mesma e o mundo de maneira diferente, às vezes além daquilo que posso acreditar. Parece-me possível que essa evolução consciente talvez seja o mover-se na direção do desistir de todo pensar-sobre e chegar àquilo que fazemos.

A diferença entre pensar e sentir é poderosa por causa da sua precisão. Em grupos de encontro, alguns anos atrás, vi gente aprender depressa que em grupos era certo expressar sentimentos e errado expressar pensamentos. Como resultado, as pessoas diziam "eu sinto..." para o que era pensamento, e confundiam ainda mais a si próprios e aos outros.

Eu digo às pessoas que fazem o trabalho corporal que notem quando entram pensamentos e, delicadamente refocalizem o local confortável ou dolorido no corpo, por dentro. Quando estou totalmente em contato com algum lugar no meu corpo, meus pensamentos desaparecem. Mesmo quando isso acontece só por um instante, descubro que algo é possível. Até agora não encontrei ninguém que precise ter medo de abandonar seus pensamentos por um momento — eles voltam com muita facilidade. "Quando entrarem pensamentos, delicadamente refocalizem — como um foco de luz, que não empurra nada para fora. Se você tiver muita dificuldade com o pensar, deixe-me saber e nós tentaremos alguma outra coisa. E também me informe de qualquer outra dificuldade." Quando uma pessoa "não consegue parar de pensar," sugiro que ela entre em contato com a sua respiração, apenas por um momento e, então deixo-a voltar aos seus pensamentos. Repetindo isso por algum tempo, muitas vezes é possível a pessoa sentir-se à vontade para passar mais tempo com a respiração, e daí entrar em contato com outras coisas que acontecem em seu corpo. Para algumas pessoas repito com freqüência: "Nada de forçar, nada de empurrar, nada de *tentar* nesse sentido."

Geralmente eu não chamo a atenção da pessoa para a respiração. Quando o descontrole tem lugar, a respiração da pessoa muda, freqüentemente passando por tantas mudanças de movimento quanto as outras partes do corpo.

Quando entro em contato com uma dor ou desconforto no meu corpo, com muita freqüência a sensação desagradável desaparece — seja uma dor de cabeça, pulsação acelerada, dor na nuca ou tensão em algum outro lugar. Digo mais de uma vez que "permanecer em contato" significa permanecer levemente, como um foco de luz, que não empurra nada, e com tanta leveza que posso escutar se alguma outra parte do corpo está chamando, e deixar o foco mover-se para lá. Levemente, como uma nuvem: nada de pulos, espasmos, empurrões, perseveração ou persistência.

Quando digo que faço algo "com freqüência" (especialmente com algumas pessoas) isto significa que digo novamente, mas com intervalos e só repetindo quando meus sentidos indicam que possa ser necessário. A minha cabeça não serve para me *dizer quando*. A minha cabeça só pode ser guiada por regras ou por algo que ocorreu numa vez anterior. Meus sentidos me dizem *agora*. Eles são incapazes de fazer qualquer outra coisa.

No início, eu permaneço em contato mais estreito com a pessoa (através de relatos dela) e repito as instruções — suavemente, de modo que elas não sejam intromissoras, que não afastem a pessoa daquilo que está fazendo. Quando consigo ver que o corpo da pessoa se encarregou, fazendo as coisas por si só, então simplesmente fico sentada ou andando, ocasionalmente verificando se aquilo ainda acontece. Uma vez que tenha principiado o exercício espontâneo do corpo, ele quase sempre continua. E também, na maioria dos casos, a pessoa indica quando, por hora, "acabou", quando quer parar. Meu corpo não está interessado em trabalhar demais. Eu tomo conhecimento desse ponto de parar tão espontaneamente quanto da ocorrência de um movimento.

Às vezes eu digo a uma pessoa: "Você escolhe o seu próprio ponto de parar" de modo que ela fica livre para continuar se assim desejar e, ao mesmo tempo, reconhece que faz escolhas sozinha. Algumas pessoas mesmo que estejam simplesmente deitadas no chão e soltando-se um pouco sem nenhum movimento óbvio — continuam até que alguém diga "Pare", a menos que lhes seja ordenado o contrário. Com tais pessoas, friso no começo que elas podem parar quando quiserem.

Conheço apenas dois modos de a pessoa entrar em complicações fazendo esse trabalho corporal e ambas originam-se do pensar. Uma jovem que estava se saindo muito bem no trabalho corporal, gostando dele, disse: "Eu vejo preto." "Permaneça com o preto," disse eu. Ela ficou muito aflita e nós paramos, para descobrir o que estava acontecendo. De dentro dela, do seu conhecimento interior — ou memória — ela viu o que tinha acontecido. "Pensei no preto, e fiquei com medo. Entrei em toda espécie de fantasias com o preto." (Morte, enterros, vazio negro e assim por diante). Ela havia escorregado, saindo do simples contato com aquilo que acontecia dentro dela e entrado num pensar-sobre, trazendo recordações e associações — e amedrontou a si mesma. Eu posso arrancar o inferno de mim mesma com o meu pensar. De fato, não conheço nenhum outro lugar do qual o medo possa provir. Quando essa jovem deixou claro como tinha amedrontado a si mesma, produzindo seu próprio terror, apontou para o lugar onde estivera deitada e disse, com base na sua experiência antes do medo: "Ainda gosto daquele lugar no chão!" Ela havia se sentido muito bem ali.

Quando aparecem pensamentos amedrontadores e a pessoa os expressa, eu ressalto que são pensamentos e peço-lhes para refocalizarem seus corpos, ficando realmente em contato com o que está acontecendo e deixando ser. Quando meus pensamentos desaparecem, o meu medo desaparece também, e a imagem muda por si só.

A outra dificuldade que provém do pensar, é que quando eu deixo meu corpo ser, ele se exercita de muitas maneiras, com freqüentes mudanças, nada acontecendo por muito tempo. Se gosto especialmente de uma dessas maneiras e *penso* "Isto é gostoso. Vou fazer um pouco mais!" então eu estarei fazendo — recebendo instruções da minha cabeça, e o movimento não é livre.

Eu *faço demais*. Depois, meu corpo fica esgotado e eu não me sinto bem. Do mesmo modo, se eu *me faço* berrar, ou me faço continuar berrando, a minha garganta fica rouca ou áspera. Um berro espontâneo, ocorrendo por si só, é livre e fácil, e para a minha garganta é fácil também — tanto na hora quanto depois. Outro pensamento que provoca o forçar é "Eu quero passar por tudo (todas as minhas dificuldades) neste momento! Se eu continuar forçando, isso acontecerá." Isso é bastante freqüente, apesar das minhas instruções em contrário.

É minha responsabilidade dizer às pessoas que contem quaisquer dificuldades em que possam entrar, de modo que eu seja capaz de esclarecer o que está acontecendo e guiá-las. Com algumas pessoas faço isto com muito mais freqüência. Não posso ser responsável por aquilo que a outra pessoa faz. A situação é comparável a quando um clínico prescreve uma droga a ser tomada em certas doses, e o paciente toma em dose maior ou menor. Isto é da responsabilidade *do paciente*.

Um jovem que esteve conosco no ano passado tentou o trabalho corporal. Quando ele começou a se soltar, em pouco tempo sua barriga principiou a dar pulos, em seguida forçando a região pélvica. Isso continuou por um tempo muito maior do que qualquer outro movimento corporal espontâneo que eu já tinha observado. Perguntei-lhe se ele estava forçando e ele respondeu que sim. Eu o preveni; ele continuou. Ele pensava naquilo cómo sendo um dar a luz e queria forçar — como se ao forçar demais o próprio nascimento, ele ficaria completo. Nos dias seguintes ele relatou que os pulos da barriga ainda apareciam. Eu não estava *totalmente* esclarecida a respeito daquilo na época.

Ele foi a primeira pessoa a relatar aquela continuidade, — eu prefiro errar, questionando aquilo que sei — às vezes isso funciona, às vezes não. O mesmo se dá com aqueles que não questionam, que estão *seguros*. Eles pensam que sabem: eu penso que não sei. Ambos provêm do pensar. Quando eu me livro do meu pensar, então sei quando sei e sei quando não sei. Isso acontece mais do que costumava acontecer e trabalho conscientemente nesta direção. Nessas ocasiões sou precisa. Eu passava grande parte da minha vida pensando se era louca ou não. Agora eu sei quando sou louca e quando não sou.

Meus sentidos, a minha própria experiência e a permissão ao jovem para forçar, vieram todos juntos. Perguntei-me (pensando a respeito) se haveria algo que eu estava perdendo e assim por diante, e desrespeitei a mim e a ele no mesmo grau. O jovem me escreveu várias vezes — em intervalos de pouco mais de um mês — dizendo que ainda tinha pulos na barriga e que a pélvis também pulava, e que seus amigos achavam aquilo parecido com um ato sexual. Escrevi-lhe, fazendo-o recordar que não deveria forçar, e dizendo que não aceitasse interpretações de si próprio ou de qualquer outra pessoa.

Este ano ele voltou e disse que embora ainda tivesse os pulos na barriga, estes não vinham mais com tanta freqüência e eram muito mais suaves. Quando se deitou no chão, eles começaram e ele os apontou com o dedo. Desta vez, eu lhe disse que vinham da sua cabeça, que se soltasse deles e que entrasse em contato com alguma outra coisa em seu corpo. Desta vez o trabalho saiu muito bom. Ele também estava em boa forma sob outros aspectos: estava aberto em relação a mudanças em seus pais e assim por diante. Não era mais o Homenzinho Zangado, transformando outras emoções em raiva. E também me fez descer do pedestal no qual tinha me colocado e me enxergou como gente. Se essa firmeza teria ou não mudado os pulos na barriga um ano atrás, isso não posso saber. Não é possível voltar e refazer as coisas de outra maneira. Muita coisa mudou nesse meio tempo. O começo não seria *igual*. Não se pode fazer nada a não ser começar daqui, onde estou agora, onde você está agora. Perguntar-se se as coisas não teriam sido melhores se tivéssemos feito algo diferente é simplesmente meter-se em outra fantasia. Esse rapaz entrou nos movimentos corporais espontâneos agora e isso é bom.

Pensar durante o trabalho corporal da gestalt é o único risco que eu conheço. Meu corpo não está interessado em se machucar e não me machuca. Cada vez mais parece-me que *pensar-sobre* é o único risco para toda a raça humana. Pensar ligado à ação está muito bem. Não estou mais segura de que seja *necessário*. Estou totalmente convencida pela evidência — observando o que se passa na minha cabeça — que a maior parte do meu pensar é lixo e não traz nenhuma esperança. Eu passo algum tempo em grupos dirigindo as pessoas a prestar atenção ao pensamento, de maneiras específicas. Isto está tão relacionado com o trabalho corporal da gestalt que se mistura com o que estou escrevendo agora, mas eu o faço separadamente.

"Você não precisa fazer comentários contínuos sobre o que está acontecendo. Diga algo de vez em quando, de modo que eu possa acompanhar você." Isso torna possível eu acompanhar a pessoa e saber se ela está genuinamente soltando o corpo, ou fazendo coisas na cabeça. Eu escuto procurando saber quando ela relata algo da cabeça, e aponto o fato: "Isso é pensar. Entre de novo em contato com o seu corpo." Quando a pessoa faz isso, ela observa em si mesma o que se passa. "Estou com medo," "Estou culpando a minha mãe," "Não gosto do torpor"; esses são alguns exemplos. *Qualquer opinião* vem do meu pensar, e "bom," pode me colocar em apuros, tanto quanto "ruim"; é um fazer em demasia.

O torpor não é um sentimento ruim quando não tenho medo dele. Nessa situação, nenhum sentimento é ruim. O sentimento simplesmente é. Apegar-se àquilo que é. Algumas pessoas ficam espantadas em descobrir que quando entram em contato com a dor, em primeiro lugar a dor não os aborrece mais e então desaparece.

Nós controlamos nossos corpos o tempo todo. Este trabalho corporal é simplesmente descontrolar — deixar meu corpo fazer aquilo que ele quer fazer. Meu corpo sabe melhor do que eu o que o faz sentir-se confortável.

Na minha experiência de trabalho corporal de gestalt com centenas de pessoas por um período de vários anos, eu encontro dois extremos, com todos os tipos de variações intermediárias.

Um dos extremos é Laura. Um dia gastei meia hora com ela e no final, o contato que ela possuía com seu corpo não era maior do que no início. Pelo que eu conhecia, podia dizer que era zero em contato. Então terminei, pois a sessão de grupo tinha passado da hora e eu estava cansada. No dia seguinte, trabalhei com ela cerca de quarenta e cinco minutos e no final ela estava pelo menos um pouco em contato. No começo dessa sessão ela disse que a sua mente estava dominando sua cabeça e culpava os pais. Perguntei-lhe: "O que lhe faz culpar seus pais?" Ela pareceu não entender a pergunta. Eu a repeti. Ela disse: "Quando culpo meus pais, a mente que domina a minha cabeça vai embora." Eu lhe perguntei (neutramente — neutralidade é extremamente importante)". E você não quer experimentar outro jeito?" Ela ficou quieta durante quinze segundos e, então disse: "Sim", e o sim dela indicava claramente que estava disposta. Daí por diante, ela começou a sair às vezes do seu pensar e entrar em contato com o seu corpo. Começou a ter sentimentos que não eram pensamentos.

Na noite anterior, ela estivera no lugar quente (hot seat) com Steve, e não chegou a nada. Na noite posterior ao trabalho corporal ela ocupou de novo o lugar quente e liberou grande dose de emoção. E também diminuiu bastante o culpar rigidamente os pais. Desenvolveu alguma compreensão do seu pai e demonstrou algum afeto por ele. No final, estava perto de aceitá-lo e disposta a deixá-lo ser. Não chegou a tanto, mas o suficiente para julgar-se provável que algo mais se seguiria.

No outro extremo estava Arthur, que trabalhou primeiro com Steve, no lugar quente. "Não vai dar certo" caracterizava tudo o que ele dizia. Não adianta fazer ou tentar nada, porque não vai dar certo. Por três anos, ele tinha sido incapaz de conseguir um emprego. A partir de algo que Arthur tinha dito, Steve sugeriu que ele fosse um cadáver. Arthur se soltou um bocado, ficou deitado mais solto. Como cadáver, ele "não precisava fazer nem dizer nada" e, sentiu-se confortável. Mais tarde, naquela noite, Arthur colocou a cabeça nos meus ombros, segurou minhas mãos nas dele. Ele estava tentando entrar em contato e desesperadamente não sentia nada. "Estou morto." Seus dedos mexendo-se em torno dos meus pareciam feitos de metal com parafusos nas juntas. Rijo e frio, mexendo-se sem sentir. Nada de carne, nada de ossos.

No dia seguinte, quando ele se deitou no chão para tentar o trabalho corporal, disse: "É o fato de ser um cadáver ...(que me faz querer fazer isto)."

Quase imediatamente, os movimentos espontâneos o dominaram. Seus braços se cruzaram, suas mãos puxaram as bochechas. Ele estava numa agonia de dor que era visível e audível, às vezes expressa em palavras. Suas bochechas estavam entorpecidas e ele as puxava. Seus músculos estavam tensos como "cordas de violino." Ele ouvia música de violino. O chão debaixo dele vibrava. O teto estava pouco acima do seu corpo. Ele era um galho jogado pelos outros galhos numa tempestade — nada de tronco, nada de raízes. Mais e mais — jogado de uma tormenta para outra, sem trégua. "Eu estou me esmigalhando e caminhando para um abismo", disse ele aterrorizado. Eu intervim, dando-lhe uma almofada e sugerindo que ele a esmigalhasse. Ele fez isso durante algum tempo, timidamente e foi ficando mais quieto. Depois disse: "Eu senti algum poder esmagando a almofada." Não sei se teria sido melhor ou não, deixá-lo despencar no abismo. Não há meio de refazer a coisa e descobrir.

Quando lhe pedi para voltar a nós, ele olhou para mim (para mais ninguém) e teve medo. Perguntei-lhe se ele podia me ver e ele disse que estava "dentro e fora". Eu lhe disse que se ele não podia ver, tudo bem; isso acontece com freqüência quando as pessoas entram profundamente em fantasias, às vezes quando meditam por muito tempo. Não é preciso ter medo disso. Durante um longo tempo, ele me olhou com suspeitas. Então procurou minhas mãos e as segurou. Suas mãos estavam macias e quentes, os dedos do jeito que eu espero que sejam dedos. Ele disse: "Estou com medo que você esteja esperando alguma coisa." Ele realmente parecia estar com medo. Eu disse: "Não estou esperando nada: simplesmente estou aqui com você." Ele olhou como se ainda tivesse tido outro surto de medo, que o arrastou ainda mais; então disse: "Agora estou com medo disso."

Estas são apenas pinceladas rápidas, que reduzem mais de uma hora a pouco mais de uma página. Quando Arthur tinha se soltado um pouco mais, tomando consciência das outras pessoas do grupo, disse espantado: "Na lua... ou em marte... mas tudo isso acontecendo *em mim?*"

Pedir-lhe que voltasse a nós na hora em que pedi, foi algo sensitivo. Não posso dar razões por tê-lo feito. Se ele tivesse indicado querer se afastar, eu o teria deixado. Na verdade, ele não mostrou sinal de se afastar, e segurou minha mão por muito tempo.

Quando Arthur levantou do chão, ficou sentado numa cadeira de balanço, quieto e mole. "Estou balançando", disse ele "e agora está tudo bem". Deixou a cabeça balançar um pouco. Ficou sentado por um longo período em silêncio, então disse algo e então novamente o silêncio. Ele estava simplesmente dizendo algumas coisas de si mesmo, incluindo-nos, mas não parecia ter importância se nós o ouvíamos ou não. (Na noite anterior,

ele tinha dito muitas vezes: "Ninguém me escuta.")
"Eu vi todos os meus preconceitos." Uma longa pausa.
Eu não sei se a sentença seguinte referia-se à anterior
ou a alguma outra coisa. "Eu sabia," disse ele, "Agora
eu vejo." Na noite antes de ele partir, falou: "Não
quero ir embora", com uma expressão quente e sem
exigências ou apelos.

Não estou apresentando isto, ou qualquer outra
coisa, como uma "cura." Estou simplesmente descrevendo algo que pode acontecer com o trabalho corporal
da gestalt.

Entre esses dois extremos de Laura e Arthur existem
tantas outras pessoas cujo trabalho tem sido único e
gratificante — bem como muitos que estão bem mais
perto de Laura. Se ao ler sobre as pessoas que passaram com a sua maneira particular, você julgar que isso
sempre acontece, volte para Laura e leia sobre ela
mais algumas vezes.

Uma mulher com cerca de cinqüenta anos veio para
um *workshop*. Um homem que faz trabalhos com corpo
imediatamente observou: "Não há ligação entre a parte
de cima e a parte de baixo." Ao fazer o trabalho corporal de gestalt, a mulher observou isto por si só. Descobriu uma larga faixa em torno da sua cintura, como
se fosse uma enorme cinta, uma área na qual não parecia haver nada. Ela não sentia nada. Continuando, ela
reviveu a época em que era criancinha, amarrada à
perna de uma pesada mesa por meio de uma toalha,
com os braços atados às costas. A sua mãe a tinha
amarrado ali e deixado. Agora não consigo lembrar-me
da seqüência de fatos, mas a mulher juntou a parte
de cima e a de baixo, sem nenhum espaço vazio no
meio. Descobriu também que o sexo era importante
para ela porque tinha pouca ou nenhuma sensação em
seus órgãos genitais e arredores. Ela disse, humildemente: "Eu via isso nos outros e não conhecia em mim
mesma!" E acrescentou: "Não consigo pensar! Não
consigo pensar em nada!" Eu lhe disse para gozar isto

enquanto durasse. Ela podia falar e fazer agora observações acuradas. Não podia *pensar* — *sobre* nada, da forma que usualmente fazemos — trazendo recordações, associações, explicações, preocupações futuras ou "juntando as coisas" logicamente. A tagarelice que geralmente chamamos de "mente," estava quieta.

No meu grupo em Cowichan, quando eu estava em treinamento, um jovem chinês disse que queria fazer algo, mas não falar. Sugeri que ele deitasse no chão e tentasse o trabalho corporal. Em breve, ele estava se sacudindo violentamente, girando a cabeça e os olhos, a língua entrando e saindo enquanto ele chupava ar. Isso durou algum tempo, e então ele começou a tremer. Fritz entrou e sentou-se. Colocou as mãos nos joelhos do homem (seus pés ainda estavam no chão, os joelhos para cima) e disse-lhe para levantar os quadris e deixar o tremor entrar na pélvis. Mais tarde, Fritz perguntou: "Quantos anos você tem?"

"Quatro."

"A sua mãe está com você?"

"Não. Eu caí no escoadouro de arroz. Meu irmão me puxou para fora pela perna."

Eu uso esse recurso de segurar os joelhos para deixar o tremor entrar na pélvis. Certa vez, também foi necessário ter alguém para segurar os ombros do homem no lugar. Rich estivera trabalhando com um sonho e tido *insights*. Começou a tremer forte. Deitado no chão, o tremor ficou muito intenso e, eu pedi a um homem que segurasse os joelhos de Rich. Seus ombros então escorregaram pelo chão, de modo que ele ficou novamente horizontal. Com um homem segurando seus joelhos e outro segurando seus ombros, o violento movimento incluiu a pélvis, que também sacudiu de um lado a outro. Perguntei quantos anos ele tinha. Ele disse: "Dezesseis." Ocasionalmente, faço essa pergunta. Qualquer rotina é anti-gestalt. Quando não estou pensando e essa pergunta aparece, eu pergunto — sem procurar uma razão.

Algumas pessoas que dirigem grupos de gestalt o fazem mecanicamente, seguindo regras. Uma regra nova só me dá um peso novo a carregar. "Evitar é ruim" é uma das regras. Os líderes que percebem "evitação" ou qualquer outra coisa da forma como leram no livro, investem contra ela logo que a vêem. As pessoas também fazem isso fora dos grupos. Às vezes evitar é bom, é parte do fluxo e refluxo natural da pessoa e não se deve interferir. A mim parece melhor errar do lado da espera do que investir. Se a evitação for habitual, ela retornará. Às vezes ao acompanhá-la, a pessoa toma consciência do que está fazendo sem que seja preciso mostrar. Em todo caso, nada de investir. Isto provém da cabeça, com interesse do ego. É melhor ter isso presente e dizer o que está se passando dentro de mim. Mas isso também é ilusório. Se eu simplesmente disser as palavras, não terá havido mudança alguma em mim. Se presto atenção ao que estou fazendo, permaneço em contato com isto e sei o que estou sentindo; então, às vezes alguma coisa muda.

Volto a Rich. A sua liberação corporal foi muito forte e continuou durante bastante tempo. Na verdade nem sei durante quanto tempo. O que me chega à mente são vinte minutos ou mais. Quando acabou totalmente, sentou-se no chão, apoiando-se contra a parede, parecendo mole. Naquela noite, antes de sair perguntei-lhe se ele estava bem. Não queria deixá-lo sem ter certeza. Ele me assegurou que estava. Eu não estava certa, mas ele insistiu e eu saí, sabendo que ele estava entre amigos. Uma hora depois Rich batia à minha porta, quase freneticamente. Alguma outra coisa tinha começado a se resolver. Ele se deitou no chão e imediatamente começou a se contorcer, berrar e assim por diante. E então estava num quadrado de criança tendo um acesso de raiva. Sua mãe o tinha deixado e ido para a cama, chorando por não saber o que fazer com ele. Ele viu a mão do seu pai apagando a luz ao sair. Seu pai também não sabia o que fazer. O Rich, criança, continuou chamando pela mãe, dizendo o que não pôde dizer quando criança: "Mamãe! Não se preocupe! Eu estou bem, mamãe!"

É isso que consigo me recordar do que aconteceu, durante provavelmente uma hora. Houve pequenas pausas quando ele se sentia à vontade e depois, de novo a turbulência. No final, sentiu-se acabado. Sentiu-se aliviado e satisfeito. Ele também não estava em condições de guiar, e telefonou para que alguém o levasse para casa. Antes de sair, disse que os amigos com os quais eu o tinha deixado, começaram a fazer perguntas sobre o que se passara com ele. Isto o deixou frenético, e ele veio a mim. Quando chegou ao meu quarto, não havia nada que eu pudesse fazer a não ser ficar com ele e esperar que os vizinhos não se intrometessem. Seu organismo fez tudo.

Cerca de um ano depois, vi Rich novamente. "Quero lhe dizer uma coisa. Sempre que eu falava com a minha mãe no telefone, ela se preocupava comigo e eu ficava lhe dizendo para não se preocupar e ela continuava se preocupando. Depois daquela vez na sua casa, eu simplesmente disse: 'Estou bem!' — e ela aceitou. Mais tarde, fui ver a minha mãe e ela disse que queria falar comigo, mas que eu não devia lhe dizer nada porque ela estava muito doente. Ela me disse que queria comprar uma casa para mim e que eu devia arranjar um emprego... toda essa baboseira. Quando ela parou de falar, eu saí, mas depois entrei de novo e disse: 'Mãe, se você não estava em condições de me deixar falar, não deveria ter falado comigo.' E ela disse. 'Você tem razão.'"

Num grupo de fim-de-semana, eu fiz tanto o trabalho corporal quanto o trabalho de lugar quente, deixando as pessoas escolherem o que preferissem. Uma mulher, provavelmente com cerca de cinqüenta anos, escolheu o trabalho corporal, dizendo em pânico: "Eu andei arrastando a minha perna esquerda por tanto tempo, não agüento mais isso!" Lágrimas. Ela saiu do trabalho corporal dizendo para a perna esquerda: "Você me pertence!" Quando se levantou, caminhou com facilidade. Eu não sei absolutamente mais nada a respeito dela, a não ser isso. Às vezes a compreensão aparece, às vezes não. Mais uma vez, não estou falando de "cura". Eu não sei o que se passou depois disso. Eu sei sim, que ela descobriu que era capaz de andar com ambas as pernas, sem ficar arrastando uma delas.

Parece-me que isto deve funcionar da mesma maneira que o fato de eu saber que com 72 anos eu *consigo* caminhar facilmente. Às vezes eu me arrasto, me sinto desgastada, penso (sic). "Sim, estou velha. É isso que você tem que esperar," e assim por diante. Então fico cada vez mais desgastada e menos capaz de andar. Então me recordo da sensação de caminhar facilmente, com a qual me deparei muitas vezes de maneiras distintas: com Ilana Rubenfeld guiando-me através do método Alexander, com Al Huang através do tai chi (ou como ele o chama agora, *wu chi* que significa antes da forma), por meio do trabalho no lugar quente com Fritz. Eu sei que algo é possível. Eu descarrego meus pensamentos e a minha fraqueza — e volto a caminhar com facilidade. Se novamente eu *faço* meu corpo fazer as coisas, com razões tiradas da minha cabeça, estou de novo em apuros.

Uso o trabalho corporal com bastante freqüência, para me soltar depois de ter-me tensionado por causa do controle. A melhor maneira é quando estou sozinha num quarto, com espaço para deitar no chão. Sobre um colchão o trabalho é menos produtivo — embora na cama possa usá-lo para liberar meus pensamentos e dormir. Consigo entrar com mais facilidade e mais profundamente quando posso deixar os sons sairem sem a preocupação de saber que alguém pode estar se preocupando comigo. As coisas nunca acontecem duas vezes da mesma maneira. Nem sempre faço ruídos e quando os ruídos vêm, não são sempre os mesmos. Eu continuo entrando em contato mais profundo com o meu corpo, conhecendo-o melhor e fico impressionada com a variedade de ligações que passam por mim. Meu corpo não está preso a métodos ou sistemas para se libertar, e quando eu o deixo agir por si só, existem constantes mudanças naquilo que ele faz. Eu noto como meu pensar tenta "equilibrar as coisas", exige "simetria", e o meu corpo desconsidera isto. Meu pé esquerdo, por exemplo, executa uma espécie de dança no chão. Penso: "O meu pé direito também deveria estar fazendo isso." Meu pé direito está parado no lugar, a planta do pé no chão. Penso em movê-lo. Mas quando entro em contato com ele, o que automaticamente me retrai do pensar, o pé direito diz claramente que quer fazer alguma outra coisa. E eu o deixo fazer — enquanto o pé esquerdo continua dançando.

Tenho liberado meu corpo desta forma durante os últimos sete anos — às vezes com bastante freqüência, às vezes com freqüência menor. Às vezes não disponho de um espaço no chão ou não consigo ficar sozinha. Às vezes eu me envolvo em demasia com alguma outra coisa que esteja fazendo. É aí que melhor seria me retirar do que estou fazendo e deixar meu corpo se soltar. Muito freqüentemente não o faço. Às vezes, fico atada à minha cabeça e esqueço aquilo que é possível.

Vários anos atrás, foi-me pedido que exibisse alguns dos filmes de Fritz. Respondi que sim. Então fui convidada para jantar com "apenas algumas pessoas — cinco ou seis", antes de passar os filmes. Respondi que sim. Em vez disso, 20 pessoas se reuniram numa salinha para jantar, todas tagarelando. Eu me tensionei toda. Tensionar-se é rigidez, os movimentos corporais são difíceis e eu canso. E, então, os filmes. E, então, as perguntas. Depois disso, uma viagem montanha abaixo, até onde eu morava. Fui dormir sem fazer o trabalho corporal e acordei rija, incapaz até mesmo de fazer as coisas que queria fazer: — responder cartas, lavar a louça suja do dia anterior e assim por diante. Sentei-me com uma xícara de chá. Fiquei dando voltas na minha cabeça com a mesma velha estória: "Bem, você entra nessas coisas porque quer. Você sabia muito bem. Agora vai ter que passar um dia inteiro se recuperando." Eu não estava me castigando por causa daquilo, apenas revendo o que acontecera e as conseqüências. Dando voltas e mais voltas com a mesma bobagem. Podia ser que eu tivesse alguma idéia de que ao fazer isso eu estava aceitando o fato. Estava cansada, cansada, cansada e esperando viver com aquilo até o dia seguinte. Durante duas horas, foi o que aconteceu. Quando meu corpo está tenso, o meu pensamento fica tenso também e muito limitado.

Então me lembrei. Deitei-me sobre um chão irregular, de tijolos. Isso me foi tremendamente doloroso, no início. Então comecei a descontrolar o meu corpo. Cerca de quinze minutos depois, não tendo melhorado totalmente, mas estando confortável, chegaram uns amigos e me convidaram para ir com eles ao lago. A idéia parecia atraente. Eu quase disse *Sim*. Mas então notei a minha feliz vontade (atração vívida) de fazer as coisas da casa que eu não tinha podido fazer antes. Agora podia. Disse *Não* ao convite e, passei o resto do dia apreciando tudo cuidadosamente, sentindo *com* tudo que eu fazia e vendo alegremente as coisas serem feitas como num passe de mágica — sem "eu" no fazer. Como uma brisa, ou uma nuvem, ou uma árvore.

A primeira vez que entrei no descontrole de corpo, em 1955, antes de saber qualquer coisa sobre Fritz ou gestalt, fiquei com medo e não voltei a fazê-lo. Não estou muito certa de como entrei (na época eu fazia um bocado de experimentos), mas tenho muita certeza de que foi assim: eu tinha estado doente por alguns anos, vivendo sozinha, passando quase 95% do tempo na cama. A medicina me ajudava impedindo que eu me tornasse uma idiota, um vegetal, mas eu não melhorava. Parecia-me que a exaustão era uma interferência básica. Então, o que provocava a minha exaustão? Prestei atenção a tudo que me cansava e fiz o que pude para eliminar. Então, um dia tomei consciência de que algo que tinha se passado antes, no hospital, ainda estava me cansando. O que é que eu podia fazer com aquilo? Fantasiei a coisa acontecendo de forma a eu me sentir bem e me senti aliviada — e também meio feliz. Então repassei a fantasia, mais uma vez e mais uma vez e mais uma vez, introduzi mais detalhes para me aliviar. Agora não lembro exatamente do que aconteceu. Me lembro sim, de ter tido um pensamento "Graças a Deus estou sozinha! Se alguém me visse e me ouvisse, pensaria que estou sofrendo e tentaria me fazer parar."

Escrevi a Aldous Huxley a respeito disso. Ele escreveu: "Estou me defrontando com prazos finais por todos os lados... daí a demora em responder e a impropriedade desta nota a todos, exceto seus comentários sobre o pseudo-soluçar, tremer e sacudir, resultando numa sensação de liberação e abertura para a cura. Este é um fenômeno que observei em outros e experienciei em mim mesmo e parece ser uma das maneiras pelas quais a enteléquia, ou inteligência fisiológica, ou self profundo, se livra dos empecilhos que o ego superficial consciente coloca no seu caminho. Às vezes há uma recordação de material enterrado, com ab-reações. Mas nem sempre. E quando não há esta recordação, muitos dos resultados benéficos parecem ser obtidos quando o self profundo estabelece esta perturbação no organismo — uma perturbação que evidentemente solta muitos dos nós viscerais e musculares, que são resultados e companheiros dos nós psicológicos. Perturbações deste tipo eram comuns entre os antigos Amigos — o que os levou a serem chamados de Quakers. 'Quaking' (estremecer) evidentemente é uma espécie de equivalente somático da confissão e absolvição, uma recordação das memórias enterradas e ab-reação a elas, com a dissipação do seu poder de continuar causando danos. Nós devemos ser gratos às dádivas menores e mais singulares — e este estremecer evidentemente é uma delas; e de maneira nenhuma, a menor."

Seguramente não entendi tudo isso, mas me pareceu animador. Eu não sabia o que eram ab-reações e perguntei a um médico. Ele contou o que *vira* quando um homem, que tinha estado na explosão de uma mina, mais tarde a reviveu, desta vez soltando o que tinha reprimido naquele momento — possivelmente por questão de sobrevivência, de modo a poder fazer aquilo que era preciso fazer. O médico fez a coisa soar aterradora. Eu fiquei com medo de entrar naquilo sozinha.

Depois disso, uma ou duas vezes quando estava desesperada, entrei na tremedeira, no murmúrio e assim por diante. Mas eu não sabia como fazer a coisa se movimentar quando não estava desesperada. Mais tarde, aprendi com Fritz como fazê-lo. Agora, não fico desesperada e consigo descontrolar com bastante facilidade. Tendo ocasionalmente me deitado no chão, fica mais fácil descontrolar-me durante qualquer coisa que esteja fazendo e, até certo ponto, também em público. Agora a carta de Huxley está completamente clara para mim e, embora ele use palavras diferentes, está dizendo a mesma coisa.

Quando guio pessoas num trabalho corporal faço-as recordar que não procurem "significado", o que é novamente pensar. Certa vez, estando deitada no chão, a minha boca mudou, fazendo-se sentir com uma grande forma oval, mostrando meus dentes. Pensei: "O que está acontecendo? Será que eu quero morder alguém?" Não me parecia. Puz de lado o significado ou explicação e deixei acontecer. Pareceu escorregar um líquido dos cantos da minha boca e então um filete e, então um jorro e, então o líquido se transformou em sangue e lágrimas. Era só sentimento. Deixei fluir. No final senti-me aliviada — como se todas as lágrimas e sangue que eu tinha retido tivessem jorrado para fora de mim. Esse foi o significado que me ocorreu. Eu não o teria encontrado procurando por ele. Não sei se ele é "verdade", só sei que a experiência é verdadeira, inquestionável. Não é preciso questionar. A felicidade esteve presente, e uma sensação de purificação. Se alguém me tivesse *visto*, certamente me teria "visto" sofrendo.

Quando deixo o meu corpo ser, livre para fazer aquilo que faz, minha respiração sempre fica mais profunda, mais forte e às vezes se torna realmente forte. Eu me sinto como um número oito deitado — meu peito se expande e então o fluir para a barriga como que descendo uma encosta, minha barriga se expande (enquanto meu peito se contrai) e o fluir de volta para o peito. Quando isso sucede, também sinto a respiração em lugares nos quais geralmente não tenho consciência dela — nas costas, nas pernas, às vezes nos pés. Quando uma jovem envolveu-se na minha sala, disse feliz: "Posso sentir a respiração nos meus pés!" Eu ainda não tive essa sensação passando totalmente pelos meus ombros, subindo pelo pescoço e, entrando na cabeça. Parece-me que há possibilidade — como pequenas bolhas em toda parte e tudo em movimento. Eu gostaria de passar mais tempo explorando desta forma. O fato de não fazê-lo é o meu próprio jeito de funcionar. Não existe nada que me impeça, a não ser o que eu coloco.

Ao guiar as pessoas numa liberação corporal gestalt, não digo o que elas devem procurar (exceto qualquer desconforto presente), ou o que devem esperar. Eu não sei o que procurar ou esperar. Uma psiquiatra chilena disse: "Ah! Eu tenho esse lugarzinho chato nas costas e, pensei que ia ter que viver com a dor para o resto da vida. Agora eu vejo o que estava fazendo!" Eu não sabia que ela tinha as costas ruins. Um francês liberou seu lado esquerdo acima da cintura e disse: "Eu tinha uma ferida. Agora eu vejo como eu a mantinha." Ele parecia bastante feliz, afagando o lugar que tinha conseguido liberar.

Uma mulher que estava trabalhando muito bem, acompanhando o fluxo do seu corpo, sentindo-se bem ao fazê-lo, disse: "Sinto como se estivesse sendo puxada para um canto." Sugeri que ela se deixasse ser puxada para o canto. Em vez disso, ela se levantou e teve um diálogo com seu eu-menininha a respeito de ter medo. A mim, o diálogo pareceu superficial e terminou rapidamente com um "Nenhuma de nós tem medo." Ela ficou satisfeita. Eu deixei passar. A minha experiência diz que eu estrago tudo sempre que tenho objetivos, seja para mim mesma seja para os outros. No dia seguinte ela disse: "Estou assumindo a minha raiva. Nunca fiz isto antes. Agora estou fazendo." Ela trabalhou no lugar quente e logo estava num canto com seu pai gritando com ela. Ela se tornou seu pai, berrando e o movimento continuou daí.

Com outra pessoa, a coisa poderia ter sido diferente. Talvez outros teriam se fechado. Deixar cada pessoa se mover à sua própria maneira, no seu próprio tempo. Eu não sou tão sábia a ponto de saber o que outra pessoa deve fazer — ou quando deve fazer. Eu posso expressar algo que se passa em mim, "Eu imagino que você não quer continuar", ou algo parecido, mas sem forçar ou ditar o que a outra pessoa deve fazer. As pessoas escolhem vir a mim. Elas também escolhem quando parar. Quando o parar é o que está acontecendo, também o deixo acontecer. Fazer isto em grupos me ajuda a viver mais à minha própria maneira, em qualquer lugar que esteja, em qualquer coisa que faça. Esta me parece uma forma de vida melhor do que manipular a mim mesma e aos outros. Eu me sinto melhor. Mais à vontade, menos conflito (com os outros e dentro de mim mesma), e muito menos sofrimento.

Um australiano, com 1,95 m de altura, ficando bem reto, descobriu por meio do trabalho corporal o quanto comprimia a espinha para parecer mais baixo.

Às vezes me parece que "nada aconteceu" na outra pessoa. E então, seis meses ou um ano depois, eu a encontro e ela me conta excitada o que aconteceu e, que ainda continua agora. Uma mulher que não fez nada no grupo escreveu: "Eu tenho feito o trabalho corporal e ele funciona!"

Às vezes, uma pessoa que ficou bloqueada no lugar quente pede o trabalho corporal e começa a mover-se. Um terapeuta que se bloqueava repetidamente, depois de algum trabalho corporal começou a falar e a ouvir a si mesmo. Ele viu claramente o seu conflito, em vez de vê-lo através de um nevoeiro e chegou a saber o que queria. Voltou para casa e fez o que tinha a fazer.

O que é, é — e entrando em contato com o que é, algo muda. Uma mulher disse: "Não há nada entre os meus ombros e a minha cabeça. Meu pescoço sumiu — só espaço."

"Fique em contato com esse espaço."

Não me recordo em quê o espaço se transformou, mas ele se transformou em pouco tempo. Tudo se transforma, se eu deixar.

Nos *workshops* deste verão, Steve começava o dia com as pessoas do grupo fazendo wu chi — a essência tai chi que precede a forma. Nós a aprendemos com Al Chung-liang Huang. Do wu chi, o grupo passa a trabalhar com espaço, um trabalho quase todo externo e levam o que podem do wu chi para *como* fazem o trabalho. Através disto, um homem descobriu o tensionamento do seu corpo, especialmente dos seus braços e ombros. Ele os liberou muito e também uma boa parte do seu tronco, por meio do trabalho corporal — vigorosamente e sem efeitos posteriores. Seu corpo esticou enormemente, de maneiras estranhas e mutáveis, claramente espontâneas. Poucas horas depois, ele me disse que não tinha liberado as pernas e que gostaria de fazê-lo.

De noite, deitado no chão, seus pés ficaram no ar (espontaneamente) e começaram a pedalar. Então ele disse que gostaria de chutar. Coloquei uma almofada pesada contra a parede e ele chutou forte. Então disse: "Estou vendo rostos — montes de rostos — todas as pessoas que me forçaram a fazer coisas. Eu quero chutá-las. Eu as ODEIO!" Ele continuou chutando. Então, um rosto se destacou — um técnico de atletismo. Jim se levantou e pisou na almofada até ela acabar e sentou-se. Perguntei-lhe se ele queria falar com o técnico e, ele quis. No diálogo, Jim disse (como um rapaz de dezesseis ou dezessete anos): "Eu só continuo com o atletismo porque quero a atenção das garotas", e o técnico disse: "Eu também não gosto, mas é o único meio de eu estar perto de algumas pessoas". Com a compreensão clara de Jim, toda a raiva se foi.

Deste diálogo, ele passou para outro com uma mulher com a qual estava vivendo e viu claramente que jamais iria na direção que ela o forçava a ir — e que ela jamais iria na direção que ele a forçava. Ele viu como cada um dos dois esperava que o outro mudasse. Isso não lhe era totalmente novo, mas foi a primeira vez que ele viu com clareza a situação, despida de fantasias.

Há pessoas que não conseguem nada com o trabalho corporal da gestalt. Uma mulher muito linda e confiante veio ao grupo "por" seu marido — "porque ele precisava." Ela própria não era parte. Com o trabalho corporal, chegou a deitar-se no chão. Ficou ali deitada por algum tempo, sorrindo, disse quão confortável se sentia, levantou-se, sorrindo e dizendo "Eu não preciso disso". Parece-me que fui omissa em não dizer-lhe algo que se passava em mim. Não sei se teria provocado alguma mudança nela, mas teria provocado alguma mudança em mim. Mas erros são erros, e todos nós os fazemos e, é melhor esquecê-los — especialmente quando não podemos fazer nada. Al Huang diz, ao ensinar o wu chi: "Se você cometer um erro, não tente corrigí-lo. Continue e você estará fazendo de novo as coisas certas". Se eu tento corrigir o passado, como posso estar presente?

Estou interessada em familiarizar algumas pessoas com esta maneira de descontrolar, de modo que *elas* possam prosseguir sozinhas. Se elas a escolhem ou não, depende delas. Aprender a fazer as coisas sozinha é importante para mim, em grande parte por uma questão de conveniência. Quando não dependo de outra pessoa, não preciso marcar encontros (terapeuta, massagista ou seja lá o que for), não preciso combinar o meu tempo com o tempo deles, não fico frustrada quando não posso estar com eles nas horas em que necessito e, assim por diante. Isto se aplica no caso de a pessoa ser um profissional pago, um conhecido ou alguém próximo a mim. O meu tempo e o deles nem sempre combina.

Aproximei-me de Fritz para aprender dele e o que aprendi dele posso agora fazer sozinha — por mim mesma. Um ano depois da morte do Fritz, notei que estava aborrecida por algo que ele tinha dito a meu respeito num grupo e que não era verdade. Eu tinha acabado de trabalhar no lugar quente e o que ele disse foi de mínima importância, naquele momento e nos dias seguintes. Um ano depois, ainda não tinha importância, mas agora estava me incomodando. Comecei a escrever uma carta a respeito, para esclarecer as coisas para mim mesma (um velho hábito). Então, larguei a caneta e puxei uma cadeira. Em menos de cinco minutos de diálogo percebi — através de mim, completamente, não intelectualmente — "Eu não o perdoei por ter cometido um erro!" E então todo o meu corpo se libertou, se soltou e se aqueceu com o perdão. Desde então, o que ele tinha dito passou a ser uma lembrança morta. Eu posso me recordar, mas não existe nenhuma vida naquilo. Como um pedacinho de papel sendo levado pelo vento. Logo que o percebo, ele já se foi. E então pensei: "Fritz querido. Ele me deu a complicação *e* os meios de sair dela sozinha". Eu compartilho o que aprendi de modo que outros possam aprender e fazê-lo sozinhos. Gente que quer as coisas feitas *para* si, não ganha muito estando comigo.

Eu caio em muitas das armadilhas dos outros. Depois da minha primeira sessão com Al Huang, pensei: "Ah! Recebi tanta coisa com ele! Quero mais! Como é que posso estar logo de novo com ele?" Então percebi: "Não estou *usando* agora o que aprendi desta vez!" Eu me ocupei e então foi fácil viver sem saber quando estaria com ele novamente. Um ano depois isto aconteceu facilmente — sem forçar — como se os portões tivessem se aberto e eu tivesse deslisado através deles. Desde então, quando nós estamos em caminhos separados, eu tenho a sensação de que ele está andando na direção dele e eu estou andando na minha e, quando os nossos círculos wu chi se completarem e se encontrarem, nós estaremos juntos — e durante o resto do tempo não estaremos. Sair da minha cabeça por meio do trabalho corporal me coloca nesta corrente ou fluxo, onde tudo vem e vai e se encontra ou não se encontra. *Usar* mesmo um bocadinho do que aprendi já provoca uma mudança em mim. Aprender mais e mais com a cabeça e não usar, não tem valor — exceto para impressionar os outros, e para mim isso não tem valor.

Em grupos, atualmente, costumo começar com o que é tão simples — extremamente difícil para alguns: diferenciar entre o óbvio e o que é fantasia ou imaginação. É básico ter clara esta diferença e, ao tê-la clara, de início estaremos poupando montes de explicações posteriores.

Duas pessoas sentam-se uma em frente à outra. Elas se revezam dizendo: "Para mim é óbvio que... seu cabelo é marrom, você tem uma mancha na bochecha, você está sorrindo, seus dedos estão se mexendo". Se disserem coisas como: "que você está nervoso, que você está feliz, que você é amigável" — *qualquer* tipo de interpretação — isso é mostrado. O que é óbvio são movimentos, sorrisos e assim por diante. E então, se não tiverem incluído a si mesmos, eu os faço ver que aquilo que sucede dentro deles é óbvio para *eles*, embora possa não ser óbvio para o outro. Então também dizem coisas como: "Para mim é óbvio que... estou falando muito depressa, respirando depressa, estou nervoso fazendo isto, estou me sentindo amigável em relação a você, não quero continuar com isto", ou qualquer outra coisa que esteja acontecendo dentro deles próprios. Quando as pessoas *realmente* fazem isso, sentem-se confortáveis uma em relação à outra e consigo mesmas, com muito mais facilidade. Ao mesmo tempo, entram em contato com a diferença entre o que é real e o que é fantasia. Descobrem como aquilo que imaginam se interpõe no caminho de realmente estar com a outra pessoa.

É claro que alguns tentam ser "bons alunos" e tirar uma boa nota, e fracassam ao entrar em contato com qualquer coisa. Usualmente isto chega a mim através das suas maneiras. Eles fazem as afirmações rapidamente, bastante tensos, como se estivessem dando respostas e tentando alcançar um índice, em vez de estar em contato com a outra pessoa e consigo mesmos. Conservam-se tensos em vez de ficarem mais à vontade à medida que progridem. Então lhes digo isso, como sendo a minha imaginação sobre eles, para que comprovem ou neguem. Geralmente a sua resposta é um vigoroso meneio de "Sim, é isso que eu estou fazendo." Então lhes peço para irem mais devagar, não prepararem a próxima resposta enquanto a outra pessoa fala. Primeiro ouça o outro, então diga o que é óbvio *agora*.

Tornar presente a diferença entre observação e pensamento é um bom começo para o trabalho corporal. Aprender a entrar em contato com o corpo é simplesmente tomar consciência do que é óbvio dentro da sua pele, *sem pensar nisso*. Tanto quanto olhamos em demasia para o que está sucedendo do lado de fora, a maioria de nós está desligada do que se passa do lado de dentro — e ainda mais desligada daquilo que está querendo acontecer.

...E então, notei que meus olhos estavam se cansando. Não podia ver direito. Eu estivera elaborando este manuscrito durante horas. Deitei-me no chão, joelhos para cima, plantas dos pés no chão.

Primeiro: rosnados e gemidos. Então um suspirar forte. Então inspirações seguidas de suspiros. Então, os músculos das bochechas e do maxilar começaram a se soltar. Isso foi doloroso, mas com a estranha qualidade de saber que era doloroso e não sentir dor.

Então meus ombros começaram a se soltar, como se estivessem se lançando ao chão. Com isso uma gostosa sensação de rede.

Mais suspiros, mais cair de ombro no chão.

Os braços se soltando. Então os músculos das palmas das mãos, com a mesma sensação forte de dor/não dor. Então os músculos próximos à virilha se soltando. Eu os sinto se soltar. Os músculos da coxa... a barriga da perna... então os pés.

Meu corpo (eu agora — estou sendo intensamente o meu corpo através do meu não-pensar, e então não existe "eu") rola sobre o lado esquerdo, o joelho esquerdo dobrado — a perna direita esticada, os artelhos quase tocando o solo, aumentando o esticão. A perna direita se dobra, se levanta, joelho na cintura — já estou me sentindo *bem*... interrompo para escrever isto. Toda vez que me vinha o pensamento de recordar o que acontecia de modo a poder escrever depois, eu soltava o pensamento e simplesmente *era* o que estava acontecendo. Em contato. E agora isto escreveu-se a si mesmo e, eu o vejo claro e acurado — nada de me perguntar se não misturei as coisas, como acontece quando não me torno presente no momento em que acontece — como tomar notas.

Levantei-me depois de escrever e andei um pouco, sentindo-me muito mais livre, tanto que chamei de "livre". Mas esta é apenas uma liberdade relativa. Meus músculos ainda estão se soltando. Eu os sinto a se soltar...

Quando uma pessoa se queixa que está com uma dor de cabeça terrível, eu digo: "Entre em contato com ela!". Freqüentemente vem a resposta: "Eu estou! Estou cansado de saber que dói! Não consigo pensar em mais nada!" Este "saber" é diferente de tomar consciência, de estar em contato. Eu posso andar pela rua *sabendo* que há asfalto sob os meus pés, prédios de ambos os lados, pessoas passando e mesmo assim, não estar em contato com nada. Minha cabeça está cheia de fantasias ou falas e eu não tenho consciência nem mesmo disso. Isto é maia, o mundo da ilusão. Nada real. Nada *presente*. Eu não estou aqui.

Quando ando por uma rua *tendo presente* o movimento do meu corpo, dos meus pés na rua, das pessoas passando (seus olhos, roupas, postura, se estão acordadas ou parecem estar sonhando), o ar, e assim por diante, então todo o meu mundo é diferente. Eu não posso sentir essa presença programando a mim mesma: "Sim, eu preciso prestar atenção nisso, preciso ver aquilo, tenho que estar sempre presente". Esta é outra obrigação, outro peso nas costas. Eu devo me livrar de todos os pesos. É aí que entra a malícia: chegar a algo diferente, sem estabelecer uma série de regras para mim mesma. Com *qualquer* regra eu ainda estou na armadilha — na mesma armadilha.

Certa vez comprei um pequeno jogo de GO, e nele havia um livreto que dizia conter todas as regras (cerca de 57, segundo me recordo) e que "É claro que no GO só existem umas poucas regras. O resto é colocado para o ocidental que precisa de regras na cabeça".

Gestalt não são regras. (Tao, zen, wu chi e outros, também não são). Sempre que noto que estou seguindo uma regra, fico sabendo onde não estou — mesmo que a minha regra seja tornar-me presente. Indo *contra* as regras, estou no mesmo barco. Mover-se sem regras não é difícil em si: simplesmente me movo e faço as coisas da maneira apropriada, dentro das circunstâncias deste momento. *Convenções* requerem que eu atue de determinada maneira, seja ela apropriada ou não. Sem regras, às vezes me movo convencionalmente, às vezes não.

Qualquer regra, porém, por melhor intencionada que seja, em algum momento causa complicações, porque tudo está sempre mudando e eu não posso prever o futuro no instante em que faço uma regra — para mim ou para alguma outra pessoa. Eu tinha a regra de ser honesta com o meu filho jovem. Então, quando todos os meus sentidos me disseram para não ser honesta uma vez, e eu os segui, fiquei me torturando por não ter sido honesta. Esta tortura, auto-administrada, não só me enfraqueceu, como também muitas vezes me bloqueou a consciência daquilo que estava se passando no momento.

Parece-me impossível fazer um trabalho realmente bom em terapia com alguém, sem primeiro eu mesma ter passado por ela. Então, reconheço tanta coisa mais do que está se passando na outra pessoa. Estou num território que me é familiar e posso ajudá-la a manter-se afastada dos caminhos errados, deixando-a explorar todos os caminhos certos. Por "errado" eu entendo simplesmente aceitar instruções da mente em vez de aceitar do corpo. Ao fazer isso, é claro que estou separando "mente" de "corpo", o que não é possível. Mas é uma distinção útil que me ajuda por algum tempo a juntar e ficar livre das divisões, discussões, conflitos e assim por diante.

Quando descontrolo o meu corpo, que é o trabalho de liberação corporal da gestalt, ele atua inconvencionalmente — por algum tempo. Eu sou meu corpo. Por enquanto, atuo inconvencionalmente. Meu corpo faz suas próprias ligações quando deixo meu organismo ser. Digo às pessoas para não procurarem significado, mas não digo que não há significado. Quando *procuro* o significado, eu o faço na minha cabeça, no meu intelecto, onde não se pode encontrá-lo; e posso ficar muito frustrada procurando algo que não consigo encontrar — e desanimada e confusa. Ou posso me apegar a um significado que satisfaça a minha razão, mas que seja falso. Às vezes os significados não aparecem, às vezes aparecem. Deixe ser o que é. Eu me libertei, ou me esvaziei do refugo, meu corpo se exercitou, com ele próprio sabendo como fazê-lo. Eu me sinto jovem e ávida. Quando os significados aparecem sozinhos não existe a procura, eles são simplesmente aceitos, como "Sim, é verdade", sem confusão.

Deixe ser o que é. Não tente transformar em alguma outra coisa. Esta é uma interferência artificial, não organísmica, não minha. Quando solto tudo que *penso* que sou — "bom" e "ruim" — o que sobra sou eu. Qualquer conceito que eu tenha a meu respeito só serve para impedir o caminho. Abe Maslow ficou triste com o que aconteceu com muita gente ao ler o que ele escreveu sobre "gente que se auto-realiza" ("self-actualizing people"). O que fizeram foi muito estranho. Eu recebi um bom número de cartas dizendo: eu sou uma pessoa auto-realizada. Maslow disse que certamente tinha esquecido de colocar alguma coisa. Fritz colocou o que faltava. Ele viu que a maioria das pessoas realizam um autoconceito. Isso não é *auto-realizar*. O meu *auto*-realizar, quando acontece, é cheio de surpresas — ele me surpreende. Eu não estou realizando um autoconceito.

Saber que sou uma escritora um tanto conhecida, que alguns dos meus escritos foram traduzidos para outras línguas, isso não me faz mal enquanto não penso a respeito. Quando não penso, não tenho imagem de mim mesma "como escritora". Se eu tivesse tal imagem (ou qualquer outra de mim mesma) me moldaria à imagem, eu me fabricaria para agir, falar e responder conforme a minha imagem. Criaria uma ilusão e *pensaria* que a ilusão sou eu.

Meu corpo não conhece esse absurdo. Ele não tem pretensões. *Eu* me sinto bem quando meu corpo se faz sentir bem — o que acontece quando sou boa para o meu corpo. Meu corpo é *agora*, e agora é o único momento que posso fazer algo. Tente ler esta frase um instante atrás — ou daqui um instante.

Através do fazer repetidamente, meu corpo assume o controle com mais facilidade, com mais rapidez. Uma das coisas que me fascina é que eu posso chegar a um ponto de equilíbrio, no qual não estou forçando nada e tampouco retendo nada. Isso é wu wei. Eu não fazer. É um ponto gostoso de se chegar, como uma lâmina de barbear. Observando mais e mais intensamente, descubro como é fácil *pensar* que não estou fazendo nada quando na verdade estou fazendo algo: cutucando um pouco para prolongar algo presente, ou contendo-me um pouco por causa de noções na minha cabeça. Isto é particularmente verdadeiro quando sinto em mim a onda de vida que geralmente chamamos "sexo". Eu fico cutucando para aumentá-la, forçando um orgasmo, ou contenho um pouco para não ficar desapontada com a falta de orgasmo. Quando jogo tudo isso fora e deixo esse fluxo de vida ser — apenas ser, sem expectativas — sinto-me forte e viva, sem necessidade de mais nada além disso. Nenhuma dissipação desta força, ou poder, ou espírito, ou como quiserem chamar, num orgasmo. Então me sinto jovem — *muito* jovem — antes de ser apresentada ao sexo. A minha felicidade é, e eu estou inteira, sem precisar de alguém ou de alguma coisa para me completar. Sem necessidade de tocar ou ser tocada para sentir-me quente, fácil e viva.

VAZIOS, VAZIOS, VAZIOS*

Barry Stevens

Quando, cerca de um ano atrás, entrei numa viagem de fantasia gestáltica, no final recebi instruções de dar ao homem da loja** algo em troca daquilo que havia recebido dele. Eu lhe disse, em fantasia: "Há somente uma coisa que eu quero lhe dar e não posso tolerar dar isso a você".

"O que é?" perguntou ele e eu respondi:

"Todas as palavras e pensamentos da minha cabeça".

"Ah", disse ele, "isso não é nada! Pode me dar todos eles a hora que você quiser." Seus gestos diziam que eu podia despejá-los quando quisesse. "Eles não são nada", disse ele de novo. Então eu os vi como gases que não ocupam espaço e se dispersam rapidamente, não deixando nada atrás. Que alívio! Eles tinham parecido tão pesados e tangíveis na minha cabeça, mas *realmente* não eram nada.

Palavras. Que vida estranha, vivemos com as palavras! Todas as palavras que foram despejadas pela minha boca e pelos meus dedos. Todas as palavras que ouvi, e todas as palavras que li.

Todas as palavras em livros e documentos e registros e ordens e contratos e cartas. Todas as palavras em

---

* No original, Voids, Voids, Voids (Noddings). (N. do T.).

** Viagem de fantasia gestáltica descrita em *Tornar-se Presente,* desta mesma editora. (N. do T.).

fichários e arquivos, sobre as mesas, dentro das mesas, nos jornais, cartazes, anúncios no metrô e nos ônibus, revistas, jornais, manuscritos não publicados, canções, filmes, nas Atas do Congresso, correspondência de primeira classe, correspondência inútil, rádio e TV...

E todas as palavras que não apareceram em lugar nenhum, exceto na minha cabeça — às vezes vistas, às vezes ouvidas. Quantas palavras passam na minha cabeça por dia?

Palavras — faladas ou não faladas — palavras que atraem, entretêm, concordam, aplaudem, consolam, perdoam, ameaçam, pregam, "ensinam", manipulam, punem, prometem, reafirmam, confortam, exigem, questionam, humilham, confundem, elogiam, apavoram, enganam, condenam, respondem, descrevem, desculpam, impressionam, comparam, discordam, suplicam, adulam, convencem, seduzem, rotulam, resistem, aprovam, revelam, aplacam, amolecem, competem...

Quanta atividade naquilo que as palavras fazem!

Onde está o meu fazer?

"Com quê foi que você esteve envolvido durante toda sua vida?"

Quantos de nós responderiam: "Palavras"?

Quando não tenho consciência de quanto a minha vida é gasta com elas, o fato permanece.

"*Homo loquax*, o animal falante, ingenuamente maravilhado com a sua maior conquista", escreveu Aldous Huxley. Krishnamurti diz: "Observe os pensamentos por trás dos pensamentos". Eu não sabia o que ele queria dizer, mas procurei-os e eles ali estavam. Faça agora uma pausa e procure você mesmo.

Fritz referia-se a si mesmo como terapeuta: "Eu tento ao máximo não pensar". Quando ocupei o lugar quente com ele, pelo menos durante alguns instantes não tive pensamentos. Então, — e só então — ajo e falo espontaneamente — e o que acontece, nunca antes aconteceu.

Em Cowichan, nas quinze horas da primeira semana em que ficamos trabalhando com tomada de consciência, às vezes Fritz nos dirigia para os nossos pensamentos — e para os pensamentos por trás dos pensamentos, ou por trás das palavras que dizíamos. Formávamos par com alguém, falando da maneira habitual, sempre que ele pedia que o fizéssemos. Por trás do que eu estava dizendo para o jovem com quem falava, meus pensamentos eram: (ressentidamente) "Escola! Exatamente como uma escola!" Quando Fritz disse: "Você sempre fala com alguém. Com quem você está falando?" Reconheci que estava falando com Fritz. Eu me levantei, fui até ele e lhe disse. Ele fez um meneio de ter ouvido e não respondeu nada. Fiquei um pouco triste por ele não ter dito nenhuma palavra de aprovação — e ainda mais feliz por ele não ter dito. Aprovação está relacionada com desaprovação. Não posso ter uma sem a outra e viver como se fosse gangorra, no alto com a aprovação, embaixo com a desaprovação.

"Tenha presente o seu pensar e o seu tom de voz..." dizia Fritz. Antes eu não tinha reconhecido que as palavras na minha cabeça tinham um tom, como todas as vozes têm. Nós já tínhamos trabalhado com a voz falada, dizendo: "Como minha voz eu sou...", descrevendo a nossa voz no momento em que a ouvíamos. Ouvir o tom de voz na cabeça era algo novo para mim.

Fritz nos fez entrar em contato com nossa voz no peito e deixá-la sair como uma canção. Quando eu fazia isso, não tinha pensamentos — nem palavras — só o som.

Outra forma que Fritz usava para nos tirar do pensamento era o que ele chamava de "Vaivém".* Ele usava o conceito de duas áreas de consciência: tudo fora da pele, e tudo dentro da pele. Interferir com essa tomada de consciência era o que ele chamava de "zona intermediária". Às vezes a chamava de zona desmilitarizada. Eu a chamo de minha zona de tagarelice, na qual tem lugar todo o bate-papo na minha cabeça. Fritz nos fez praticar o vaivém entre a consciência do dentro e do fora que às vezes ocorria da seguinte maneira:

---

* Exercício descrito em *Tornar-se Presente*, desta mesma Editora.

"Agora tenho presente o sorriso no rosto do George. Agora tenho presente que os braços dele estão cruzados. Agora tenho presente a tensão na minha perna e a rigidez das minhas costas.

Agora tenho presente a luz do sol que está na sala e a cor do vestido da Ida — é vermelho, um vermelho com um pouco de amarelo. Agora tenho presente o vermelho escuro nas sombras das pregas da saia.

Agora tenho presente que estou respirando depressa e que os meus braços estão formigando".

E assim por diante. Quando faço isto totalmente, a zona de bate-papo é superada e a consciência do dentro e do fora vêm juntas. Eu sou inteira — nenhum pensar bloqueando-me daquilo que é. Dizer: "Agora tenho presente..." no início às vezes parece tedioso, repetitivo e desnecessário, mas isto se acalma e me ajuda a refocalizar algo agora. Sem isso, tenho a tendência de perscrutar, movendo-me rapidamente daqui para lá. Mesmo com as palavras "Agora tenho presente..." algumas pessoas ainda fazem muito disso. Fritz chamava isso de Abordagem Supermercado ou consciência gafanhoto: ver isto e aquilo e, não ter nada *realmente* presente. Não estou em contato com nada. Uma vez, ao fazer isto, eu estava tentando obter bons resultados. Isso não é ter presente. Simplesmente dizer as palavras não é tornar presente. Não estou fazendo o que digo que estou fazendo. Meu dizer e o meu fazer não são congruentes. Quando faço o que digo, então (na hora) estou *aqui* — dentro e fora se juntando, vibrando, vivos, sem nenhuma interferência da zona de tagarelice. Experienciar isto apenas uma vez já é querer mais. Eu chego a isso quando presto atenção ao que se passa dentro e fora de mim — sem pensar a respeito. *Observação*. A observação simplesmente observa, sem julgar, sem dar opinião. Nesses momentos, distingo coisas como "folhas verdes" e "galhos mortos" sem compará-los, sem dar-lhes valores distintos. E, afinal, qual é o valor de qualquer um deles, a menos que eu esteja juntando lenha para o fogo, ou procurando uma sombra para descansar? São valores *mutáveis*, que variam de acordo com a minha necessidade do momento. Quando simplesmente observo folhas verdes e galhos mortos, sei onde eles estão para a hora em que eu necessitar deles. Meu corpo conhece o conforto dessa simples observação, liberta de julgamentos ou opiniões.

Em grupos, atualmente, quando peço que as pessoas observem os pensamentos, às vezes pergunto: "Como o seu corpo se sente quando você pensa isso?"

Todas as palavras que se passam na minha zona de tagarelice são fantasias. Mesmo quando são imagens em vez de palavras, estas imagens estão ligadas ao meu pensar. Então, quando eu *sinto*, no meu corpo, trata-se de uma reação àquilo que está se passando na minha cabeça, desligado do mundo exterior. Tudo isso nada mais é do que ilusão. Meu corpo sofre e desenvolve-se algo que é chamado de doença "orgânica", mas eu estou fazendo isto com meu corpo. A coisa não está simplesmente acontecendo por si só. Quando meus temores são culturalmente aceitáveis — quando as pessoas pensam que eu "deveria" temer isto, obtendo apoio. Este apoio me encoraja a continuar. Eu sou uma pessoa "racional" ou "sensitiva", às vezes "corajosa" ou "nobre". Se aquilo que temo não for culturalmente aceitável, então recebo um conjunto diferente de rótulos — como neurótico ou insano. Em *qualquer* dos casos, o que estou pensando é irreal e o meu corpo reage ao pensar *como se* ele fosse real.

Quando penso em todo trabalho que tenho a fazer, meu corpo se sente cansado — cansado demais para fazer mesmo só uma das tarefas que preciso. Quando meu pensar é raivoso, meu corpo se sente tenso e rijo e eu me sinto prestes a explodir. Quando observo o meu pensar, vejo o quanto tudo isso está desligado da realidade. Às vezes o meu pensar começa a escrever cartas dentro da minha cabeça — cartas sem fim, que continuam, mudando as palavras, os pensamentos, revendo o sentido do que estou dizendo. Geralmente a esperteza se acha envolvida nisso — tentando manipular você de modo a me satisfazer. Nenhuma dessas cartas acaba indo para o papel, mas meu corpo reage a tudo que digo nelas — e se eu não ficar satisfeita com o resultado e continuar tentando, meu corpo reage a essa frustração.

É mais fácil observar o medo quando ele não é forte nem duradouro, de modo que este é um bom lugar para começar a ver o absurdo. Uma tarde eu estava trabalhando na minha cabana, que fica a certa distância das outras construções. Quando parei de trabalhar, lembrei-me de que as outras pessoas tinham saído para um passeio meio arriscado naquela manhã. Comecei a me "preocupar" com elas. Originalmente essa palavra significava coisas como sufocar, engasgar, contorcer — e certamente é isto que a minha preocupação faz comigo. Observei minhas fantasias. O carro sempre despencava de um rochedo, mas os feridos e sobreviventes mudavam. Em cada circunstância ou combinação fantasiei o que faria, como reconstituiria a minha vida. Fiquei muito interessada, observando todas essas fantasias e o que estava envolvido dentro delas, percebendo a sua irrealidade. Então, quando fui para a casa de Susan, descobri que eles tinham voltado muito antes de as minhas fantasias começarem!

Quanto mais observo, quanto mais eu vejo o processo do pensar, mais fácil é soltar as fantasias. Quando não as observo, elas me dominam, e meu corpo reage ao medo. Então como torturo o meu corpo — *eu*! Como sofro!

Não quero dizer que não haja nada com que se preocupar. *Sempre* há muitas coisas com que se preocupar. O caso é que não adianta e é inútil preocupar-se com elas. A minha observação mostra que, ou aquilo com que eu me preocupo não acontece — ou acaba acontecendo de qualquer maneira. Tudo que a minha preocupação conseguiu foi me fazer infeliz. Geralmente também deixo outras pessoas infelizes. Quando me preocupo, não tenho consciência do que se passa à minha volta, coisas que em outra situação eu apreciaria. E, de fato, quando me preocupo, não tenho consciência de alguma outra coisa que está acontecendo e na qual eu *poderia* fazer algo. Talvez uma criança precise falar comigo, ou o meu vizinho necessite de uma carona até a loja. Ou não percebo, ou estou exausta demais para fazer algo, tudo por causa da minha preocupação.

Por "não preocupar-se" não entendo ignorar o que está se passando, se posso *fazer* algo. Se a minha renda está caindo, posso cortar despesas. Se o meu marido está saindo com outra, ou o meu filho crescido está indo embora, não posso fazer nada por *eles*, mas posso reorganizar a minha própria vida no sentido de incluir esta mudança e deixar alguma coisa nova entrar nesse espaço. Alguma coisa sempre entra quando estou aberta.

Se você lê o que escrevo e acredita ou não, ambas as coisas não são nada. Observe o que está acontecendo dentro de você, aceite a evidência. Então você estará em contato com os fatos do processo e, não apenas lidando com palavras e construindo mais ilusões.

No mês passado vi um chileno que conhecera há dois anos atrás e ele me contou algo do que se passara com ele nesse meio tempo. Tinha sido apanhado pela polícia e jogado numa prisão, onde viu gente sendo torturada e morta. Foi algemado, vendado e jogado no chão de um ônibus. Estava certo de que era o seu fim. Perdeu todas as esperanças — e conheceu a mais maravilhosa paz. Beatitude. Nunca antes tinha conhecido algo parecido. Da minha própria experiência, sei que quando realmente não tenho esperança, todo o pensar pára e chega a beatitude. O que geralmente chamamos de "desesperança" é diferente: Ainda tenho esperanças, *e* estou certo de que elas não se realizarão. Estou o tempo todo pensando. Esta é uma "desesperança" contínua, que nunca se completa: eu não a deixo tornar-se total. Quando fico totalmente sem esperanças, algo muda.

Algumas outras coisas que costumo dizer às pessoas de grupos que estão explorando o seu pensar:

O que este pensar lhe *traz*...

Observe como o seu pensar está totalmente ligado ao passado — e ao futuro...

Você já ouviu estas palavras antes?...

Elas têm algo a ver com o presente, com este momento... agora?...

Existe algum pensamento *novo* nelas? Ou são apenas velhos registros?...

Se você estiver julgando ou condenando seus pensamentos, estará pensando a respeito deles. Torne-se um observador daquilo que você está fazendo, simplesmente vendo o que acontece, como se estivesse olhando as mudanças num pôr-do-sol ou numa tempestade, sem opinião...

Qual é o tema, ou temas, do seu pensar?...

Quantas vezes entra um "deveria?"

Estas perguntas não têm uma ordem certa. Eu as formulo à medida que observo os meus próprios pensamentos e o que eles fazem. Às vezes pergunto: "Como você pode ser mais delicado consigo mesmo?" Muitos de nós são tão dirigidos pelo "ser delicado com os outros", que esta pergunta abala a cabeça. Porém, quando sou delicada comigo mesma, a delicadeza é, e sou delicada com os outros, também — de maneira muito real, embora muitas vezes inconvencional.

Às vezes, depois de algum experimento, peço às pessoas que mantenham os olhos fechados e prestem atenção à respiração. "Simplesmente preste atenção a ela, deixe-a ser, deixe-a funcionar por si só. Quando peço que abram os olhos, freqüentemente as pessoas exclamam que os outros parecem estar muito diferentes — que parecem estar muito mais vívidos.

A descoberta de que algo é possível.

Às vezes peço às pessoas para verem como a gramática — a linguagem que aprendemos a falar — afeta o pensar. Você consegue pensar sem gramática — sem os conceitos que aprendeu?...

Suponha que na nossa língua, bem como em outras, não houvesse conceito de "poderia ter" ou "deveria ter". Tente jogá-los fora quando eles aparecerem no seu pensamento...

Tente jogar fora os elogios... Nada de elogios... Como você se sente?... Agora jogue fora a culpa...

Pense em algo que você tenha feito realmente bem, que você se sentiu bem ao fazer. Você estava livre para simplesmente sentir-se bem, e seguir adiante? A sensação do bom não necessita elogios. Na verdade, o elogio varre a sensação do bom. Quando sou elogiada, *penso*: "Eu fiz isto muito bem!" e a sensação que acompanha o pensamento não é o bom que conheci com a simples precisão de mover-me e fazer sem pensar. Com elogios, torno-me dependente da aprovação dos outros, não mais me movendo com a sensação boa de fazer algo pela satisfação de fazer. Então, faço as coisas *para* receber aprovação. Tenho metas além da satisfação de fazer. Torno-me escrava, guiada pelos outros que me aprovam por fazer aquilo que eles querem que eu faça.

A culpa age da mesma maneira. Eu *pretendo* não cometer de novo o mesmo erro. Estou tão amarrado à minha intenção que provavelmente farei o mesmo erro de novo — e de novo — e de novo — e de novo — e me atormentarei por "não prestar". Estou pensando nisso; a precisão vem quando não penso, quando simplesmente observo e ajo, livre (nesse momento) de todo condicionamento. Não penso "Posso fazer" ou "Não posso fazer". Eu simplesmente faço, sem pensar. Existe tanta sensação boa nas pessoas em emergências, quando "não há tempo para pensar".

Sem palavras (ou figuras, que são outra forma de palavras) eu sou precisa, estou exatamente aqui e agora com o que está acontecendo, e faço o que é apropriado *nesta situação sem pensar nisso*. Nestas ocasiões estou livre de todo o condicionamento e de todas as convenções, simplesmente movendo-me sozinha. Sou livre e limitada ao mesmo tempo: livre de convenções e condicionamentos e, limitada no sentido de que neste momento não há escolhas. Isso de modo algum se faz *sentir* como uma limitação: simplesmente é a única coisa que quero fazer. E eu faço. Uma aproximação disto na minha vida diária, embora não seja exatamente o mesmo que descrevi acima, é perguntar: "O que é que eu quero fazer *agora?*" e fazer. Se penso que sei o que vou querer fazer no futuro, isto é ilusão. Se penso que sei o que não vou querer fazer no futuro, também é ilusão. Ambos me limitam e me cegam para aquilo que está ocorrendo *agora*, que é real. Perco contato com a minha vida, que parece escorregar e se afastar, perdida entre os fantasmas da ilusão. Como uma jovem mulher disse: "Eu sinto que a vida está acontecendo aí fora" e esticou a mão para fora da janela.

Nas vezes em que experienciei o real (experienciar é uma palavra ruim, mas não tenho outra), como o chileno, não faço disso uma obra. De qualquer maneira é impossível, porque preciso usar palavras e gramática que foram inventadas para descrever outra coisa. Porém, é mais do que isso e eu não sei exatamente o que é esse "mais do que isso". Sei sim que quando alguém exclama: "Ah! eu tive a experiência mais incrível do mundo!", eu desconfio da realidade da experiência. Mesmo que a experiência *tenha* sido, a memória dela é que está sendo usada para dizer: "Eu sou uma pessoa tão maravilhosa, de sorte, etc.".

Eu sei que quando estou fora de *maia*, o mundo da ilusão, todo o meu aprendizado passado está disponível sem eu precisar pensar nele. Eu uso o que me é disponível neste momento. Se não posso fazer nada, não faço nada, ainda sem pensar. Se fujo de uma rocha que está desmoronando, não estou "salvando a minha vida". Simplesmente fujo de acordo com o que está acontecendo agora, sem intenções ou metas. É simplesmente o que há para fazer. Depois, quando penso, posso dizer "Puts! Por pouco" e posso até sentir medo, mesmo que o verdadeiro perigo já tenha passado. Mas se não penso depois, não foi nada.

Tente sentir medo sem palavras...

Quando focalizo o sentimento de medo, quando realmente entro em contato com ele, o medo desaparece... e o mesmo se dá com a raiva.

A língua inglesa (e muitas outras) fazem com que seja difícil expressar o que é real. A divisão sujeito/objeto se torna ridícula quando afirmamos: "Eu me salvei". Onde está o "eu" que "me" salva, e onde está o "me" que é salvo por "eu"? Como posso ser uma "pessoa inteira" quando penso sobre mim mesmo desta maneira? "Eu amo a mim mesma". Absurdo. Eu me dividi entre eu e mim mesma e, sem a totalidade o amor não é. Existe a ilusão do amor, junto com a ilusão de "eu" e "mim mesma". Quando sou inteira, sem palavras e pensamentos, o amor é. O amor não é uma idéia. O amor é quando o pensamento não é.

Na língua havaiana não há tal divisão. Quando "eu lhe dou" algo, você diz "Mahalo" e eu respondo "Mahalo". Então é como algo ocorrendo entre nós, e não uma rua de mão única de "mim" para "você". Quando eu realmente lhe dou algo, a coisa é assim: dar e receber ao mesmo tempo e, nos dois sentidos ao mesmo tempo. "Eu lhe dou" descreve a ação exterior, o que é visível. Pode ser vista passando das minhas mãos para as suas. Mas o que se passa entre nós — sensação, sentimento, felicidade — não pode ser colocado em nenhuma das palavras que conheço. Uma corrupção posterior do real vem quando "*Eu* dou para *você*" e esse dar exige uma retribuição, seja com coisas ou com obrigados. Que espécie de "dar" é este? Parece mais uma permuta. Que espécie de "dar" é esse, quando eu exijo que você fique com o que eu dou — ou mesmo que você aceite? Não há liberdade. Garras. Em garras não há liberdade, não há amor.

Quando vivi nas Ilhas, os havaianos eram gente cooperativa. Não digo "cooperativa" no sentido de grupos de pessoas que se reúnem e usam métodos competitivos contra outro grupo. Isso não passa de competição dissimulada. Digo cooperação como um modo de vida. Quando eu não estou competindo com você e você não está competindo comigo, não há ocasião para desonestidade. Eu não "peso meus pensamentos" ou o que digo, eu simplesmente digo o que é. Pare um momento... absorva o significado disto: sinta o conforto e o descanso de simplesmente dizer o que é. Ninguém tentando passar na frente de ninguém... nada de comparações ou tentativas de impressionar...

Toda vez que trabalhava com Fritz, sempre que ia para o lugar quente com ele, me acontecia algo assim. Vi a mesma coisa acontecer com muitos outros. Simplesmente estar aqui, presente, desligada de todo o lixo na minha cabeça. Fritz dizia que a gestalt "conduz à descoberta de que algo é possível". Não importa quão longe eu possa estar depois, ainda assim me recordo de que é possível.

Em gestalt-terapia, quando alguém avança para o ser real, qualquer coisa que diga está bem. O que de outra maneira poderia ser tomado como crítica, é simplesmente fatual e neutro. "Olhe para o grupo e diga como você vê cada um." A pessoa passa facilmente de um para outro, dizendo o que vê. Nessas ocasiões, a precisão é surpreendente para todos do grupo. Ele não está pensando, apenas observando e afirmando. Um saber tudo-junto, que envolve cada átomo do corpo. É preciso experienciar para conhecer. E então, "perdoar", simplesmente ocorre na minha cabeça. Eu o sinto através de mim inteira. Não há necessidade de "esquecer". Quando perdoei já esqueci. Posso me lembrar a qualquer momento, é uma recordação morta, que não provoca agitação em mim. Morta no sentido de não ter vida, nem sentimento, nem pensamentos relacionados, nenhum poder sobre mim. Simplesmente é. Não mais afeta o meu corpo, a minha vida ou os meus atos.

Gestalt-terapia, nos seus níveis mais simples, funciona no sentido de conseguir a desilusão do passado que eu mantenho vivo. Trata-se mais de uma abordagem um-por-um, como tirar ciscos dos olhos. As memórias são todas fantasias, e eu me livro delas uma de cada vez. Ainda assim, algo acontece em mim ao fazer isso. Quando solto uma recordação que ainda me prendia, sinto-me livre. Então outra aparece. Quando consigo o hábito de soltar as recordações, descubro mais e mais lugar na minha cabeça e, as que permanecem possuem voz mais suave, são menos clamorosas. Neste estágio o perigo é que é mais fácil pensar que elas não mais existem. Devo ter presentes vozes cada vez mais suaves. Às vezes elas se fazem sentir como pequenas serpentes tentando me iludir, me pegar desprevenida. Se eu não prestar atenção a elas, estarei me enganando e pensando que elas não existem. Enquanto elas lá estiverem, estarão me influenciando.

Isso é muito diferente de colocá-las de lado dizendo (pensando) que "Não vou me lembrar delas", que "Não vou mais deixar elas me incomodarem". Quando ponho as memórias de lado e digo que não vou mais me lembrar delas, elas estão ainda ativas dentro de mim. Poderão parecer que não me incomodam mais, talvez durante anos; mas em qualquer instante que algo as disparar, elas me invadirão com todo seu vigor original e eu terei que trabalhar para silenciá-las novamente. É claro que só fazemos isso com recordações "ruins". Uma mulher que fazia muito isso, enquanto lembrava as recordações "boas", disse: "eu me sinto corroída". Quando as memórias "ruins" sobem, é possível examiná-las, tirar um pouco delas, e engoli-las outra vez. Fazendo isso, cada vez que elas vierem, poderemos eventualmente esclarecê-las; mas a minha experiência mostra que isso leva vários anos e, durante esse tempo a minha energia se esgota — energia que poderia ser usada de forma melhor e mais agradável para alguma outra coisa. Quando solto as recordações, freqüentemente é difícil lembrar-me delas e, quando isso acontece, elas nada são.

Estou escrevendo sentenças completas. Fui ensinada a fazê-lo, como se fosse sempre apropriado e significativo. Mas quando digo "Eu gosto de você", estou colocando um espaço entre nós, que nada tem a ver com "gostar". Quando gosto, o gostar é — neste momento. "Eu costumava gostar dela" é dito com bastante freqüência para deixar claro que *gostar* não é um estado permanente. Quando vivo com esse fato — que às vezes o gostar é, e às vezes não é — quando simplesmente vivo com ele, da mesma maneira que vivo com as nuvens, com o sol, com a chuva, com o céu claro, com o frio, o quente e o morno, a vida é muito mais fácil para mim.

Se não gosto de uma pessoa ou se ela não gosta de mim, quem se ofende? Apenas o ego, e o ego me mete em apuros também de outras maneiras. Eu passo melhor sem ele. Sem ego, quem estaria na cadeia? Ou num hospital psiquiátrico? Que presidente prestaria atenção à pompa, à circunstância e ao manter-se no poder, em vez de prestar atenção ao povo? Na minha própria vida, quando é que eu me "machucaria"? Quem pensaria em "vingança"? Quando "ele não gosta de mim", é um simples fato, a minha vida continua sem distorção. "A vida é tão complicada". Quem a faz assim?

E o ponto é que todas essas complicações são ficções. Thomas Szasz comentou: "Não existe psicologia. Existe apenas biografia e autobiografia". Fragmentos e pedaços de uma vida total reunidos de maneira a formar a *figura* de um homem. Qual é a figura que você tem de si mesmo? De mim? "Eu sou..." Diga depressa, já não é verdade. Um minuto atrás eu era... Agora eu sou... Quando tenho consciência das mudanças que ocorrem em mim, estou em contato com a realidade de mim. Com esta consciência, vejo como mudo e como muda tudo mais. E então, "Como você é?" torna-se um absurdo, e qualquer resposta que eu dê é uma fantasia. Não tem nada a ver com a realidade de mim.

Quando contei ao Fritz sobre a festa que estava sendo preparada para o seu 76.º aniversário e que iria começar em meia-hora, ele ficou quieto e depois disse: "Não gosto e vou participar." Participou. O que tem a ver a forma como qualquer pessoa *viu* o Fritz na festa com a realidade do Fritz? Durante o jantar, eu lhe disse:

"Não ligo a mínima para o seu aniversário, mas estou contente por você ter nascido." Ele respondeu: "Às vezes sinto isso, mas não com freqüência." Que luz isto lança sobre o caráter do Fritz? Não sei. Não sei se o que ele disse foi muito verdade na sua vida, ou pareceu ser verdade no momento. Não sei se ele estava bancando o Velho Sábio, fazendo um Comentário Memorável. A CBC* fez uma entrevista de vinte minutos para a televisão, com Fritz caminhando por uma praia de Vancouver. Foi impressionante. Muita gente lhe disse isso. Fritz respondeu: "Sim, eu representei o Velho Sábio muito bem." Fiquei fascinada ouvindo-o na televisão. Só depois percebi que tudo que ele disse era fantasia e, que eu tinha ficado fantasiando sobre as fantasias dele.

Muitos de nós têm se agarrado a algumas pistas sobre mudanças e fantasias. Você me escreve uma carta: Eu a "respondo". Você escreve de volta como se eu estivesse louca, como se você não tivesse escrito o que escreveu. Você escreveu e a coisa se foi. Eu a li e me agarrei a ela, pensei nela, e lhe escrevi sobre ela, pensando estar em contato com você. Mas o que o incomodava já se foi e, eu estou escrevendo para onde você estava e não, para onde você está. A minha carta de agora são as minhas fantasias sobre as fantasias que você tinha na época que escreveu.

"Você disse" — "Não disse!" Não há meio de dizer se você disse o que eu pensei que você tinha dito, ou se eu interpretei as suas palavras no meu próprio contexto, que é diferente do seu e, transformei o seu significado no meu. Felizmente não importa. Essas palavras são todas passadas e faremos muito melhor se nos afirmarmos *agora*. Essa foi uma das delícias que vivi no Clube de Aperfeiçoamento de Koolaupoko, que era dedicado a manter a maioria dos aperfeiçoamentos *fora* do distrito de Koolaupoko, no Havaí. O Clube não tinha atas. Quando alguém dizia: "Não foi isso que

---

* CBC, cadeia de televisão norte-americana. (N. do T.).

decidimos na última vez", era simplesmente uma afirmação. Ninguém entrava num debate ou discussão sobre o que fora decidido na última vez. Todo mundo simplesmente olhava para "O que queremos agora?" E sempre se chegava a isso sem discussão. Toda pessoa interessada fazia uma afirmação sobre como a coisa lhe parecia. Ninguém se opunha. Uma afirmação neutra a meu respeito (nada de exigir), outras afirmações semelhantes a respeito dos outros, e se chegava ao acordo. Nenhum compromisso. Ninguém "ganhava" e ninguém "desistia". Todo mundo saía da reunião com um sentimento de felicidade, de mutualidade e apreciava a lua. Não havia necessidade de falar ou tocar para expressar o que cada um e todos tinham presente. "Sentimento" não é uma boa descrição. Eu não conheço nenhuma palavra que possa descrever.

Quando voltei ao continente, fiquei afastada das reuniões, discussões e conferências, durante anos. Então, tentei alguns grupos de encontro, que supostamente deveriam superar esse problema. Tantas palavras, tanta falta de comunicação, tanta pressão e ego e estar por cima. Tanta guerra e desperdício, mesmo quando expressas polidamente. As pessoas nunca se juntavam realmente, mesmo que concordassem a respeito de algo. De fato, o acordo não satisfazia a quase ninguém do grupo. Descobri que como observadora eu podia ver todas essas embrulhadas. Quando tomava parte no que se passava, ficava tão confusa quanto todo mundo. Como observadora, eu queria jogar todo mundo pela janela — não para machucá-los, simplesmente para despertá-los de um transe. Comecei a ter alguma compreensão da violência no antigo Zen.

Em Cowichan, nos primeiros dois meses vi algo realmente acontecendo com as pessoas — não todas, mas muitas, o suficiente para fazer alguma diferença. Então, em agosto, Fritz trouxe pessoas novas que foram demasiadas com relação ao núcleo que tinha começado a se formar e o núcleo se fragmentou. Foi como o que aconteceu quando os militares trouxeram 52.000 "trabalhadores de defesa" para a ilha de Oahu antes de Pearl Harbor. A vida que eu tinha adorado ali, desmoronou rapidamente. Em setembro, outubro e novembro, Fritz admitiu ainda mais gente. Ele falava em reduzir o grupo a vinte, o número inicial, mas continuava trazendo gente. Uma vez lhe perguntei como é que ele podia falar uma coisa e fazer outra. Ele respondeu: "Bem, Jerry está aqui porque... E Hally está aqui porque... e Dick está aqui porque... e Marian está aqui porque..." Eu disse a ele: "Eu conheço todas essas razões, mas por que você o faz?" E ele respondeu simplesmente: "Porque sou louco." Os dois principais fatores na sua loucura eram ter o coração mole e ser ambicioso. Ambos provêm do pensar, o que me confunde. Eu não sou ambiciosa, mas o coração mole muitas vezes me causou problemas e, para as outras pessoas também não foi bom. O coração duro funciona da mesma maneira. Ambas as dualidades ocupam lugar no meu pensamento, na minha zona de tagarelice e influenciam as minhas ações. Eu misturo fatos e fantasias. Quando não tenho pensamentos a respeito da situação, eu simplesmente faço e o meu fazer é correto. Depois, quando penso sobre o que fiz, me pergunto: "Agora por que foi que eu fiz isso?" Só recentemente descobri a resposta, que não pode ser encontrada na minha cabeça — e era lá que eu estava procurando.

Somente às vezes saio completamente fora do mundo da ilusão, mas estou nele muito menos tempo do que costumava estar. Eu vejo o "drama" da minha vida como sendo simplesmente este: alguns fatos, muita ilusão do que pensei a respeito e do que outros pensaram e eu incorporei e também pensei. Tanto o prazer quanto o sofrimento estavam no meu pensar. Isso me ajuda agora, toda vez que tendo a ser dramática. Eu vejo a fantasia da qual o drama surge e solto-me dela. O que aprendi nos dois primeiros meses em Cowichan com Fritz e com todos nós, é estar viva e crescer. Eu não tenho uma comunidade gestalt na qual viver, e não conheço nenhuma e mesmo assim me sinto bem por saber que é possível e que às vezes eu consigo viver gestalt sem ela. Recentemente, um homem me procurou. Eu não queria ver ninguém. No dia anterior, tinha recebido uma carta dizendo que o homem era um chato. Na minha cabeça passaram um montão de bobagens do tipo: "Quando você fica conhecida, tem que esperar por isso" — e também um bocado de ressentimento por eu "ter que agüentar".

Então olhei direito e vi o que estava acontecendo e, a partir daí, disse: "Preciso me livrar da minha mentalidade de escrava". Terminei o que estava fazendo, tomei o desjejum, (já era meio-dia) e fui até o outro prédio, onde ele estava; fui sem pensar, apreciando o ar e o caminhar e passei meia-hora com ele, sem pensar. O que tirei da meia-hora foi o fato de eu poder fazer isso. Não fui nem coração mole, como tendo a ser, nem coração duro, que às vezes surge como reação ou autodefesa. Não precisei me defender, ou me explicar ou me desculpar. Simplesmente fui. O bem-estar que eu sinto quando estou simplesmente sendo, é como nunca ter que suportar fardos ou mal-estar. O esforço que se faz para chegar a isso (e às vezes parece impossível), desaparece. Nada no meu mundo mudou — só eu.

Uma das coisas que tenho tido presente nos últimos tempos é que a maior parte daquilo que digo não é nada, especialmente as perguntas. Quando estou prestes a dizer alguma coisa, eu verifico. Muitas vezes estou apenas pedindo atenção, mesmo com perguntas como "Você gosta desta pedra aqui?" E, já sei a sua resposta. Quando reconheço a intenção da pergunta, eu a deixo ir e simplesmente deixo a pedra onde está, ou ponho-a em algum outro lugar, tendo presente o que estou fazendo. Não preciso da sua atenção. Sinto-me bem em mim mesma. Tenho você presente e, me sinto próxima de você.

A ordem "Pense!" costumava fazer sentido para mim. Eu sempre quis que as pessoas pensassem, especialmente quando cometiam tantos erros que eu preferia que elas saíssem e eu fizesse a coisa sozinha. Agora sei que o problema delas *é* pensar e, que o que elas precisam fazer é prestar atenção ao que fazem, no sentido de ter presente, explorar, observar. Nós enchemos as nossas vidas com uma quantidade extraordinária de pressuposições. Hoje um jovem me disse: "Eu gosto do que Al Huang conta no seu livro, quando conversou com uma estudante de Esalen, como ele estava presente e fluindo e então, quando a deixou, subindo as escadas". Al não menciona Esalen, e não foi em Esalen. Não tem a mínima importância que não tenha sido em Esalen — ou onde quer que tenha acontecido. A coisa extraordinária é que nós introduzimos detalhes que são pura fantasia e os acreditamos reais.

Outro homem assistiu um velho filme do Fritz e depois disse: "Naquela época Fritz ainda não tinha começado a usar a almofada". Eu respondi: "Não sei se já tinha começado a usar ou não". O que era óbvio é que naquele filme ele não a usou. O homem disse: "Oh!" bateu com a mão na testa e me contou todas as coisas que tinha *imaginado* enquanto assistia o filme, considerando-as como fatos. Fritz chamou a gestalt de "filosofia do óbvio". É como ver uma árvore de Natal antes de decorá-la e embelezá-la com enfeites que eu mesma escolhi. É possível ver as coisas como elas são, como são neste momento, antes da decoração. Não é fácil, mas é possível. Então não existe sensação de *eu*. Conforme Fritz escreveu no começo de *Verbatim*:*

Consentir a própria morte

e renascer

não é fácil.

Só as fantasias que eu tenho sobre mim mesma morrem; e só porque eu tenho palavras e pensamentos sobre elas é que penso que elas são reais.

---

* *Gestalt-Terapia Explicada*, da mesma editora. (N. do T.).

MINHA VIDA MEDIDA EM PALAVRAS ABANDONADAS

Robert K. Hall

Eu nunca tive muito interesse em escrever sobre gestalt. E no entanto, tenho certa compreensão daquilo que a gestalt é. A compreensão é em parte intelectual, mas se manifesta principalmente num nível profundo: o nível da minha experiência. O título deste livro é muito apropriado porque, como a minha experiência, gestalt simplesmente é isso mesmo. Depois que o fato passou, podemos construir todo tipo de coisas a respeito dele, mas serão sempre coisas feitas para serem ditas *a respeito* do fato. A experiência é, e a gestalt é. Há épocas na minha vida em que eu *sei* que a estou vivendo. Não só pensando sobre, ou planejando, ou preocupando-me em vivê-la, mas realmente vivendo. Quando me torno presente, sei que estou presente. Tenho notado que quando essas fases-vivas surgem, freqüentemente tenho o desejo de escrever algo da minha experiência e, as palavras que coloco no papel se parecem vagamente com poemas.

Recentemente notei que têm havido diversas fases distintas na minha experiência, durante aproximadamente oito anos. Às vezes, durante cada uma dessas fases, saí do meu diálogo interior durante um tempo suficiente para experienciar as maravilhas do estar desperto. Com freqüência, escrevi um poema ou dois enquanto desperto. Olhando para os últimos oito anos, esses poemas funcionam mais como sinais luminosos. Eles revelam muita coisa sobre como foi a minha existência durante cada fase. São marcos, pontos de referência; são descrições de quem eu sou. Por eu ser um processo, eles revelam um processo. Quando são olhados na sua ordem de criação, constituem uma linha iluminada que forma uma gestalt completa. Certa vez alguém disse que os poemas nunca são terminados; são simplesmente abandonados. Esses poemas são, de fato, palavras abandonadas, que são o sulco de um processo, o rastro deixado por minha consciência, vagando através do tempo.

Preciso começar em algum ponto, embora realmente não haja nenhum marco dizendo "partida". Começarei com o período passado com Fritz em Big Sur: o período de aprendizagem.

Naqueles dias havia um pequeno grupo de quatro casais, que o tinha tornado o nosso pai-mestre. Ele correspondia à nossa dedicação, tendo reuniões de grupo especiais para nós. Durante essas reuniões, ele nos aterrorizava destruindo as máscaras que tínhamos assumido para proteção contra os nossos demônios pessoais.

Na comemoração do seu 74.º aniversário, escrevi um poema para ele. Recordo-me que ele veio para o jantar em família na minha casa, vestido com as suas melhores roupas, inclusive um paletó de "tweed" e uma boina. Era um jantar à luz de vela e todos estávamos felizes e cheios de amor. Fritz resplandecia. Ele nunca se sentia muito à vontade em situações sociais, a não ser que fosse uma reunião de amigos, ou a menos que ele pudesse ocupar o palco e atuar. Aquela noite de aniversário reuniu ambas as coisas. Cada um de nós tinha trazido um presente, algo pessoal e feito à mão. Minha esposa fizera uma linda camisa de veludo verde. Posteriormente, ele a usou em todas as ocasiões especiais. Após o jantar, quando os presentes já tinham sido abertos e todos estávamos sentados em volta da mesa, Fritz leu o poema em voz alta. Enquanto lia, ficou muito comovido e chorou. Para todos nós foi uma grande experiência tê-lo agradado tanto. Ele nos tinha dado um presente de valor incontável: a habilidade de nos vermos a nós mesmos. Eis aqui o poema que ele leu naquela noite.

GESTALT

Pai, a vida é como um rio
cada pedra que se joga na transparência
torna-se um novo som no ar.
Cada pedaço de pau que for lançado, flutuará
até o oceano
num caminho que é só dele.

A sua única tarefa enquanto você está aqui
é aprender a olhar em volta e, graciosamente
submeter-se
à viagem que nos cerca.

Seu mestre será alguém que vem
Para dizer-lhe onde você está
para que você não seja arrastado.
Suas palavras soarão como uma forte corrente
ou o despertarão, como um sino.

"Você tem presente a sua voz?
O que você está sentindo agora?
O que as suas mãos estão fazendo?
Você está ensaiando algo
ou prefere atuar ao vivo?"

Haverá lugares onde o seu peito doído
e o seu coração batendo forte lhe dirão
para não se aproximar.
Mas o mestre dirá para você ficar um pouco

pois embora a corrente seja fria,
Só no seu fluxo você será livre.

Os olhos do seu mestre o enxergarão.
Ele o deixara nesta margem para descansar
mais uma vez,
ou lhe dirá que vê a sua dor
mas conhece a realidade de outra margem.

E toda vez que você se afastar
de como as coisas são agora
a sua voz paciente perguntará
"O que é tão melhor no futuro?
Você prefere pensamentos gastos
sobre o passado
por onde há muito o rio já passou?"

E então você ri.
Você não pode ser amanhã agora.
Não pode manter o tempo no bolso.
Suas calças são novas.
Uma mariposa o acompanha.
E também há margaridas em volta,
e eu me pergunto porque o céu é azul.

Você realmente não está desperto, sabe,
você está se ocultando na sua cabeça
e planejando o que fazer.

É claro que o poema é sobre mim mesmo e a
minha experiência dos ensinamentos dele. Mas é também
sobre como todos nós éramos: alunos ávidos,
sedentos do saber dele e, temerosos de mergulhar nos
lugares para onde ele nos conduzia. Foram tempos
muito ricos.

Esse período, o período de aprendizagem, começou
no primeiro dia que conheci Fritz. Era dezembro de

1966. Eu estava almoçando no Instituto de Esalen e Fritz estava sentado numa mesa do outro lado do refeitório. Eu sabia quem ele era e pude sentir a força do seu olhar. Comecei a me sentir elevado pela atenção que esse grande homem estava me dedicando. Ele continuou a me olhar sem piscar os olhos e, finalmente, se levantou e veio para onde eu estava sentado; simplesmente ficou parado ao lado da minha cadeira, me olhando. Naquela altura eu tinha desistido de fingir que estava almoçando e sabia que algo grandioso se passava. Não tive tempo de pensar no que estava fazendo e me levantei. A energia que corria entre nós chamou a atenção de todo mundo na sala, e eles olhavam em silêncio. Recordo-me de ter então pensado: "Tudo bem, meu velho, se você ficar aí olhando para mim, eu fico olhando para você". Quando olhei intensamente nos legendários olhos do Fritz, ocorreu uma transformação na minha consciência que eu não consigo recordar totalmente até o dia de hoje. Algo indelével sucedeu entre as nossas essências. Quando voltei ao meu estado de consciência habitual, Fritz e eu estávamos nos abraçando. Então ele me disse (as primeiras palavras do encontro). "Quero que você venha para cá e trabalhe comigo". Eu disse, sem hesitar: "O.K., eu venho".

Como consegui manter o meu acordo com ele foi outra estória. Naquela época eu era oficial no exército mas disse a Fritz que me mudaria para Big Sur, mesmo que soubesse muito bem que em outras ocasiões a minha liberação tinha sido recusada. Um general que eu conhecia do Centro Cirúrgico tinha conhecimento do trabalho de Fritz, e conseguiu a minha dispensa; no dia seguinte mudei-me com a minha família para Big Sur. Mesmo então, antes da fama, ele já era Fritz Perls.

Desde o momento em que disse: "Eu venho", teve lugar um casamento que me tirou das garras apertadas da psiquiatria ortodoxa, do *establishment*. Eu era jogado de um canto a outro (fracassando e lutando para parecer estável) no mundo intenso dos *workshops* gestalt, onde a loucura da mente e das suas emoções é explicitada cada vez mais, até que a única reação adequada seja o riso: riso alto, livre, irrestrito, abençoado, rindo do absurdo total das ilusões de todos.

Comecei a rir desse jeito durante um *workshop* na casa que Fritz tinha sobre o rochedo. Ele estava me treinando para ser seu assistente, fazendo-me participar num mundo onde todos eram encorajados a agir abertamente e revelar-se livremente, por meio da gestalt-terapia, o seu salão particular repleto de demônios enjaulados. De repente, vi todos nós, que estávamos sentados como totalmente insanos, e percebi que todas as pessoas do mundo faziam a mesma coisa! Comecei a rir e não consegui parar: explosões de riso alto e forte, aliviando toda a tensão que eu estivera experienciando. Eu via Fritz ali sentado, brincando com um longo pedaço de grama, perdido nos seus próprios sonhos, enquanto a mulher neurótica e lamurienta se queixava ao seu pai em fantasia, por ele não lhe demonstrar amor. Quando eu procurava tomar fôlego, balançando para frente e para trás de tanto rir da cena, Fritz olhou para mim, reconheceu o que eu estava experienciando e, com os olhos brilhantes de lágrimas, riu comigo. Todo mundo ficou espantado e indignado por sermos tão irreverentes perante a grande deusa, a neurose.

Eis aqui outro poema curto que escrevi durante aquela época. O título é *Esquizofrenia Aristotélica*.

Não estou mais triste
por continuar tendo
esta alucinação
que me faz rir
quando estou triste

Então prossigo rindo
o tempo todo

e isso faz os outros
pensarem que sou louco.

Então eles querem me trancar,
sem saber que eu
estou rindo *deles*
por pensarem que sou louco.

É aí que a minha alucinação
(da qual não lhes falei)
torna-se eles...

Isto é, a menos que você consiga
rir separadamente
de duas coisas ao mesmo tempo
sem rir duas vezes.

Eu amava Fritz Perls com tudo que tinha. Ele era um mestre rigoroso. Ensinou-me a ser um gestalt-terapeuta em segundo lugar e, em primeiro lugar, um homem. Fez isso assumindo que eu já estivesse de posse de toda a aptidão necessária para funcionar como terapeuta e agiu de acordo. Não me deu técnicas para fazer gestalt e me deu grupos para liderar sem me preparar muito. Simplesmente me deixou observá-lo várias vezes durante *workshops* de cinco dias e então disse: "Muito bem, agora você está preparado. Faça você". Ao fazer isso, ele me tratou com mais respeito do que qualquer outra pessoa na minha vida.

Quando cheguei para estudar com ele, tendo mudado para Big Sur com a minha família, sem ter dinheiro ou perspectivas para sustentá-la, Fritz me encarregou de um grupo de gente que segundo ele deveriam ser treinados como gestalt-terapeutas. Todos eram extremamente egoístas e, cada um deles sabia muito mais do que eu sobre gestalt. Esse grupo foi um desastre. Mas tive que trabalhar duro comigo mesmo e recorrer a cada fio de autoconfiança disponível para a minha psique cheia de si. Toda vez que Fritz visitava o grupo para "observar" o progresso do treinamento, eu aproveitava a oportunidade para trabalhar com ele nas minhas fraquezas e falhas. No entanto, ele nunca permitia mais do que um apoio simbólico e respondia aos meus protestos de inépcia desafiando-me ainda mais. Certa vez, num seminário de sonhos, presenciado por mais de 2000 pessoas, ele anunciou que eu trabalharia com o próximo voluntário da audiência que tivesse um sonho. Quando ele fez isso, sem me prevenir antes, fui tomado por um violento pavor, de que ninguém iria se apresentar como voluntário para trabalhar comigo, quando ali estava Fritz disponível. Eu me imaginei ali sentado, esperando, com um mar de rostos hostis olhando para mim. Mas, eles vieram. Muita gente tinha medo da recusa de Fritz em se cumpliciar com a desonestidade e a sua abrupta declaração: "Você está mentindo, você é um farsante". Estavam ansiosos para tentar o jogo comigo. Certa vez ele me disse: "Você não vai passar por tão maus bocados, porque você não é tão chato".

A mudança de meu ninho classe-média para a intensidade de Esalen, uma comunidade de malucos "aqui e agora", foi um incrível experimento-em-viver. O choque cultural foi tão real quanto o que experimentei mais tarde quando voltei da Índia para a Califórnia. Mudei com a minha família para Esalen um dia depois da minha dispensa do exército, onde tinha passado os últimos *seis anos* como psiquiatra! A súbita mudança do mundo da farsa militar para Esalen, foi experienciada pela minha família como uma ida para a Disneylândia.

Eis aqui outro poema escrito durante esse período. Ele descreve bem, parte da minha experiência durante aquela época confusa e maravilhosa:

> Estou aqui de visita
> e deve haver
> uma cama para deitar
> perto de alguém

em
algum lugar —
sussurros — um absurdo
número de vozes —

Cada uma se esforçando
para ouvir
a outra
por cima do rugido
do seu próprio som.

Às vezes, pode-se
ouvir todas elas.

Eis aqui outro, mais ou menos no mesmo espírito. Minhas experiências com Fritz estavam me forçando a confrontar a minha solidão. Embora a aprendizagem durante aquele período fosse geralmente excitante, trazendo toda a alegria que vem com a descoberta de que tudo que eu já sabia era verdade, havia a inevitável tristeza que vem ao confrontar a solidão. Alegria e tristeza. Ambas juntas.

Estou aqui sozinho
mas para todos os outros
cujas mentes
estão piscando
acendendo e apagando.

Então vou acompanhando
e me mantendo aquecido
examinando as esquinas
antes de dobrá-las.

Então a distância
de um para outro
parecerá apenas
um vento
leve
e pequeno.

Quando cheguei a Esalen, uma das primeiras pessoas que conheci foi uma jovem senhora esperando bebê e ela anunciou que Fritz lhe dissera que eu faria o parto da sua criança. Havia ali um pequeno grupo que amava e confiava em Fritz como um pai ideal e, em pouco tempo descobri que se Fritz tinha dito que eu faria o parto — era exatamente isto que iria acontecer. Eu não tinha feito partos durante cerca de seis anos, não tinha equipamento para partos domésticos e não sabia nada sobre nascimento natural. Vários meses depois, fizemos o parto de um saudável menino, sobre a mesa da cozinha. Este sucesso foi seguido de um número de outros partos naturais no círculo de Fritz. Cada um era mais ritualizado que o anterior, até nenhum nascimento ocorrer sem flautas, violões, cantos, incenso, cães, crianças e eu, parado, redundantemente nas proximidades, na presença da inocência e do amor dessa gente que eram verdadeiros pioneiros nas fronteiras da consciência.

Enquanto estava com Fritz e, conforme sugestão dele, tive a minha primeira experiência nas mãos de Ida Rolf e sua "rolfing" terapia e, mais tarde, como aluno de Ida. Eu não tinha idéia de que o corpo era outra coisa além da parte imediatamente reconhecível de mim mesmo ou de outra pessoa. Antes do rolfing, a minha consciência do meu eu físico se resumia às sensações de prazeres sexuais, comer, excreção e a dor de músculos rijos nos ombros (que refletia uma quantidade média de atitudes paranóicas). A expansão da minha consciência para incluir a estranha percepção de mim mesmo como um corpo físico foi um processo que me fez parar de brincar com aquilo que o corpo é. Eu soube que ele não é permanente. Esta revelação foi um passo imenso na minha educação sobre vida e morte. Eu via todos em volta de mim, agindo como se fossem viver para sempre. Fiquei obcecado com a experiência das minhas sensações corporais, e obcecado com pensamentos de morte. Quase todas as pessoas com as quais trabalhava em grupos de gestalt preocupavam-se com o fato de serem ou não amadas pelos outros. Todo mundo buscava a aprovação de um pai ou de uma mãe da infância. Comecei a fazer Hatha Ioga fanaticamente. Estava tão ansioso para sentir meus próprios tendões se esticarem, pois isso fazia eu me sentir vivo! Entrei mais e mais em contato com as mínimas tensões e mais vagas sensações do meu corpo físico. Principiei a identificar-me com meu corpo.

Eis aqui um curto poema daquela época, que foi o início do período negro. Eu o chamo de período negro agora, porque foi uma época de verdadeiro desespero. Ele surgiu quando percebi que a minha mente não teria utilidade nenhuma para descobrir tudo. Eu não sabia nada.

Círculos Metafísicos

"O que você é?"
é o que
há muito tempo
venho perguntando.

Parece
uma pergunta
que me é feita
por algum sempre brilhante
centro meu.

Centro que não sou eu exatamente
mas parte de algo mais que eu
e que me inclui.

Agora —
(por lógica aristotélica)
eu já devo saber
aquilo que continuo aprendendo.

"A próxima pergunta, por favor..."

Eu me via claramente como um ser transitório cuja submissão à doença, deterioração e morte física era inevitável. Às vezes ficava aterrorizado com o fato de cada batida do coração poder ser a última. Lutei para continuar respirando. Cada momento tornou-se um inferno de intensa autoconsciência. Eu sabia um bocado sobre mim mesmo, mas estava louco. Sabia também, durante essa época, que o que eu estava experienciando estava sendo *evitado* por muitos à minha volta, através de truques mentais. Uma verdadeira consciência da morte é uma realidade grande demais para o aluno despreparado.

Eu lia interminavelmente textos de ocultismo e quase místicos, em busca de mais significado. Tinha o conhecimento desagradável de que iria entrar num novo país e, estava à procura de mapas.

Então, uma noite durante o auge da intensidade desta batalha com o meu corpo, espontaneamente afrouxei o meu domínio da "realidade". Na verdade, o laço que me mantinha na forma que eu *pensava* que as coisas *deveriam* ser, foi delicadamente, porém abruptamente, solto para mim. Provavelmente apenas me cansei de continuar me apegando a toda aquela bobagem. Afundei numa regressão. Viajei de volta ao tempo, até que me vi como um bebê deitado de costas, chutando e protestando por ter sido posto no mundo. Acho que meu corpo realmente recriou esses movimentos. Então, perdi consciência das minhas vizinhanças. Recordo-me de estar apavorado e pedir à minha esposa para me ajudar e me lembro da resposta perfeita que ela deu: "Eu não posso ajudá-lo". Tive a compreensão mais profunda e mais lúcida de que não possuía o controle da batida do meu próprio coração. Ele podia parar a qualquer momento, sem permissão, então eu podia muito bem desistir da luta, submeter-me à vida/morte e relaxar. Foi o que fiz.

Deslizei para paisagens estranhas onde seres que não reconheci apareciam subitamente da luz e olhavam para mim, não diziam nada e então, rapidamente desapareciam. Não sei quanto tempo viajei por esse mundo, mas o sol já se punha quando retornei ao meu corpo. Pela primeira vez, me senti localizado nas minhas pernas, bem como na parte superior do tronco. Meu corpo pareceu mais longo, como Alice no País das Maravilhas ao beber da garrafa mágica. Eu ainda não tinha aberto os olhos, mas tinha certeza de ter morrido e relutava em olhar em torno e ver aonde tinha chegado. Lembro-me de ter ficado com os olhos fechados um bom tempo antes de ter a coragem de espiar.

Quando os abri, simultaneamente experienciei a minha própria essência, eu mesmo, fluindo através de uma abertura numa dimensão de consciência, exatamente como a água flui através de um escoadouro. Instantaneamente emergi, acompanhado de um som forte, como o som de um vácuo se rompendo, para o meu próprio quarto. Mas a maneira como eu me percebia era agora estarrecedora e me enchia com a maior êxtase que já tinha experienciado em toda a minha vida. Eu era uma luz dourada e enchia aquele quarto de luz e calor. Minhas dimensões se estendiam muito além dos limites do meu corpo físico, a que sentia como destituído de peso, fluido em movimento, com movimentos mais graciosos do que eu jamais imaginara. Permaneci num feliz estado de espírito durante dias. Eu sabia que estava começando uma longa viagem e que a minha vida nunca mais seria a mesma. Nunca mais pude me identificar completamente com a minha forma física. Mais um nó tinha sido desatado.

Muito depois, quando pude olhar para o período negro com alguma perspectiva, escrevi o seguinte a respeito dele (o trecho descreve um aspecto daquele período):

"Agora existe um centro em minha vida. É a melodia do tao*. Eu conheço o tao porque sei quando *não* estou

---

* *Tao:* Fundamento do *taoismo*, religião existente na antiga China, anterior à introdução do budismo naquele país. O *Tao* é a essência universal, una, ainda não dividida, nem polarizada. Algumas idéias taoistas associadas à prática budista *djana* (sentar-se, meditar) deram origem ao zen-budismo. (N. do T.).

vivendo no tao". Eu sinto o esforço de viver em oposição ao tao e, então sei que preciso fazer um ajuste em algum lugar. Eu sinto o esforço no meu corpo.

Um amigo meu diz: "Eu sei quando não estou amando". É verdade. Todos nós sabemos quando não estamos amando.

Quando nos afastamos de Fritz e voltamos a morar em Mill Valley, mudamos para uma casa grande e confortável que tinha uma piscina. Era a primeira casa que possuíamos. Havia trabalho de sobra para fazer, na verdade trabalho demais, uma vez que eu estava trabalhando com quatro grupos por semana e seis ou sete pessoas individualmente, por dia. Minha "prática" se estabeleceu rapidamente, a casa era um belo lar de família e esta estava reunida e contente. A minha estrela profissional e pessoal estava em ascensão. Eu é que estava infeliz. Sucesso demais. Não pude resistir.

Aprendi, indelevelmente registrado na minha experiência, que espaço interior e contentamento nada têm a ver com aquilo que a maior parte do mundo chama de sucesso. Aprendi essa lição de primeira mão na escola do tao.

Eu ganhava dinheiro e queria mais dinheiro. Tive 150 pacientes (ou clientes, ou algo assim — eu nunca soube como chamá-los) e queria aceitar mais, porque queria que todo mundo me amasse. Eu queria poder. Os resultados de eu desejar mais de tudo foram:

(1) Gastei todas as minhas economias em imposto de renda.

(2) Trabalhava o tempo todo, mesmo nos fins-de-semana, por causa dos *workshops* de fim-de-semana, que se realizavam em casa.

(3) Fiquei exausto e deprimido.

(4) Briguei com a minha mulher.

(5) Briguei com os meus amigos.

(6) Desenvolvi um complexo de mártir.

(7) Fiquei apavorado com a possibilidade de morrer a qualquer instante de um ataque de coração.

(8) Aprendi muito sobre mim mesmo.

Quando tinha entrado tão fundo no buraco a ponto de não poder mais sair para me salvar, estava pronto a escutar os valores espirituais. Foi então que eles vieram, quando eu tinha me derrotado e estava pronto a admitir que era impotente. Fritz vivia me dizendo que eu fui impotente o tempo todo. Eu demoro para aprender.

A fase seguinte foi aquela que chamo de fase de devoção. Desisti de esperar quaisquer respostas do meu intelecto. Aceitei um mestre espiritual, pratiquei suas instruções e até mesmo viajei para a Índia para estudar com ele. O período de devoção foi uma época muito intensa e feliz. Havia muito que aprender. Dedicação ao mestre e meditação regular eram os métodos e, eu ainda os emprego.

Meu mestre ensinou-me a meditar. A meditação tornou-se parte realmente importante da minha vida e, às vezes escrevia sobre ela. O mestre ensinou-me a escutar um som interior durante a meditação. Ele me dizia para concentrar-me nesse som interior e ver o que acontece. No início pratiquei a meditação por desespero. Mais tarde, a prática tornou-se realmente prazenteira. Agora, é a minha forma principal de apreciar a mim mesmo, de brincar. Descobri que meditação e gestalt são muito similares. Meditação é gestalt feita para dentro e consigo mesmo. Gestalt é meditação expressa. Apesar disso é preciso um mestre, pois aprender a meditar é uma das coisas mais difíceis do mundo.

Uma vez que eu experienciava devoção durante esse período, meus poemas eram devotos. Às vezes tendiam a ser um pouco extravagantes. Sempre tive tendências a ser dramático em relação aos meus sentimentos. Experienciar a devoção aumentou essa tendência. Eis aqui um dos primeiros poemas que escrevi durante aquele período: (Na verdade é um poema de amor escrito em gratidão ao meu mestre).

Eu cantaria uma canção para Você
como o pássaro que ouço e que repete
a mesma carícia amorosa sempre e sempre.

Eu escreveria um poema para Você
como este homem que esvazia estas palavras
numa página e, as julga insuficientes.

O corpo elétrico inefável do Seu Amor
é Aqui Agora
e eu retribuiria o mesmo a Você
se eu existisse.

Eu me recordo de como Você desceu
passos concretos na minha direção e, tomou minha mão
Eu olhei nos Seus olhos de ônix
mas eles não olhavam para mim.

Eu prenderia o tempo com a minha mente
pois não há outro lugar
onde eu possa me reclinar e deitar com Você
e a Sua face dourada flutuará
para sempre perto da minha.

Enquanto estava na Índia, tive com meu mestre muitas experiências que me afetaram profundamente. De alguma maneira estas experiências tornaram-se parte da gestalt que sou eu e determinaram muito do colorido que existe em meu viver e trabalhar. Eis aqui uma descrição de um tipo de experiência com meu mestre espiritual. A intensidade dos sentimentos que eu nutria pelo mestre é óbvia:

"Ele é denso, porque Ele é superconsciente. Ele obviamente é diferente do cinza dos homens comuns, porque existe algo na Sua forma de andar e algo no som da

Sua voz que me afeta. Às vezes Ele olha nos meus olhos e se abre uma janela para campinas de luz filtrada, repletas de margaridas, onde espíritos de animais brincam; e com a mesma rapidez, a janela se fecha. O que foi uma lágrima instantânea nas pupilas, simultaneamente se fecha com o movimento dos olhos Dele. Ele simplesmente parece estar olhando em volta e dirigindo Seu olhar para outra pessoa."

"Ele fica numa espantosa sala com piso de mármore, onde ocasionalmente uma andorinha voa saindo de um balcão que margeia todo o espaço. Há janelas e portas de madeira que se abrem para a luz do sol. Ele descansa sobre uma enorme poltrona que se inclina levemente para trás, de modo que ele parece estar se reclinando. O piso de mármore está coberto com os corpos de 500 daqueles que O amam. Eles se agacham e observam-No a todo momento, como se pudesse haver um tremor de dedo que lhes trouxesse a verdade, e que precisa ser visto para ser conhecido. Ele se senta diante deles. Ninguém fala. Existe uma intensidade no ar que poderia ser transformada numa sinfonia e, Ele é o tema constante. Seu olhar repousa sobre toda essa gente e, embora Ele não sorria, há uma especial saudação de amor na expressão de seus olhos. E então uma voz solitária, em algum ponto da multidão, começa a cantar uma canção linda e cadenciada, em louvor ao Seu amor. O som é cheio, pois a voz é forte. Os ecos das paredes altivas, de pedra, descem de todas as direções e nos cobrem como um acolchoado feito de vibrações de gaze. Então, o cântico é acompanhado por 500 vozes e repete o cantor inicial. A grande sala se enche com as vozes felizes deste grande círculo interior.

O cantar se interrompe e há um momento de silêncio em que não se ouve sequer respiração. Os pássaros não cantam. Ele fala e a Sua voz é o mesmo som que o das 500 vozes, cheia e certa e, sonora como sinos. Então, um por um, Seus ajudantes trazem à sua frente as pessoas que estão à procura de Sua dádiva. São pessoas de todas as classes, essas que o procuram. Alguns são simples fazendeiros, outros são homens ricos finamente vestidos. Há viúvas e jovens e alguns parecem mercadores. Mas a expressão do rosto de cada um é a mesma — deslumbrada, maravilhada, espantada. Alguns são incapazes de levantar os olhos de encontro aos Dele e ficam humildemente parados, olhando para o chão, como que esperando desaparecer nos reflexos polidos do mármore branco. Outros subitamente levantam os olhos e fixam o olhar na face Daquele que é Pai Noel e Moisés e Gengis Khan. Eis aqui o conquistador do amor, mas Seu império não é pedra e terra, mas do Espírito e eles sabem disso — está escrito em seus rostos de maneira tão clara quanto a marca do reconhecimento, que, segundo se diz, Ele é capaz de ler nas testas. A marca de uma alma que retorna, o sinal de um discípulo. Um por um eles são arrastados adiante. A cada um Ele faz uma pergunta e alguns respondem meneando a cabeça, enquanto outros sussurram o consentimento. Então chega o momento da avaliação. Ele indica aceitação com u'a mão ou rejeição com a outra. Seguramente, é o Pastor reunindo o Seu rebanho e Ele sabe quais são os Seus, pois esteve presente a seu nascimento e nenhum deles respirou uma vez sequer sem que Ele testemunhasse e reconhecesse. Para alguns, a hora é chegada e, seus pés estão tão firmes no caminho quanto os de um pai amoroso ao pegar o primogênito e ensinar suas pernas de bebê a caminhar. Para outros, um leve aceno de mão, e eles são conduzidos gentilmente para fora do saguão, às vezes olhando para trás, por cima dos ombros como se para ter certeza que realmente viram aquele rosto. Muitos deles voltarão outra vez para pedir novamente, mas apenas Ele sabe quando a espera terminou.

Quando todos os que buscam tiverem feito aquela breve viagem, conhecendo a eternidade diante do penetrante poder de Seus olhos, têm início instruções para a prática de uma antiga ciência. De maneira bem clara, sem explicações supérfluas, a voz gentil descreve o que deve ser feito e o método de fazê-lo. Eles escutam; cada olho repousa sobre aquele rosto e o que lhes é ensinado deve-se a vidas inteiras, à sabedoria de um milhão de escolas e milhares de dias de trabalho na Terra dura, sob o sol causticante."

Ao olhar trechos como este, escritos durante o período de devoção, sinto-me agora um pouco embaraçado. Os sentimentos tão extravagantes, as imagens tão ricas. Mas as palavras refletem precisamente como eu estava. Eu estava amando. Havia entrado na minha vida um ser que não mostrava o menor traço de insegurança. Eu era inseguro e, podia ver que todo o mundo que eu conhecia também era.

Eu tinha entrado em contato com um homem que se movia através deste mundo com graça e sabedoria completas. Observá-lo ocupado em seus afazeres diários era como observar uma dança perfeita. Eu me reconheci como um atrasado principiante comparado com este Mestre. Observava-o de perto e cuidadosamente. No desenrolar de nosso drama conjunto, vi que o seu desempenho era impecável, mas não estava disposto a reconhecer que o meu também era. Eu sabia que podia me ensinar a experienciar a minha existência com perfeição.

Apaixonei-me por um exemplo daquilo que eu sabia que *poderia ser*. A sua sabedoria era tão mais profunda do que qualquer outra coisa que eu tinha experienciado, que finalmente me dispuz a escutar o que estava sendo dito para mim.

Ele me ensinou muita coisa, mas a essência foi: "Olhe para dentro do seu corpo. Medite." Quanto mais eu olhava, mais amor experienciava e mais percebia a minha sabedoria crescer. Ele estava me ensinando de verdade.

Viajei um bocado durante o período de devoção. Eis aqui um curto poema escrito numa praia do México. Em todo lugar onde ia, eu estava amando.

O ar é uma tangerina fresca.
Crianças riem.
O borrifo das ondas lava minhas orelhas e esta página.
Esperar você chegar
é esperar.
O que podemos fazer, Pai, a não ser
pensar em você,
se você permitir?

Será que irei sempre oscilar
entre vértebras
e carne queimada pelo sol?
Existe algo
como não saber?

Meus pulmões se enchem e se esvaziam
Existe algo mais a fazer?
Vejo o mar
mas não posso ver você.
Sou enganado pela carne e pelo pensamento.
Cor-de-rosa,
sem dentes e corruptível.

E mais uma vez, eis um fragmento tirado de um diário que eu tinha durante aquela época. A data é 30 de dezembro de 1972; o lugar, Zihuatanejo, México. "Outro idílico dia de sol e água salgada. Se eu pudesse ver você, escreveria palavras de amor. Agora as minhas palavras são um lamento, uma saudade. E no entanto estou cercado de vida e beleza."

Gradualmente a meditação se tornou parte da minha existência, da mesma maneira que a gestalt tinha se tornado nos dias de Big Sur. A gestalt tende a se infiltrar no nosso ser e alterar toda nossa perspectiva de vida. A meditação faz o mesmo. As duas práticas são muito similares. Em gestalt, aprendemos como nos observar despidos e nos revelarmos a nós mesmos e aos outros. É uma forma de tornar a existência cada vez mais explícita, bem como a maneira pela qual a colorimos. Gestalt é meditação expressa. Em meditação, nos sentamos quietos (sem interferência) e observamos o drama da mente e do corpo desenrolar-se de momento em momento. Mas procuramos nos conservar como observadores. O drama é observado de perto, não encenado. O ato de observar é a única ação envolvida. É um trabalho muito sutil. E então, gradualmente e durante muito tempo, a distinção entre o observador e o drama observado começa a se diluir. Finalmente, perde-se a distinção e há simplesmente o processo de tornar-se presente.

Os poemas que escrevi sobre meditação evoluíram através de fases, à medida que a meditação foi se tornando mais profunda e mais significativa. Os primeiros poemas foram de devoção e, na verdade, eram conversas com meu mestre. Eis aqui um deles:

Atrás do mosaico móvel
Sinto você me espreitar.

Desenhos ao acaso semi-vistos
espaços cinzentos vazios que se abrem
como um tomate maduro
e uma semente branca na umidade vermelha
atrai meu olhar
e estou olhando não sei há quanto tempo.

Novamente procuro o seu rosto
mas um velho amigo me chama com lembranças felizes
e danço durante outra eternidade
em torno de conversas imaginadas,
velhos filmes de sexo e, táticas futuras
numa guerra de poder pessoal.

Desperto subitamente, recordo-me dos seus nomes
chamo você brevemente
antes que a cor dos olhos de um amante me arraste

para um mundo de brinquedos infantis
onde crio torres com blocos de construção
derrubo-os e, começo a construir de novo.

De alguma forma volto a sentir sua Graça
e grito seus nomes
mas meus sons se perdem em pensamentos gritantes
que queimam meus olhos com poeira
e balançam minhas pernas com desejo.

COMIDA! Talvez uma tangerina —
aparece na tela e desaparece
com metade coberta de planos
para alguma tarefa a ser completada mais tarde neste
[dia

Que sonho é este!
Estou grato por você ter me mostrado a região.
Atrás do mosaico móvel da minha mente
Sinto você a observar.
Mas a minha pipoca se foi
Os lugares estão semi-vazios (o desenho animado
[acabou)
Eu vi o filme muitas vezes antes
Tenho medo do escuro
E é hora de voltar para casa.

Mais tarde, mais recentemente, os poemas tenderam a se tornar um pouco mais objetivos e menos dirigidos ao mestre. Isso sucede à medida que eu me familiarizo mais com a mente, que me torno mais capaz de observar pensamentos em ação. Eis outro poema sobre meditação e sobre o que ela ensina:

Esses pensamentos já não são mais necessários.
Há simplesmente o hábito de pensar
o tempo todo, o tempo todo, o tempo todo
aqui não há liberação,
a senda da libertação está camuflada por todo esse
[pensar.

Ficamos tão fascinados pelo mosaico móvel
todas as belas cores do pensar
e pensar e pensar e pensar
e esquematizar e planejar
e esperar que de alguma forma fiquemos satisfeitos.
Mas pensar não é seguir adiante, é ficar dando voltas.

Existe outra coisa que é mais fácil de fazer.
E preciso escrever isto depressa agora
antes que me perca no pensar
de novo.
Esses pensamentos já não são mais necessários.
São portas revolventes que nos mantêm na roda.

Substitua seus pensamentos escutando o cântico dos
[cânticos.
Ele é mais real e traz mais alegria.
O cântico é cantado em voz clara, bem atrás
do zumbido dos seus sonhos-pensamentos
a sonhar.

Escute a Palavra não falada e deixe
a sua prisão isolada.
Existe a melodia do amor e libertação
que é cantada em harmonias extasiadas
tão perto de onde você está
que um olhar que se desvie do pensamento
libertará seu coração.

A fase mais recente, a que se segue à fase de devoção
e na qual estou agora, é o que chamei de período de
digestão. Finalmente estou me abrindo para receber a
mensagem tanto da gestalt quanto da meditação, sem
confundir a mensagem com os mestres. As coisas estão
ficando mais simples. Estou aprendendo que tudo realmente está bem, que tudo se passa exatamente como
se supõe que deva passar e, basta eu apreciar. Em
suma, tudo é. Só isso.

Esse período de digestão e absorção parece completar a gestalt iniciada com a fase de aprendizagem. A compreensão à qual cheguei é simplesmente aquela que me foi ensinada na fase de aprendizagem. Tão simples. Passei por todo um processo de crescimento para tornar minha, tal compreensão, para entender o que me tinha sido dito no início.

É claro que os poemas refletem esta nova fase, exatamente como sempre ocorreu. Os poemas sobre meditação são mais completos, mais simples e com menor envolvimento emocional.

> Meditação
> A mente oscila
> enquanto a espinha dói
> e
> o universo, de alguma maneira,
> cabe neste pequeno corpo.
>
> Aqui está sentado um triângulo
> É o que penso ser eu
> meditando.
> Na ponta do triângulo
> há um som
> soando.

Há também mais poemas sobre simplesmente ser agora. São meras descrições de experiência. Eis um a respeito de um momento de sol na Guatemala:

> As vértebras
> dispostas uma sobre a outra
> como blocos de construir de uma criança
> juntaram-se ao espaço
> e conspiraram para sentar-se aqui.
>
> Então este é o momento........
> pés arrastando-se no concreto

som áspero, ríspido
do desejo de se mover,
e alguém passa ao lado desta cadeira.

Pode ser verdade, não há ninguém
à escuta? Pode ser verdade
existe só o escutar
acontecendo, relacionado
de maneira dramática com esta pilha
de vértebras e esta
cadeira e esta figura
salpicada e iluminada pelo sol?

Este corpo reúne aqui olhares
complacentes e observadores,
olhos se piscam e se voltam para cá e
essa luz e escuridão e cor e movimento
registram-se.
Quando a cabeça se move, as vértebras viram.
E deuses modificam o mundo.

E aqui está um, pertencente à fase de digestão, que
faz afirmações claras sobre a mente e o pensar:

A mente não pode nem mesmo saber nada*
porque aquilo que ela sabe é pensamento,
e ela só pode saber uma coisa de cada vez
e o pensamento é alguma coisa,
não é mesmo?

---

* N. do T. The mind can't even know nothing
because what it knows is thought,
and it can only know one thing at time
and thought is some thing,
isn't it now?
So the mind can't know nothing
it can only know some thing
and some thing is not no-thing
I think.
Therefore I think I know something
when what I'm really looking for is
Nothing.

Então a mente não pode saber nada
pode apenas saber alguma coisa
e alguma coisa não é nada
acho.
Portanto eu penso que sei alguma coisa
quando o que estou realmente procurando é
nada

E eis aqui um sobre chegar aos quarenta e acabar
uma gestalt e descansar e estar com o que é:

Estou ficando velho
Posso dizer porque ultimamente brinco com
crianças e não me lembro de tê-lo feito antes.
Ontem, soube o que é um avô.
Simplesmente me lembrei que sabia.
E depois, fiquei sentado diante do fogo
como os velhos.

E entre os sonhos
Pensei um pouco no meu coração.

GESTALT-TERAPIA COMO PRÁTICA MEDITATIVA

Stella Resnick

Gosto de pensar na gestalt-terapia como sendo um existencialismo operacional. Isso implica que a gestalt-terapia não é só uma filosofia de estar no presente, mas também um conjunto de operações que, com prática, aperfeiçoam a aptidão de viver no presente. Estamos tão condicionados a viver em nossas cabeças, a seguir os ditames da consciência, do hábito e da expectativa, que na época em que a maioria das pessoas ficam adultas, já aprenderam a não deixar sua experiência de momento-a-momento, interferir com suas "vidas". Gestalt-terapia é um retorno ao presente, não só filosoficamente, mas também praticamente. As práticas mais responsáveis pelo crescimento em terapia encontram-se em dois caminhos interrelacionados: um deles lida com a expressão de negócios inacabados, o outro com auto-consciência.

O termo antigo para a expressão é catarse; toda psicoterapia importante visa a liberação de "emoções contidas". Nós passamos pela vida experienciando nossas experiências apesar de nós mesmos, contendo nossos sentimentos, porque é isto que somos ensinados a fazer. Tudo entra mas não sai muita coisa; até que, finalmente, ficamos tão cheios de emoções não expressas que, ou explodimos ou nos retraímos de qualquer estimulação posterior. Somos como a xícara cheia demais do mestre zen; estamos tão repletos de experiências passadas contidas, que não há lugar para novos dados, para novo viver. A gestalt-terapia contraria as sanções sociais contra a expressão, encorajando as pessoas a procurarem e se livrarem de suas pilhas de sentimentos acumulados não expressos. As pessoas não só aprendem que expressar-se é bom e certo, mas também aprendem *como* se expressar. Elas reativam mecanismos de liberação desconhecidos, fazendo-o seguramente, ao bater numa almofada ou falar com uma cadeira vazia.

Neste artigo, estou interessada principalmente no segundo importante caminho psicoterápico: *insight*, tomada de consciência e autodescoberta. Quando a maioria das pessoas inicia uma terapia, não estão habituadas a prestar atenção à sua experiência. Quando o terapeuta sugere que fechem os olhos e relatem o que elas têm presente, não sabem para onde olhar; lá dentro está escuro. As pessoas freqüentemente dizem que não sabem o que estão sentindo nesse instante, embora possam responder com bastante rapidez o que estão pensando.

No sentido de aprender a levar vidas realizadoras, mobilizadas e agradáveis, em primeiro lugar é preciso que as pessoas aprendam a discernir o que as faz sentir-se bem e o que as faz sentir-se mal. E então precisam aprender a maximizar os sentimentos bons — o fluxo energético da experiência — e minimizar aquilo que impede a energia: dor e falta de satisfação como forma de vida. Basicamente, o que necessitamos é informação sobre nós mesmos. Quem sou eu? O que me acende? Como eu me impeço? Como eu me machuco? O que quero? O que preciso? Como me satisfaço?

Em gestalt-terapia as pessoas prestam atenção ao seu processo interno mente-corpo, como meio de obter informações sobre si mesmas, para si mesmas. Isso não é fácil. A maior parte do tempo estamos tão presos *dentro* do que estamos fazendo, que não percebemos o *fato* de estarmos fazendo, sentindo ou querendo. Nós nos identificamos com o conteúdo do que estamos dizendo, em vez de notar o processo. Quando as pessoas se identificam com o conteúdo do que estão dizendo ou fazendo, em vez de simplesmente se perceberem dizendo ou fazendo, ficam atoladas na interminável repetição do processo: sentem pena de si mesmas, culpam seus pais, julgam-se, ou qualquer outra coisa.

A dificuldade é que grande parte da nossa experiência é tida como tão certa que recua para o fundo da consciência. Marshall McLuhan disse: "Não sei quem descobriu a água, mas tenho certeza de que não foi o peixe." O peixe está totalmente submerso dentro do seu meio; a única maneira de ele poder descobrir a água é sair dela por um momento e voltar. Então poderá dizer: "estou em algo onde não estava há um momento atrás." Outra possibilidade é botar o rabo para fora e perceber que a sua maior parte está em algo no qual um pedaço seu não está. De alguma forma, temos que descobrir modos de observar o nosso processo sem estarmos tão imersos nele a ponto de perdermos os aspectos vitais do viver. Para aprendermos sobre nós mesmos, não só temos que ser o fazer, como também temos que nos observar. Psicoterapia deve ser uma prática de auto-observação, bem como de auto-expressão.

Terapeutas diferentes desenvolvem diferentes estilos de fazer com que as pessoas notem seu processo sem submergirem nele. Fritz Perls era o grande frustrador: ele implicava, censurava e às vezes condenava o processo do qual a pessoa não tinha consciência e não assumia responsabilidade. Outros terapeutas alinham-se com o processo sadio da pessoa e fazem troça do processo autoderrotista. Em todo caso, o objetivo do terapeuta é simplesmente fazer com que a pessoa veja todo o processo claramente, sem a cegueira causada pelo fato de assumir algumas partes do mesmo, como certas. Para mim, a melhor maneira de ensinar as pessoas a enxergarem o seu próprio processo, em vez de submergirem nele, é fazendo-as praticar a tomada de consciência gestalt como um meio de meditação expressa.

Todas as formas de meditação, como a Meditação Transcendental ou Vipassana, possuem em comum o elemento de permanecer com a experiência do momento. Vipassana, ou meditação de *insight*, é muito parecida com o processo gestalt. Nesta prática do budismo theravadin, principiamos dirigindo nossa atenção à respiração, tomando mentalmente nota do abdômen que se eleva com a entrada de ar e que se retrai com a saída do mesmo. Notamos quando a nossa mente vagueia da respiração para o pensamento, som ou sonho desperto e nos trazemos de volta à respiração. A tomada de consciência do processo mente-corpo de momento a momento é conhecida em meditação como "mente presente". Notar o processo sem identificar-se com seu conteúdo, o que muitas vezes é chamado de testemunho imparcial, é uma habilidade que, quando posta em prática, nos conduz a uma observação mais completa e objetiva da experiência interior.

Esse processo de presença da mente em meditação Vipassana é muito similar à prática de expressar em voz alta o continuum de tomada de consciência em gestalt-terapia. Neste exercício, a pessoa presta atenção a si mesma e relata em voz alta aquilo que tem presente: pensamentos, sentimentos, sensações e ações. "Agora estou gesticulando; estou fazendo um grande círculo com a mão direita. Agora a minha boca está seca; estou com medo." Tal como na meditação Vipassana, desenvolver a habilidade de ser testemunha imparcial do processo interior, é fundamental para a tomada de consciência gestalt.

Uma testemunha imparcial observa sem julgar. A testemunha que julga não é grande testemunha, uma vez que a inclinação geralmente restringe a observação às evidências confirmadoras. Instruo as pessoas a meditarem em voz alta como se estivessem atuando num solilóquio, um solilóquio gestalt onde elas são a audiência bem como o ator. Como audiência, elas constituem a testemunha imparcial, assistindo a atuação sem julgá-la. Como resultado, a atuação não só é catártica mas torna-se também informativa conduzindo à percepção e à compreensão. Em gestalt-terapia existe um número de práticas que facilitam a passagem de informação para o observador imparcial, como meio de maximizar a auto-observação objetiva.

O exagero — aumentar um gesto, postura ou vocalização — é um dos caminhos mais efetivos para ver-se a si mesmo. Se você simplesmente faz o que andou fazendo o tempo todo, as sensações e insinuações cinestésicas são muito familiares e recuam para o fundo. Mas se você exagerar e fizer deliberadamente o que costuma fazer inconscientemente, poderá ver-se de maneira mais clara. O exagero facilita o testemunho imparcial. Ele impede que você fique totalmente submerso. Agora você está pelo menos com a cauda fora d'água.

A ênfase sobre uma linguagem precisa contribuir com o testemunho imparcial ao se exigir que a linguagem reflita precisamente a experiência. Transformar afirmações impessoais em afirmações na primeira pessoa, transformar perguntas nas afirmações subjacentes, transformar fragmentos de pensamentos em frases completas, explicitar o implícito, todas essas são formas de facilitar o testemunho. Dessa maneira, as pessoas aprendem mais escutando a si mesmas do que escutando os outros. Da mesma forma, a repetição de frases, palavras e gestos facilita o testemunho ao se repetir uma ação gerada espontaneamente com o intuito de observação.

Meditando em voz alta e usando a variedade de práticas gestalt que facilitam o testemunhar, as pessoas aprendem a ampliar os sinais de sua experiência. É como certos sinais, que começam a surgir como figuras contra um fundo de constante ruído interior, desenvolvendo-se para sobressaírem claramente do ruído. Então as pessoas podem fazer de propósito o que originalmente faziam por deficiência, no sentido de ganhar mais consciência dos detalhes de seus padrões. Mas a clareza da auto-observação não é o único efeito desta meditação gestalt. Um efeito ainda mais importante é que observar-se sem julgar, encoraja as pessoas a se tornarem mais permissivas consigo mesmas e isto reforça a auto-aceitação. Quando as pessoas iniciam a terapia, uma das resistências verbalizadas com mais freqüência é que elas têm medo de ver-se porque acham que não vão gostar daquilo que verão. Elas estão se julgando, e esse julgamento é experienciado com dor. Se as pessoas continuarem a julgar o que vêem, a dor continuará impedindo-as de olhar realmente. Elas ficarão atoladas no julgamento e na dor da autocondenação. Por outro lado, se aprenderem a ver sem julgar, o processo torna-se excitante e reforça o ser permissivo consigo mesmo.

A testemunha imparcial é um antídoto para o dominador (topdog), a ditatorial voz interior que é endêmica em nossa cultura. A maior parte da infelicidade das pessoas pode ser atribuída diretamente ao tom de voz no qual elas conversam consigo próprias: muitas vezes resmungando, exigindo e criticando. Mas enquanto queremos tirar o poder, ou melhor, descondicionar o dominador, certamente não queremos fortificar o lamuriento e resistente dominado (underdog).

O dominado faz o dominador. Sem vítima não haveria ditador. De fato, à medida que a pessoa assume responsabilidade pela sua experiência, observando sem identificar-se com nenhuma das vozes, a reconciliação dos opostos tem lugar. Dualidade e polaridade dão lugar à unidade e integração. Outra voz começa a surgir, uma voz de cuidado e sabedoria, que funciona como padrão diretivo, levando em conta a integridade essencial do organismo.

As muitas vozes interiores são modos convenientes de experienciar uma enormidade de diferentes funções do organismo humano. Cada função recebe uma voz como meio de externalizar e testemunhar esse processo interior. O ditador-dominador é o que acontece quando estamos condicionados a investir poder demais no intelecto. À medida que o indivíduo se torna mais e mais integrado, o poder atribuído a qualquer voz começa a variar de acordo com a necessidade e a circunstância, em vez de submeter-se ao jugo intelectual. A voz que se levanta a partir do enfraquecimento do conflito dominador-dominado, funciona como um diretor democrático, compassivo e sábio, em vez de ser um ditador. As pessoas sempre se impressionam e se excitam com a descoberta desta parte de si mesmas. Chame-a de espírito, guia, chame-a de contato com uma divindade ou simplesmente uma voz de integração e saúde; em qualquer um dos casos a experiência é elevada e restaura a fé em si mesmo.

Abandonar a autovitimização como forma de enervar o processo ditatorial e, adquirir harmonia e integração por meio da realização e não da condenação das diferentes partes; tudo isso tem implicações óbvias sobre uma sociedade sadia, bem como sobre a pessoa sadia.

Então, notar simplesmente inspira compaixão e integração na meditação gestalt, da mesma maneira que ocorre nas práticas meditativas tradicionais. Compaixão em relação a si mesmo é o protótipo da compaixão que se tem pelos outros. Fazer os jogos da autocondenação e autoperfeição mantém as pessoas no caminho da eterna busca-sem-encontro. Testemunhar sem julgar revela uma função diretora que atribui os pesos certos para todas as diferentes funções, reduzindo o conflito interior e a autovitimização. A decisão, que é a usurpação do poder por parte de algumas funções sobre outras, cede lugar à escolha e à preferência: o organismo humano, em vez de ser uma arena de lutas internas, torna-se uma unidade de partes distintas, porém harmônicas. O crescimento não vem por meio de objetivos de irrealística perfeição, e sim, a partir de um lugar de sustentação interior e de amor próprio, através de um processo contínuo de realização das partes. O efeito é espiritual, uma consciência da essência; algo que muitos de nós em gestalt-terapia ignoramos por muito tempo.

FIGURA/FUNDO: GESTALT/ZEN

Marc Joslyn

Anos atrás Fritz Perls desencorajou um terapeuta profissional, que participava de um mesmo grupo que eu, de se denominar "gestalt-terapeuta." Qualquer que tenha sido a intenção de Perls com aquela pessoa naquele tempo e espaço em particular, atualmente o seu comentário me faz recordar a asserção dos mestres zen: "Há o zen mas não há professores de zen! Sempre que você disser Buda, vá lavar a sua boca!" Perls costumava desacreditar, especialmente em sessões de terapia, todo o "falar sobre" ou qualquer distanciamento das percepções e sentimentos imediatos. Porém, tal como os estudantes de gestalt-terapia, os discípulos zen, ocasionalmente "falam sobre", "dão palestras", e "escrevem artigos". Então quero começar afirmando a minha arrogância ao escrever isto. Depois de morrer, certamente irei para o inferno segundo os estudantes de gestalt-terapia e os discípulos zen. Você quer se encontrar comigo lá?

O tema central deste artigo é o fenômeno figura/fundo. Antes dos psicólogos da gestalt, a ênfase principal na psicologia acadêmica repousava sobre os aspectos quantitativos ou gerais da experiência. A pesquisa era dirigida basicamente no sentido de encontrar "coisas" ou "eventos" imutáveis e reduzí-los a fórmulas quantitativas. A mudança era vista basicamente como o resultado de um processo gradativo de acumulação quantitativa. Com a introdução da gestalt, a atenção se voltou para mudanças súbitas, inéditas, para o particular, espontâneo, qualitativo, imutável e irredutível.

Ainda assim, com todas as contribuições feitas pelos psicólogos da gestalt, eles tenderam a limitar-se aos aspectos da figura, os aspectos visuais e espaciais da experiência. Eles tenderam a ignorar os aspectos do campo, não-formais, não-visuais, temporais. Isso foi corrigido em parte, pelo trabalho com o fenômeno visual figura/fundo, realizado pelo psicólogo dinamarquês Rubin. A atenção voltou-se então para os "buracos" ou aspectos do nada em torno e, no seio das formas ou de algo. O "fundo" foi rapidamente assimilado no corpo fundamental da teoria gestalt e hoje "figura/fundo" ou "figura/campo" é quase sinônimo de gestalt.

O trabalho com "figuras reversíveis" feito por Rubin e outros, demonstrou que uma figura pode ser alternadamente figura e fundo. O trabalho de Lewin e outros com a "teoria de campo" demonstrou que os campos podem assumir atributos de figura e vice-versa, mas de certa forma a interpenetração de figura e fundo não se tornou um aspecto importante da teoria gestalt. Até mesmo o imaginativo trabalho de Metzer com o "ganzfeld" ou "campo total" não foi muito além das implicações visuais.

Koffka dedicou cinco longos capítulos ao "campo ambiental", um dos quais é intitulado "organização-visual" e outro "figura e fundo". Mas, embora Koffka tenha feito, nesse livro, uma tentativa extensa de desenvolver figura/fundo e outras leis da gestalt para incorporar a memória, a vontade, a ação e embora tivesse se referido à "organização silenciosa" na experiência humana, a figura permaneceu limitada essencialmente ao fenômeno visual dentro-da-forma e o fundo ao fenômeno visual fora-da-forma. Os psicólogos da gestalt estavam tão preocupados em criar uma "psicologia científica" e refutar a metafísica tradicional que talvez não pudessem se permitir assumir uma postura mais fenomenológica.

Pode ser que Koffka tenha chegado muito perto de perceber o problema quando se referiu à passagem para um "fundo suprasensorial", um fundo do qual todas as figuras sensoriais surgem e para o qual todas retornam. Quando esta abordagem é seguida radicalmente não existe algo como *"um campo"*. Existe somente "campo", exatamente como existe apenas "eternidade". Não tem sentido falar em impor qualquer condição ou limitação fora ou dentro da eternidade. Da mesma forma, logo que qualquer condição como "visual" ou "auditiva", "pessoal" ou "ambiental" é acrescentada ao campo, este deixa de ser campo para se tornar uma figura de espécies, por mais vaga que seja sua definição.

Mas, como o campo se torna figura? E como é que uma figura, depois de aparecer, vinda do campo e desenvolver aquilo que os psicólogos da gestalt chamam de "boa forma", *"pragnanz"* ou "caráter fisionômico", tende a desaparecer novamente no campo?

Foi necessária a pesquisa "organísmica" de Goldstein e outros, para demonstrar que figura/fundo e princípios relacionados podiam ser aplicados à motivação total e ao processo de ação dos seres humanos e, que as patologias físicas e mentais podiam ser vistas mais economicamente em termos destes princípios.

Mas foi Perls, juntamente com a sua esposa Laura, que aplicou de forma mais perceptiva e meticulosa as descobertas da gestalt, especialmente figura/fundo, à psicoterapia. Procurei em vão alguma discussão nos livros de Perls que pudesse ligar figura/fundo de um lado, e fome, desejo, vontade, cuidado, de outro. Vasculhei em vão as minhas lembranças de conversas com ele, à procura de outros sinais de um elo teórico. Há vários precedentes na forma de insinuações e especulações, tais como a discussão de Koffka sobre o "caráter de exigência" das figuras, ou o comentário de Wertheimer que afirma que "uma transformação tem lugar a partir 'do que eu quero' para 'o que a situação exige"; ou ainda, a afirmação de Goldstein de que "a relação primeiro-plano/plano posterior é... a forma básica de funcionamento do sistema nervoso." Mas, de certa forma Perls foi o primeiro a assumir (modesta ou arrogantemente, no seu primeiro livro *Ego, Hunger and Aggression* — Ego, Fome e Agressão) a identidade da figura/fundo de um lado e, o nascimento, realização e desaparecimento da fome e interesse de outro. Todas as discussões subseqüentes de Perls são elaborações desta premissa inicial, e não explicações ou provas de como ele chegou a ela.

Nas suas sessões terapêuticas achava-se sempre presente a hipótese de trabalho de que a nossa necessidade ou interesse mais premente tende a vir naturalmente para o primeiro plano de atenção, enquanto todo o resto tende a retroceder para o fundo. Ou, colocado de outra maneira, se eu estiver prestando atenção adequadamente, descobrirei que aquilo que está no primeiro plano de atenção é na verdade a coisa mais importante aqui-e-agora, seja uma coceira, uma idéia a ser esclarecida ou uma árvore que deve ser plantada num certo lugar do jardim. Recordo-me de como numa certa sessão, interrompi o fluxo de tomada de consciência. Perls me perguntou onde estava a minha atenção durante a interrupção. Quando lhe disse, ele me censurou: "E daí? Para você ser coçador de saco não é suficiente?"

Talvez a descoberta de Perls tenha superado toda a sua experiência precedente com a psicanálise e a gestalt, no sentido de uma identidade etimológica cotidiana entre percepção, emoção e motivação. As nossas palavras "ausência", "desejo", "sentir falta" e "necessidade" não são sinônimos de "separação", "limitação", "interesse", "direção"? Quando uma figura nasce do fundo, não nasce simultaneamente alguma fome ou interesse de um tipo ou de outro? Prestando atenção, quando a figura retorna ao fundo, a fome também não morre? E isso é verdade, não importa qual seja a definição conceitual da fonte de fome, seja ela fome de uma idéia ou fome de um jardim.

Você consegue perceber a sua vida inteira como uma figura mutável reversível, ou como um caleidoscópio que se move com toda a diferenciação que a experiência oferece e ainda assim, sem perdas ou ganhos, sem idas ou vindas? Quando ou como uma criança percebe que é separada da sua mãe? Onde estava este parágrafo antes de você lê-lo?

A gestalt-terapia, na forma como é praticada atualmente, chegou a incluir uma grande variedade de técnicas, algumas originais, algumas emprestadas. A maioria dessas técnicas tem o propósito de evocar a tomada de consciência ou aumentar a sensibilidade. Às vezes é difícil ver a ligação entre a gestalt e uma técnica particular, que o terapeuta tem em mente ao praticá-la; a única ligação parece ser o fato de a técnica funcionar com os que fazem terapia com ela. A própria criatividade e liberdade da terapia de Perls, bem como seu estilo de treinamento, tenderam também a fomentar uma espécie de desleixo teórico nos seus seguidores.

Da forma como eu a entendo, uma das coisas fundamentais que torna a gestalt-terapia algo mais do que uma simples coleção de métodos de sensibilização com pouca ou nenhuma relação com as descobertas dos psicólogos da gestalt, é a seguinte: a teoria de que os problemas humanos são interrupções ou fixações em várias etapas do processo figura/fundo que se desenrola naturalmente. E nesta área, uma das realizações teóricas mais brilhantes de Perls foi a remodelação das idéias psicanalíticas a respeito das funções do ego e defesas do ego nos termos aqui-e-agora da psicologia da gestalt.

A maioria dos termos topológicos freudianos, podem ser usados mais economicamente e experienciados de forma mais direta como tipos inadequados de diferenciação figura/fundo ou integração figura/fundo. O "inconsciente" pode ser visto como os aspectos que freqüentemente ou sempre estão localizados no fundo da experiência. "Introjeção" pode ser vista como uma passagem inadequada de não-ego para ego; "projeção" como uma passagem inadequada de ego para não-ego. "Egoísmo", pode ser visto como uma unidade inapropriada na figura; "confluência" (palavra de Perls) como a manutenção de uma unidade inapropriada no fundo.

Quando visto como parte do processo figura/fundo, cada termo permite uma variedade de interpretações, cada um dos quais é econômico em sim mesmo. "Confluência" pode ser interpretada como uma superfluidez de igualdade, ou uma falta de diferenciação: como uma interrupção da diferenciação ou uma chegada prematura à igualdade. E cada termo do processo figura/fundo possui um significado diagnóstico bem como um significado terapêutico, o que não ocorre com a maioria dos termos psiquiátricos. "Confluência" não só descreve o que está "errado", como também sugere "o que pode ser feito" com isso; por exemplo (prescrevendo o sintoma), dizer a quem está passando pela terapia para ser deliberadamente confluente, ignorando a distinção entre si mesmo e o meio, inventando uma euforia falsa, retendo a respiração, fingindo-se de morto, etc., até que alguma diferenciação ocorra espontaneamente.

Outras escolas terapêuticas poderiam criticar a gestalt-terapia por ser apenas "sugestiva" em muitas áreas, por lhe faltar uma teoria sistemática mais trabalhada. À medida que Perls envelhecia, parecia menos inclinado a se preocupar com uma teoria sistemática. Talvez, no futuro, outro gênio do calibre de Perls faça uma nova tentativa de sistematizar todos os progressos dos últimos anos de Perls, bem como todas as inovações após a morte do mesmo. Seria uma tarefa ingrata porque a gestalt-terapia, como o zen, como a sua vida, tem o fim em aberto, nunca totalmente acabado: qualquer apresentação sistemática, por melhor que seja, necessariamente fracassará.

Quando problemas humanos são encarados como fixações ou interrupções, como localização inadequada no processo figura/fundo, existe apenas um critério de "saúde mental": a resposta tipo: "é-isso-aí", espontaneamente adequada, a ação ou palavra completamente livre e ainda assim acertadamente determinada. Se você perguntar a um mestre zen porque ele está fazendo algo em particular, talvez ele "repita" suas palavras ou gestos anteriores, talvez fique em silêncio, talvez bata em você, talvez lhe ofereça uma xícara de chá, talvez... Tudo depende aqui-e-agora daquilo que é peculiarmente apropriado. Sempre que surge uma disputa de opiniões ou gostos entre duas pessoas e, no final, alguém diz: "Bem, quem sabe?" o mistério comum da adequabilidade está sendo evocado. De fato, a quem cabe dizer? A quem cabe sistematizar esse profundo sentido de propriedade? Mas aqui e ali alguém como Perls, tenta.

Outro bom exemplo da capacidade perceptiva de Perls foi a sua remodelação da "repetição compulsiva" de Freud, no princípio gestalt dos "negócios inacabados". No sistema freudiano este é um dos muitos princípios *ad hoc*; em gestalt é parte e parcela do sistema global. Anos antes, numa série de experimentos com crianças, Zeigarnick descobriu que as atividades não-completadas tendem a ser lembradas com mais clareza e urgência do que as atividades completadas. Lewin, Koffka e outros, perceberam mais tarde que essa modesta descoberta poderia ter sido deduzida do princípio geral de que uma figura tende ao fechamento ou a se completar. Perls percebeu que a maioria dos problemas humanos podiam ser encarados como figuras incompletas ou necessidades do passado, interrompidas, intrometendo-se no presente sempre de novo, numa tentativa de serem resolvidas ou completadas. E Perls via isso como uma forma muito mais econômica de encarar o comportamento auto-obstrutivo e autodestrutivo dos seres humanos, em lugar do "desejo de morte" de Freud.

Existe também uma dimensão futura deste princípio. Lembro-me de como Perls me frustrou, obrigando-me a perceber uma fixação que eu tinha em "tomar decisões". Eventualmente, cheguei a ver que sempre que eu me deparava com uma situação conflituosa, uma escolha do tipo "ou isso ou aquilo", isto freqüentemente resultava do fato de ter que prestar atenção a algo tardiamente, algo que no passado eu teria percebido de maneira mais adequada; ou então era o resultado de uma especulação *pré*-matura sobre algo que eu podia muito bem ter deixado para o futuro. A verdadeira maturidade é agora, nem prematura nem "pósmatura". A maioria das ações forçadas ou obstinadas são um tanto falsas. Com atenção adequada, há um processo mais ou menos imediato e não forçado, no qual aquilo que tem importância aqui-e-agora envolve toda a minha atenção até que receba meus cuidados. Não é que devamos evitar ponderar sobre o passado ou ensaiar para o futuro, simplesmente não devemos confundir essas atividades com a realidade completa.

Uma pessoa pode ter negócios inacabados, não deixando que uma figura emerja do fundo, como na confluência; ou não deixando que uma figura atinja seu desenvolvimento total, como na retroflexão. Isso se relaciona de forma bastante clara com os princípios gestálticos de fechamento e boa forma. Mas, Perls foi além, em seu uso terapêutico dos negócios inacabados. Na sua descrição do "egoísmo" ele completou o círculo figura/fundo, ressaltando o fenômeno de não deixar uma figura morrer, não deixar que ela se torne de novo fundo. Com isto ele aproximou a gestalt-terapia do zen e deixou atrás os velhos teóricos do "impulso" ("drive") (freudianos e comportamentalistas) que sustentam que a motivação básica é satisfazer ou eliminar as nossas necessidades (fazer a figura voltar ao fundo), bem como os mais recentes teóricos da "novidade" que sustentam que a motivação é despertar a curiosidade, as necessidades, as sensações (fazer o fundo voltar à figura). Quem volta a quê, figura ou fundo? Enquanto aguardo o próximo pensamento, pinheiros e rochas brincam com o vento.

Uma das contribuições de Freud foi a delineação da capacidade humana de negar através do adiamento, substituição e simbolização. Uma criança, por exemplo, pode negar a necessidade da mãe ausente, substituindo vários aspectos da sua relação com ela, chupando o dedo, aquecendo-se e esfregando a face num travesseiro, embalando-se, balançando para frente e para trás, cantando para si mesma, repetindo um verso centrado na palavra "mamãe", imaginando a voz ou o rosto dela, etc. Quando a criança se torna adulta e vai para a terapia, seu problema não é a necessidade infantil não preenchida e as dores que a acompanham, e sim, a sua defesa contra essas necessidades e dores, defesas que agora estão deslocadas no tempo e no espaço. Entrementes, (e isto é mais gestalt do que Freud) a criança desenvolveu um "ego" no vazio que existe entre "o que é" e "o que deveria ser" (ou "o que poderia ser"); e desenvolve, também, estados emocionais que se assemelham ao choque, uma vez que estão vinculados a uma atitude menos envolvida, com menos sentimentos — como se houvesse um espectador em sua própria vida, em vez da pessoa que a vive. Ela se distancia do problema com substituições e simbolizações, que eventualmente tornam-se obstáculos para a sua existência aqui-e-agora, deixando uma porção de negócios inacabados.

Mas uma parte necessária do processo de crescimento do ser humano é aprender como colocar de lado, distanciar-se, objetivar e simbolizar; então, como podemos distinguir o "neurótico" do "normal"? Isso parece ser aquilo a que Suzuki se referiu quando disse que o problema com a mente humana é que ela tem o dom de criar conceitos para articular e lidar com a realidade, mas tende a se iludir e encarar esses conceitos criados por ela como "coisas reais" ou "impostas externamente sobre a realidade"; e, como conseqüência disso, a mente perde totalmente o funcionamento interno da vida.

Essa rigidez conceitual impede o desenrolar natural do processo figura/fundo. A psicoterapia pode cuidar dos aspectos "neuróticos" dessa rigidez, mas apenas um treinamento intenso e a longo prazo, como o zen (e potencialmente a gestalt-terapia) pode cuidar dos aspectos "normais". Além das interrupções ou fixações pessoais do processo figura/fundo que constituem a neurose, existe o problema humano mais geral: tendemos a conceber como fundo, outro que não nós mesmos, algo desconhecido, inatingível, alheio, inanimado, sem sentido ou morto. A menos que consigamos transformar o fundo numa figura solta ou vaga, não o reconhecemos como tal. A maneira humana habitual é perceber o processo figura/fundo, do ponto de vista dualista da figura. A maneira zen é perceber o processo figura/fundo, do ponto de vista unitário.

Certa vez meu mestre zen me disse que tudo no mundo existe, formando a si mesmo (figura) ao limitar uma parte do ser absoluto (fundo). Ser iluminado significa perceber novamente o absoluto (na verdade nós nunca o abandonamos) e então perceber o ir e vir (fundo para figura, e retorno) como o funcionamento espontâneo da natureza absoluta. Noutra ocasião, ele disse que Deus, Buda ou o verdadeiro eu, não possuem olhos, ouvidos ou nariz. Quando você não tiver olhos, ouvidos ou nariz, será capaz de perceber o seu verdadeiro eu. Quando você está separado de partes do mundo, então precisa "ter" essas partes. Quando você é completamente uno com o mundo, não precisa mais tê-lo, ou qualquer uma de suas partes. Quando você puder usar seus olhos, ouvidos e nariz, unificando livremente esse mundo, então compreenderá precisamente que o seu verdadeiro eu não possui olhos, ouvidos e nariz.

Em gestalt-terapia, a tomada de consciência do fundo, freqüentemente se dá através da técnica da "cadeira vazia". O terapeuta pede à pessoa que ocupe uma de duas cadeiras e converse com alguém ou com algo "na" cadeira vazia; e que então desenvolva um diálogo entre dois papéis distintos, sentando-se alternadamente em cada cadeira e falando. Perls deu o devido crédito a Moreno, Berne e outros, na origem de tais métodos, porém levou o diálogo adiante. Conversar com os outros e conversar conosco mesmos tem igual importância. Não posso conversar com os outros sem "projetar" papéis internos e nem conversar comigo mesmo sem "introjetar" papéis externos. Porém, embora passemos a maior parte do tempo falando conosco mesmos, ignoramos a maior parte do processo interior, talvez porque ele esteja mais perto do fundo ou do subjetivo. (Note que "sujeito" deriva do latim, "jogar para baixo ou embaixo de", como o fundo, fora de vista, e tomada de consciência). Assim, com o diálogo interior, necessitamos de mais consciência e foi aí que Perls focalizou grande parte da sua atenção terapêutica.

Todos os nossos sonhos despertos são formas de diálogos interiores: "de um lado e de outro"; "para frente e para trás". Enquanto assumimos os subprodutos do diálogo interior como realidades últimas, estamos em grande parte inconscientes de como se dá esse processo e como estamos presos ao tempo e à energia gastos nele. Não vemos que incessantemente localizamos a nossa experiência de vida em dois ou mais papéis, que estão em conflito porque pelo menos um deles é fixado por algum ideal do que "deveria" acontecer. Não enxergamos que tentando escapar das conseqüências dolorosas desta divisão, tentando juntar novamente as coisas, tudo que conseguimos é criar uma falsa unidade: identificamo-nos com um papel e o temos como certo, com seriedade mortal; e localizamos o papel complementar em algum outro lugar, como se não fôssemos responsáveis por ele. A maior parte daquilo que o zen chama de "mente relativa" ou "mente pequena", e o que a psicologia ocidental chama de "ego", provém da falsa unidade conceitual deste diálogo incompleto.

Então, como nos livramos do "ego"? Percebendo que não há liberdade a partir do ego; percebendo que a tentativa de escapar disso que nós mesmos criamos é a fonte do problema; percebendo ambos os papéis de um diálogo como sendo complementares e não antagônicos; percebendo que o ego não é uma entidade independente, autocontida; percebendo, em resumo, o que o ego realmente "é", simplesmente uma figura surgindo de um fundo. Perls certa vez citou-me a passagem de um poeta alemão, que dizia que na verdade estamos sempre brincando: representando um papel, tocando um instrumento musical, jogando um jogo*, e que o coração da sabedoria reside em perceber isto. Outro terapeuta com quem trabalhei, certa vez comentou que os jogos mais traiçoeiros, sujos e destrutivos são jogados por gente que se julga além dos jogos. Mas isso é verdade para a maioria de nós, pelo menos durante parte do tempo. Nossos papéis favoritos, nossos papéis mais sérios são precisamente as nossas "virtudes mortais", os papéis falsos dos "não-papéis", os jogos falsos de "não-jogos". Do ponto de vista zen, quando faço um jogo até o fim, *então* estou livre dele.

O procedimento da cadeira vazia, com o diálogo entre "dominador" e "dominado", é uma formalização de brincadeira e humor, bem como de trabalho e seriedade. Empregando cadeiras separadas, Perls facilitou o processo de distinguir entre "papéis internos", de assumir "este" e "aquele" papel seriamente e assim libertar-se de assumir qualquer papel. Deixando uma

---

* As expressões referem-se todas ao mesmo verbo: *play*: brincar. *Play a role*: representar um papel; *play a music instruments*: tocar um instrumento musical; *play a game*: jogar um jogo. (N. do T.).

cadeira vazia, Perls facilitou ali a colocação de qualquer papel, ausente ou presente no mundo "exterior", animal, vegetal ou mineral. A cadeira vazia é como a parede vazia ou o chão vazio defronte daquele que se está zen-meditando; é o início da percepção do fundo completo de todo diálogo, de todos papéis e de todos jogos. A verdadeira meditação, no sentido zen, resulta quando não há objeto de atenção, nenhuma preocupação com a forma, significado ou intenção: quando a própria atenção é objeto de atenção, e quando todas as coisas percebidas, inclusive eu mesmo, são experienciadas como manifestações da atenção. Tal atenção poderia ser comparada a alguém, que aguarda alerta e pacientemente por algo-que-não-sabe-o-que-é; no entanto, espera com convicção que conhecerá (algo) quando (algo) ocorrer. Uma metáfora zen para tal atenção é o espelho que reflete tudo, é manifestado em tudo que reflete e, no entanto, está livre de todos os seus reflexos. Como você percebe tal espelho?

Atualmente, as pessoas parecem pensar no zen em termos de bio-*feedback*. Ou seja, parecem conceber o zen, como meio de produzir mais ondas alfa ou reduzir a pulsação, um meio de se tranqüilizar e ganhar controle sobre o corpo e a mente. Mas, zen não é tranqüilizar nem controlar e, tampouco é um meio para atingir um fim. Zen é, de maneira mais íntima e simples, você o leitor, quando não tem fins ou meios; quando não tem mais nada a controlar ou tranqüilizar, quando está intimamente conhecendo o seu eu.

O diálogo também é essencial na prática zen. A maioria dos *mondos* e *koans* zen, são diálogos curtos e intensos, onde um ou ambos os participantes são iluminados, percebendo livremente o eu; ou então um dos participantes chega à compreensão profunda, durante ou após o diálogo. Estes diálogos são tanto "exteriores" como "interiores". Um mestre zen foi ouvido falando consigo mesmo: "Eu verdadeiro! Sim. Acorde, acorde!

315

Sim. Não se deixe fazer de bobo! Não, não deixarei."
Em outra parte, registra-se que Buda, após a sua iluminação, afirmou que finalmente tinha tido êxito em pegar o homem mascarado ou o construtor do tabernáculo; finalmente vira em ação o eu que está além de todos os diálogos e que, no entanto, cria todos os diálogos e está presente em todos os papéis.

Gestalt-terapia e zen podem ambos ser encarados como empirismos radicais ou existencialismos radicais. Não é preciso fé final em nenhum dogma ou mestre "de fora". A dúvida ou problema tem toda a importância e a autoridade do gestalt-terapeuta ou mestre zen, provém do fato de ele nos fazer voltar à nossa experiência viva, afirmativa ou negativa, para a solução das nossas dúvidas. A menos que eu creia em algo, não posso duvidar. A menos que tenha algo como certo, não posso fazer uma pergunta. Então, em última análise, a minha vida não pode ser afirmada totalmente enquanto eu não chegar à raiz da minha negação ou auto-limitação. Qualquer problema já é uma espécie de negação: mas a maioria de nós, durante a maior parte do tempo, nega também a nossa negação: Tratamos o problema como se ele fosse alheio a nós, algo do qual fugir.

Perls empregava o que costumava chamar de "frustração terapêutica" no sentido de bloquear esta fuga e evitação habituais. Paradoxalmente, embora seja uma afirmação do problema, dúvida ou resistência da pessoa em terapia, é a negação de sua forma habitual de negar ou evitar o problema.

Por exemplo, alguém com quem Perls estava trabalhando disse que não conseguia se lembrar dos seus sonhos. Tal afirmativa poderia facilmente seduzir um terapeuta a assumir o papel de oposição, "ajudando", embora involuntariamente ajude a pessoa em terapia a prosseguir com um diálogo falso. O terapeuta poderia ser levado a dar à pessoa, um conselho a respeito de como recordar-se de sonhos, ou dizer à pessoa que ela está resistindo. Perls simplesmente deixou atrás esta sedução, dizendo à pessoa para colocar seu sonho ou seu eu sonhador numa cadeira vazia e, começar a dialogar com ele. Perls retirava-se como figura (recompensador, punidor, conselheiro) deixando à pessoa um fundo vazio no qual ela podia gerar a sua própria figura; ou deixando a pessoa livre para descobrir que estava "projetando" no terapeuta o seu próprio papel de oposição. Em outras ocasiões, Perls fazia a pessoa colocar na cadeira vazia a sua noção do terapeuta e manter um diálogo com ela em vez de discutir com Perls. Ainda em outras ocasiões, Perls sugeria que a pessoa fingisse ou deliberadamente "vestisse" um problema do qual estivesse tentando se livrar, tal como sentir-se nervoso, ou impotente, ou estar com dor de cabeça. Com efeito, Perls matava a si mesmo como terapeuta, frustrando assim a pessoa e obrigando-a a tornar-se o seu problema, a tornar-se o seu aqui-e-agora, invertendo a relação figura/fundo habitual.

Esta prática tem sido chamada de diferentes maneiras por terapeutas contemporâneos: "intento paradoxal", "duplo vínculo terapêutico", "proscrição do sintoma". Alguns terapeutas parecem não ter consciência de que isto é algo conhecido, de uma ou de outra maneira, dos outros terapeutas e que se trata de uma prática antiga. Em gestalt pode ser vista como o resultado natural do processo figura/fundo. No zen, ela se manifesta em cada troca entre mestre e discípulo. Mais e mais vezes um mestre zen afirmará num sentido, negará em outro, até que não reste nada ao discípulo a não ser tornar-se o seu *koan*. Este também é um dos sentidos dos ditos zen: "Não coloque nenhuma cabeça acima da sua" e "Se você encontrar um mestre zen, mate-o!" Certa vez alguém disse que os homens têm a tendência de criar seus próprios deuses e então matá-los. O que você faz se o seu deus matar ou negar a si próprio antes de você ter oportunidade de fazê-lo?

Onde estamos depois da terapia? Não nos defrontamos com a mesma questão do eu, embora melhor preparados do que antes da terapia? Esta questão não é simplesmente a negação fundamental envolvida em ser humano? Encarada desta maneira, a neurose pode ser considerada a negação da negação; gestalt e zen como afirmação da negação, na confiança de que ela levará a uma afirmação completa ou solução do problema do eu. Se você, o leitor, a esta altura estiver em dúvida quanto ao aspecto negativo básico da consciência humana, tente alimentar esta dúvida, mais ou menos da seguinte maneira:

Procure imaginar um estado de existência completamente livre ou completamente feliz e, note como aspectos negativos, — sejam eles chamados de "desespero" ou "desafio", "excitação" ou "pavor" — se imiscuem, aparentemente não convidados. Quem os cria?

No mundo relativo do tempo e espaço, precisamos negar para afirmar, e afirmar para negar. Precisamos dizer "não" a uma enormidade de outros estímulos (transformá-los em fundo) para dizermos "sim" a um (formar uma figura). E precisamos assumir algo (formar uma figura) para dizermos "não" ou formular uma questão a respeito dela (formar um fundo para figura).

Na literatura zen ressalta-se sempre que a experiência de iluminação é repentina e abrupta. Poderia parecer, portanto, que não há passos ou precedentes que conduzam a essa experiência. Isto não é totalmente verdade. Tentemos descrevê-la em termos de figura/fundo. O primeiro problema é como experienciamos o fundo. Em gestalt-terapia isso é adequadamente evocado com silêncio e espera. Até eu me tornar um discípulo zen, jamais encontrei algo tão intenso como o sentimento no grupo de Perls, no início de cada sessão. Perls sentava-se quieto e esperava, enquanto cada membro do grupo lutava com um silêncio que ficava cada vez mais alto à medida que os minutos passavam. Sabíamos que a primeira pessoa a falar tinha que ser "genuína" em seu problema apresentado, ou então sofreria o desinteresse e talvez, até mesmo a censura do resto do grupo e, de Perls. Então, cada um de nós tinha uma luta pessoal; equilibrar a nossa necessidade de atenção para nós mesmos e o que pensávamos ser o nosso "problema" versus nossa necessidade de permanecer como espectadores seguros no grupo. A própria ênfase sobre o silêncio e a espera criava um fundo "mais puro" contra o qual o problema de qualquer um tornava-se uma gestalt mais claramente definida, uma vez que a pessoa tomasse coragem ou sentisse o desejo com força suficiente para falar.

O mesmo princípio de enfatizar o fundo ou reter a formação da gestalt, até que ela atinja um certo nível de intensidade e clareza, pode ser visto em muitas outras formas de terapia e treinamento religioso. Tenho ouvido que viciados em drogas, procurando auxílio em Synanon, costumavam ser colocados num círculo de ex-viciados e bombardeados com perguntas do tipo "Para que é que você veio para cá?", até que abandonassem as racionalizações (gestalts fracas) e explodissem com um "Por favor, me ajude!" E existem várias formas de terapia que evoluíram da pesquisa sobre a privação sensorial que se seguiu aos efeitos dos métodos de lavagem cerebral, usados pelos chineses na guerra da Coréia. Alguns dos resultados espetaculares alegados pelos terapeutas ab-reativos, tais como os terapeutas primais, podem ser devidos às técnicas de privação adjuntas, que simplificam o fundo da experiência pessoal, intensificando assim as necessidades-gestalt subseqüentes e facilitando a terapia.

No zen, a retenção da figura e a privação, não são técnicas especiais, porém constituem parte natural de todo o processo. Basicamente, há o simples fato de que os verdadeiros mestres zen sempre foram poucos e distanciados, mesmo no auge do zen, mil anos atrás na China. O que é valioso por ser difícil de encontrar ou alcançar, provavelmente evocará o sentimento de falta e a atenção concentrada (sem esforços especiais para remover distrações periféricas), que finalmente levará a uma gestalt clara. Embora os discípulos zen não precisem mais caminhar muitas milhas para entrevistar algum mestre no topo de uma montanha, durante o moderno *sesshin* (período de sete dias de meditação) eles precisam fazer *zazen* durante horas antes de ver o mestre por um ou dois minutos.

Levando este princípio ainda mais longe, poderíamos dizer que a razão para que as ações da criança sejam tão espontâneas, é que a sua experiência do fundo está menos atulhada de conceitos, esperanças, temores fixos, etc. À medida que crescemos, tendemos a cumular mais recordações fixas e a impor mais expectativas fixas sobre o nosso experienciar, tampando aos poucos todo o espanto, toda a maravilha, todo o frescor e surpresa que acompanham as gestalts intensas. Em termos de teoria da comunicação é como um crescente ruído de fundo, tornando difícil a passagem de mensagens claras.

Quando dizemos que alguma ação é "espontânea" ou "original", não estamos dizendo que ela não possui precedente no tempo, ou que parece surgir além da causalidade do seu contexto espacial? Não estaremos dizendo que ela parece surgir do nada, de um fundo não atulhado? Com freqüência, o treinamento zen é mencionado como "desaprender" em vez de "aprender". Se desaprendermos o nosso fundo atulhado, será que não experienciaremos o aqui-e-agora como não tendo nem começo e nem fim, ou começando e acabando com toda gestalt que experienciamos?

Até aqui tudo bem. Mas e o ego? E as necessidades e problemas do mundo humano adulto? Se você tenta ficar na homogeneidade perfeita e no fundo vazio, como é possível viver no mundo da causalidade, planos, êxitos e desapontamentos? Se você se defronta com um mestre zen no estado de *samadhi* (meditação intensa) como se estivesse totalmente calmo e sem ego, ele poderia de repente bater em você e então dizer: "Quem é que está sentindo essa dor agora?" ou "Como é que o seu não-ego sente agora essa raiva?" Talvez você perceba algo se isso acontecer. A gestalt-terapia conduz a gestalts claras e fortes, ao calor, vividez e assim por diante. Mas não parece conduzir àquilo que é expresso numa das *sutras* budistas: "Forma é vazio, vazio é forma", ela pode ser reformulada como figura é fundo e, fundo é figura, ou, ambos são separados mas se interpenetram. Embora Rubin tenha descoberto figuras reversíveis nas quais figura e fundo se interpenetram, embora Koffka tenha proposto um fundo suprasensorial (não só visual) que poderia ser interpenetrável com todas as figuras empíricas, embora os gestalt-terapeutas tenham desenvolvido ao máximo estas e outras descobertas relacionadas, figura e fundo ainda tendem a ser tratadas como separados, embora não mais antagônicos.

Quando um mestre zen levanta o cajado e declara que ele é todo o universo, não está caindo numa figura de expressão ou gesto retórico. Está dizendo exatamente o que experiencia. Ele não experiencia a gestalt como um objeto separado de si mesmo, cercado por uma porção de espaço vazio. Ele vê exatamente o que todo mundo vê, mas com a diferença de que todo o fundo ou si mesmo está manifestado naquele cajado, nem mais, nem menos. Em qualquer gestalt ele pode perceber a eternidade, a infinidade como uma figura reversível, ou como figura/fundo, interpretando-se completamente. Ele já não tem mais necessidade de procurar pelo universal, deus, ou coisas sobre as quais estou absurdamente falando aqui, como zen e gestalt-terapia. Ele precisa apenas erguer uma xícara de chá até os lábios para perceber tudo isso de maneira bem simples.

Às vezes penso que parte do problema humano se origina na visão, este sentido maravilhoso tão desenvolvido nos seres humanos e que parece estar ligado de perto aos nossos processos intelectuais. Toda a lógica baseia-se no que poderia ser chamado de "metáforas visuais". *A* é *A* e *C* é *C* e ambos não podem ocupar o mesmo espaço ao mesmo tempo; a relação entre *A, B* e *C* não pode ser entendida a menos que todos estejam contidos num espaço maior ou num nível mais alto de abstração; e assim por diante. Eu não posso ver dois objetos densos no mesmo lugar ao mesmo tempo. Se um objeto denso está na frente de outro, não posso ver o objeto de trás a não ser que dê a volta. Se quero ver a relação entre dois objetos, preciso recuar o suficiente para permitir espaço bastante, de modo a ver os dois ao mesmo tempo.

Agora, se eu disser que posso perceber as coisas de modo perfeitamente articulado, porém sem qualquer uma das condições anteriores, você poderá dizer que estou louco, que tomei alguma droga ou que tive uma experiência mística. Mas eu lhe asseguro que você também percebe as coisas desta maneira, exceto que, provavelmente, você não as nota, por não ser visual e sim auditiva. Você pode ouvir dois ou duas dúzias de tons musicais no mesmo espaço, ao mesmo tempo. Você pode ouvir um tom em volta ou através de outro. Você pode ouvir qualquer tom como contendo ou contido em todos os outros. Nenhuma das habituais definições visuais de espaço necessárias para as discriminações maravilhosamente complexas que podemos fazer na música ou na fala. Provavelmente não é acidental que se diz que a maioria das pessoas chegou a uma percepção zen através do ouvido, e não, através de qualquer outro sentido.

Uma das diferenças básicas entre zen e gestalt-terapia é que o treinamento zen é mais mundano e mais espiritual e dura anos. Embora um discípulo zen seja exortado a perceber a infinidade e a eternidade e responder às mais profundas perguntas espirituais, no *zendo* ele não tem lugar nem tempo para respondê-las, a não ser em meio às suas atividades cotidianas. Quando se esteve sentado por longos períodos de tempo, o simples fato de ficar em pé, ou andar, já é um milagre. Quando se esteve fazendo *zazen*, andando e trabalhando durante vinte horas, dormir quatro horas já é um milagre. Tudo é um milagre quando você dá atenção total e ainda assim tudo é bem comum. Assim, quando você busca o "sobrenatural", está admitindo que o "natural" é tido como certo. Quando no natural não existe mais nada para ser tido como certo, onde há lugar para o sobrenatural? E quando você está sentado sobre um colchão, num quarto vazio e defronte a um mestre zen, que outra forma você possui de responder a ele a não ser com suas ações e palavras de todo dia?

Comparar zen e gestalt-terapia é limitar ambos os sistemas terapêuticos. Uma vez que *você* é bem mais do que um sistema terapêutico, também zen e gestalt o são. A noção zen é de retornar após o treinamento, à sociedade de todo dia, sem se distinguir das outras pessoas, exceto... duas pessoas interagindo sem mencionar o zen e, ainda assim, com cada palavra ou ação cheia de zen: esta é a compreensão final. Mesmo no *zendo* o mestre lhe ensina o zen de estar livre do zen — como quando você o aborda durante um momento livre com uma pergunta zen e ele responde: "Agora eu não passo de um cerzidor de meias!" Qual é o ideal final da gestalt? Felizmente não é só formar mais terapeutas ou ex-pacientes, fazendo o jogo da "conversa psiquiátrica".

Quando aprendemos um pouco a prestar atenção, descobrimos que passamos um bocado da nossa vida no passado ou no futuro, em "algum outro lugar", fora ou dentro daquilo que concebemos que somos: planos, devaneios, esperanças e sonhos despertos. Aprendemos que não estamos tanto no aqui-e-agora como pensávamos estar. Pelo menos em potencial, todos os seres humanos poderiam chegar a uma iluminação zen ou realização gestalt, simplesmente prestando atenção ininterrupta durante seus afazeres cotidianos. Mas a mais simples das coisas se revela a mais difícil. Embora os homens aspirem a verdadeira identidade, uma experiência fundamental que acalmará todas as dúvidas e lutas sobre o significado das nossas vidas, somos preguiçosos. Mais ainda, estamos enamorados dos subprodutos do nosso analisar e fantasiar.

Perls certa vez me disse que quando eu tivesse alguma experiência como terapeuta, descobriria que embora as pessoas se queixassem de um problema, se eu tentasse aliviá-las, ficaria surpreso de ver como elas se apegam a ele. Como ser humano, posso me adaptar e aprender a tornar confortável o desconforto, tornar normal o anormal, tornar natural o não-natural; mas se alguém tenta me aliviar de uma pequena parte deste ego elaborado e de todo o trabalho em jogo para mantê-lo, fico com medo, hesito, resisto. O que me garante que um modo de ser fácil e natural será tão interessante e excitante quanto o meu presente estado neurótico? Realmente, como posso ter certeza de que continuarei existindo se abandonar algum papel favorito, habitual, porém falso?

Nos seus últimos anos de vida, Perls tinha uma frase predileta: "Perca a cabeça e chegue aos sentidos". Tal como eu a entendo, Perls queria dizer "Abandone o seu fingimento e a sua especulação a respeito do mundo e de si mesmo e, venha para a sua experiência imediata do aqui-e-agora". Mas quão poucos de nós escutam!

Um monge recém-chegado pediu a um mestre zen que lhe desse alguma instrução para perceber a natureza do Buda. O mestre perguntou ao monge se este já tinha comido seu arroz. Quando o monge respondeu "Sim", o mestre lhe disse para ir lavar o pote de arroz e, o monge chegou à iluminação. Este prestar atenção à medida que se vai, ou o processo uma-coisa-de-cada vez é integral para o aqui-e-agora. A abertura ou transitoriedade da existência não é negada nem ignorada. Ao contrário, é afirmada imediatamente pelo mestre; com efeito, viver mais quarenta e cinco minutos ou mais quarenta anos, ser feliz ou miserável, compreender ou não, qualquer coisa dá lugar a outro evento: "Vá lavar o seu pote de arroz!"

Tudo possui a sua vontade. Dar lugar àquilo que você encontrar, seja o quê e quando for, é um modo de perceber a vontade de tudo. À medida que crescemos, aprendemos a restringir a noção de vontade aos animais superiores, humanos e deus. Mas como você percebe a "vontade" de uma montanha, de uma árvore ou de um rio? Existe um processo de auto-regulação nos seres humanos, em todas as criaturas conscientes, na verdade em todas as coisas do universo. No processo auto-regulador existe tempo e lugar para tudo, para toda experiência.

O gestalt-terapeuta não "cura" a pessoa, não acrescenta ou subtrai nada, não dá ao paciente nenhum medicamento e nem remove um órgão enfermo, como seria ditado pelo modelo médico. Quando o aqui-e-agora é visto de verdade e com atenção — isto é, quando o *ser* e, *tornar-se* vê a si mesmo, observa a si mesmo — não há supérfluo, não há falta. O gestalt-terapeuta procura colocar a pessoa em contato com seu processo auto-regulador; procura fazê-la perceber a si mesma e ao mundo, como processo auto-regulador, parando de interferir com esse processo, cessando de obstruir a clareza perfeita do "é" com noções do que "deveria ser". Em última análise, o gestalt-terapeuta, como o mestre zen, não tem nada a ensinar além do fato de não ter nada a ensinar. E todas as "técnicas" gestalt e zen servem meramente para evocar a compreensão de si mesmo e do mundo como sendo o processo aqui-e-agora.

Agora você tem tudo; a quê você está se apegando que o impede de perceber isto? Há realmente algo de errado com a sua existência atual? Se você faz a pergunta àquilo que concebe como poder externo, o que recebe senão uma resposta externa? Se você pergunta de maneira semi-viva, o que pode esperar a não ser uma resposta semi-morta? Quem ou o quê colocou você nesse cativeiro? Quem ou o quê libertará você do cativeiro? O propósito do zen e da gestalt-terapia é que não existe propósito: isto é, nenhum propósito além do seu próprio ato, da sua própria experiência. A "terapia" é "bem sucedida" quando você percebe o self que nunca precisa de terapia.

HIPNOSE, INTENÇÃO E VIGÍLIA

John O. Stevens

Uma das maneiras de olhar para a condição humana é considerar que estamos todos hipnotizados. Por hipnose, entendo qualquer momento em que você aceite palavras como substituto de seu próprio experienciar. Quando o hipnotizador diz ao seu sujeito: "Está ficando frio, daqui a pouco você vai começar a tremer", o sujeito presta atenção às palavras do hipnotizador e ignora os seus próprios sentidos, o seu próprio experienciar de seu mundo.

Existe a hipnose dos pais, da sociedade, das autoridades, dos amigos, cônjuges, etc., que lhe dizem como você deveria ser. Todas as crenças e injunções que afirmam: "Você precisa ser isto; você não pode fazer aquilo", etc. Há também a sua própria auto-hipnose que lhe diz que você precisa ser de uma maneira ou de outra, ou então não será amado, não será bem sucedido, etc. Para cada um de nós, a nossa hipnose possui um conteúdo um pouco diferente, uma mensagem diferente. Mas há sempre o envolvimento com palavras substituindo a realidade, que é julgada como não adequada de alguma maneira.

Grande parte do trabalho gestalt pode ser visto como a revelação da hipnose e a descoberta da realidade sob as palavras. Quando noto que digo: "Estou bravo", numa voz morta e inexpressiva, ou que digo "Estou calmo" enquanto ranjo os dentes, posso perceber que as palavras são mentiras. Nós fomos todos hipnotizados durante as nossas vidas e, grande parte do trabalho a ser feito é *des-hipnotizar*, despertar do transe. Temos que descobrir as palavras que tomamos como certas, as palavras que distorcem, dissimulam ou negam a nossa experiência.

Há basicamente dois meios de você poder se falsificar. Um deles é negando algo que existe e o outro é criando artificialmente algo que não existe. Você quer ser forte, então veste a aparência de força. Ou você *não* quer se zangar, então veste a aparência de calma. É claro que na verdade há sempre algo complementar, a polaridade dos opostos. Se você quer ser forte, então não deseja sentir fraqueza alguma; se você não quer se zangar, então deseja ser calmo. Auto-descoberta é ver ambas as coisas: as partes de você que são fingimentos e, as partes de você que são negadas.

A doença é a autofalsificação e os meios são as palavras e imagens. Mas, debaixo disso, está uma doença mais básica e profunda: a não-disposição de ser o que você é e os esforços frenéticos de ser algo que você não é.

Estes esforços são revelados em todos os tipos de *intenção:* tentar, batalhar, querer, desejar, esperar, todas as atividades dirigidas ao *não* agora, ao *não* aqui, ao *não* real. Todos estes esforços afastam você de si mesmo ainda mais e resultam também numa fragmentação da sua existência. Tão logo eu tenha uma esperança, imediatamente tenho um receio: Se espero impressionar você, o outro lado da esperança é o receio de não conseguir, de você pensar que sou estúpido. Fantasias sempre vêem em pares de opostos. Em vez de estar centrado aqui na minha própria experiência neste instante, me divido entre esperanças e receios; torno-me disperso e desintegrado. Logo que tenho *qualquer* espécie de intenção, começo a me dividir entre esses dois pólos de esperança e receio, *sendo que ambos são irreais!* Ambos são possibilidades, coisas que não são agora. Em vez de estar firme e envolvido pelo que estou experienciando agora, fico disperso e oscilo para diante e para trás, entre esperanças e receios. A pessoa realmente *sem* esperanças é abençoada. Se não tenho esperanças, não tenho receios. O que geralmente chamamos de desesperança é o estar suspenso entre esperança e receio — ainda apegar-se à esperança *e* ter certeza que ela não será realizada.

Esperar por algo é essencialmente uma afirmativa de insatisfação ou não aceitação da minha situação presente. Se aceito realmente a minha situação, não tenho necessidade de esperar por algo melhor ou diferente. Notando as minhas esperanças e examinando-as, posso descobrir o que é que não estou aceitando. Perceber o que não estou aceitando já é um passo no sentido de travar amizade com os aspectos negados da minha vida. Não importa quão disperso eu esteja, ou os tipos de viagens mentais com os quais esteja envolvido, é possível descer e contatuar com aquilo que está acontecendo exatamente neste instante. A dispersão ocorre automaticamente, quando nos envolvemos na fantasia e o centrar-se ocorre automaticamente quando nos envolvemos no presente. Centrar-se verdadeiramente não é algo que se consegue por meio do esforço ou da vontade: é algo que vem por si só quando a intenção cessa e eu me permito *voltar para casa.*

Tudo que foi dito possui a mesma relevância para o meu relacionamento com outros. Se estou centrado no meu próprio experienciar e o expresso a você, de maneira simples e direta, então estou lhe dando algo de mim mesmo. Um verdadeiro presente é algo dado sem expectativas de retribuição. Expressão é um presente que não requer uma resposta. Se você me dá algo em troca, muito bem; talvez, possamos ficar juntos por algum tempo. Se não, isso também está bem.

Logo que a minha intenção entra em cena e, o foco passa do presente para o futuro, a expressão se torna manipulação. Agora não estou falando a partir do meu experienciar, mas a partir das minhas esperanças e dos meus receios. E agora o que digo não é um presente, mas um empréstimo, um suborno ou uma ameaça, exigindo que você responda.

Qualquer ato pode ser manipulação ou expressão (ou ambos). Posso lhe sorrir de alegria, ou para agradar ou aplacar você. Posso chorar de tristeza, ou para fazer você sentir-se mal. Expressão é um jorro, um derramar que não precisa de resposta, ao passo que manipulação requer uma resposta. Expressão é uma fonte; manipulação é um redemoinho. Com expressão eu me sinto tocado, preenchido; com manipulação me sinto sugado, ressecado.

Muitas vezes estamos tão hipnotizados pelo conteúdo das palavras das pessoas que perdemos contato com o processo, com a maneira que as palavras estão sendo ditas. Freqüentemente, a interação essencial reside no processo, *como* as palavras estão sendo ditas. Posso dizer "Estou com raiva do que você fez" de maneira forte, direta, com raiva, uma expressão clara de como me sinto. Até mesmo a raiva pode ser um presente valioso. Ou posso dizer as mesmas palavras calmamente, friamente, sem olhar para você, implicitamente anunciando que seria melhor você fazer algo para eu me sentir melhor; ou se você fica zangado com a minha manipulação, isso me dá uma desculpa para liberar a minha raiva culpando você, etc.

Uma vez que a expressão não requer resposta, enquanto a manipulação requer, uma forma de ressaltar claramente a manipulação é não responder a ela. Freqüentemente, o que se segue é desapontamento, raiva, ou uma exigência clara e aberta.

O resultado das manipulações é que a vida se torna uma luta livre, uma batalha com as outras pessoas. Estou continuamente tentando conseguir de você aquilo que quero e você está tentando conseguir de mim aquilo que quer, ambos nos falsificando durante o processo. Tentamos tornar satisfatória uma relação insatisfatória, através da manipulação.

Outra possibilidade é eu lhe dar tudo que tenho e você me dar tudo que tem. Às vezes isso é bom, às vezes não é. Com sorte é possível encontrar uma situação na qual possamos estar com alguém de modo satisfatório. A nossa interação será mais como uma dança, muito mais gostosa do que uma luta.

A hipnose desempenha um importante papel nas lutas manipulativas. Sob cada manipulação existe um conjunto de mensagens hipnóticas implícitas, algo como: "Eu preciso de (x). Se eu me apresentar como sou, você não me dará (x). Eu preciso fazer (y) de modo que você me dê (x)." Geralmente (x) é algo agradável, uma conveniência, que eu *erroneamente identifiquei* com algo terrivelmente importante. Eu não aceito e desconfio do meu ser, *acreditando* que você não responderá a mim como sou. Então *penso* ter que me falsificar e, dessa maneira, falsifico também a nossa relação.

Talvez o único lugar em que a hipnose possa ter valor seja numa espécie de *contra*-hipnose. Se um sujeito diz: "Não consigo fazer nada. Sou um fracasso total" e você o hipnotiza dizendo: "Você não é um fracasso. Você é um sucesso"; então talvez ele tente algo porque agora pensa que pode fazer. Talvez descubra que realmente pode fazer. Então essa experiência será saudável e, a hipnose é um meio de conseguí-la. Mas ainda é hipnose. Dizer a uma pessoa que ela é um sucesso total ou que *pode* fazer algo, é exatamente como dizer a ela que *não pode*. Não é o marco-zero de simplesmente tentar e ver se consegue.

Diversas terapias são simplesmente outra dose de hipnose. Agora temos o *"dominador potencial humano"**

---

* *Human potencial topdog* — Expressão pejorativa que ressalta de que forma o movimento de grupos de crescimento pessoal, de sensibilização e de encontro, se transformam em novas fontes de expectativas, regras, e jargões que afastam os indivíduos de suas próprias experiências. (N. do T.).

dizendo: "Você deve ser aberto, você deve ser quente, você deve amar a todos". Isso talvez seja um pouco melhor do que outras formas de hipnose, mas ainda é hipnose. Ainda é não prestar atenção ao próprio processo, prestar atenção aos próprios desejos e necessidades.

Até mesmo uma intenção aparentemente saudável como "Eu quero formar um bom contato" é destrutiva. Bom contato surge do ser o que se é, sem tentar nada. Talvez neste momento eu queira estar longe de você. Se lhe digo isso, é algo real. Você consegue bom contato sendo honestamente aquilo que é. Se você estiver tentando manipular alguém e diz isso à outra pessoa, também é bom contato: você está se revelando como é nesse momento.

Algumas das terapias mais tradicionais ainda fazem grande quantidade de "interpretação". Isso é traduzir a experiência do paciente para o sistema de crenças do terapeuta.

Em análise transacional, existe a análise do *script*,* que procura ver claramente as injunções e predições hipnóticas que constringiram a vida da pessoa. Muito bem, mas o que deve substituí-las? *Reescrever o script,* outra hipnose — talvez menos destrutiva, mas ainda assim uma hipnose. É como gritam os vendedores de programas nas paradas: "Você não pode assistir o desfile sem um programa!"

Se o terapeuta tem qualquer intenção, qualquer meta além de simplesmente ser claramente o que é, então a falsificação entra na relação "terapêutica" da mesma maneira que foi discutido acima. Qualquer tentativa de modificar outra pessoa é uma afirmação da não-aceitação dela, tal como ela é agora. Em gestalt, a única meta é ressaltar claramente o presente, de modo que

---

* *Script* — A palavra é usada em análise transacional num sentido semelhante ao empregado em cinema ou teatro, ou seja, um roteiro ou programa seguido pela pessoa em sua vida. (N. do T.).

possa ser visto de maneira clara. (E se o presente for confusão e obscuridade, ressaltar *isso* claramente). A maioria das outras terapias e terapeutas possuem metas para os pacientes: fazê-los sentir-se melhor, ajustar seu "perfil pai/adulto/criança", etc. O terapeuta está pelo menos em parte preocupado com a fantasia de como a pessoa *poderia* ser, em vez de como ela *é*. Não existe diferença essencial entre isto e a manipulação discutida acima, não importa quão humanitária seja a intenção. (O caminho do inferno está cheio de boas intenções). Mesmo o "conforto" pode ser destrutivo, porque freqüentemente viola a experiência da pessoa que está em dificuldades. Se você pode estar com uma pessoa, reconhecendo e recebendo o que ela experiencia, sem necessidade de encobrir, apagar ou mudar, isso é ótimo. Isso é contato humano. Mas, com freqüência, as pessoas tentam fazer o outro se sentir "melhor" (diferente do que ele *está* se sentindo agora) dizendo: "Está tudo bem. Logo você vai se sentir melhor", etc. Isso na verdade é uma não-aceitação da pessoa tal como ela é agora, uma violação do seu experienciar.

Qualquer tentativa por parte do terapeuta de modificar o seu paciente é uma afirmação de seus próprios sintomas, do seu próprio processo não-sadio. Tomemos como exemplo, o sintoma mais comum entre terapeutas, a meta de "ajudar" o paciente. Quando tento ajudar alguém, imediatamente estruturo uma situação na qual eu seja um ajudante capaz e o paciente alguém incapaz e impotente. (Vejam só que ajuda já dei!) A maior parte da "ajuda" é uma tentativa de moldar o paciente a um modo particular (guiado pelas crenças hipnóticas do terapeuta), em vez de deixar a pessoa desenvolver-se por si só. Porém, mesmo quando a "ajuda" possui fins abertos, ainda existe uma afirmação implícita de que o paciente precisa da ajuda do terapeuta, aparentando ser mais fraco do que é. Muita gente já está muito bem no papel de impotente e aceita-o rapidamente e segue-o com uma força que desmente a sua aparente fraqueza.

Entrementes, o que acontece com o terapeuta? Ele se colocou no papel do ajudante capaz. Isso deve lhe trazer algo, talvez aliviando seus próprios sentimentos de impotência, talvez fazendo com que se sinta útil e importante. Mas, ele é apanhado numa armadilha paradoxal pelas suas próprias intenções. Se o paciente representa bem o papel de impotente, então frustra a necessidade que o terapeuta tem de ver o paciente melhorar. Se o terapeuta realmente ajuda o paciente, então este não precisará mais dele. Esta é exatamente a situação de "duplo vínculo" que foi delineada em famílias de esquizofrênicos e de outros relacionamentos perturbados e possui as mesmas conseqüências.

Em contraste, na gestalt a única meta é a tomada de consciência. E a *premissa* de trabalho é que se você toma consciência de si mesmo tal como você é, onde quer que esteja, qualquer que seja a sua situação, a partir dessa tomada de consciência a mudança ocorrerá espontaneamente; não a partir do esforço, não a partir da intenção ou da vontade, mas simplesmente a partir da tomada de consciência. Eis aqui um exemplo simples. Tome consciência de como você está sentado agora. Você sente algum desconforto? Se você sentir algum desconforto significativo, a partir dessa tomada de consciência, fará algo. Se você *realmente* tomar consciência da sua situação, não terá mais necessidade de receber instruções ou direção de fora, que lhe diga como deveria ser ou o que você deveria fazer. A gestalt coloca em *prática* a idéia da auto-regulação organísmica; pode-se confiar que o organismo encontrará o seu caminho, se ele não estiver separado da informação organísmica por meio da hipnose.

Isso torna muito simples a tarefa do gestalt-terapeuta. Tudo que é preciso fazer é escutar, observar e comentar a sucessão de eventos que se está assistindo.

334

Não é preciso pensar em nada e nem elaborar nada. Não é preciso decidir o que é uma "intervenção terapêutica", ou o que é saudável e o que não é, o que reforçar e o que não reforçar. Se a cabeça está cheia de teorias e especulações, não se pode ver a pessoa. É como olhar o programa em vez de assistir o desfile. Deixa-se atrás toda a preocupação com a *intenção* e, isso deixa toda a energia livre para a *atenção*, para ver o que é. É como estar assistindo uma peça, comentando e relatando a alguém que não pode ser visto.

É tão difícil ser bem sucedido que tudo o que é necessário é ver as coisas claramente. Estar realmente presente é ver todos os detalhes e diferenciação dos acontecimentos, porém, sem julgar ou comparar. Quando julgo, estou aceitando alguns aspectos e rejeitando outros. A minha tomada de consciência diminui à medida que alguns aspectos são deixados de lado ou varridos para baixo do tapete. Ter o mundo totalmente presente é algo deliciosamente complexo, ainda que simples e claro: Tudo está bem como está, inclusive o fato de que algumas vezes algumas coisas pareçam não estar bem.

Mas a maioria das pessoas estão convencidas de que precisam de força de vontade, de uma pílula mágica, de uma nova terapia ou qualquer outra coisa que as modifique. Então, em acréscimo a todos os outros jogos manipulativos, temos agora uma série de jogos de autoaperfeiçoamento e terapia. Até mesmo a gestalt-terapia freqüentemente degenera numa "luta para ser real", uma "disputa de superação de limites" ou um jogo, tipo; "mais no agora do que você". O que torna os jogos tão instrutivos e complicados é o fato de a essência do jogo estar oculta, pouco clara. Tão logo o jogo se torne explícito, transforma-se num passatempo agradável. Por exemplo, digamos que eu esteja fazendo o jogo do impotente no sentido de manipular você para fazer coisas por mim e me hipnotizo de forma a crer que sou mesmo impotente. Digamos também que você só tenha consciência de estar se sentindo arrastado por todo o trabalho que está tendo comigo e esteja se ressentindo disso. Quando você quer fazer menos por mim, começo a me sentir abandonado e tento fazer com que você faça mais, etc. Quanto mais nos emaranhamos nessa luta, mais séria ela parecerá ser.

No momento em que ambos vemos as coisas claramente, o jogo se torna ridículo: Logo que vejo que não sou impotente, percebo quão tolo sou, gastando todo esse esforço para conseguir que você faça algo por mim. E logo que você vê que eu não sou impotente, qualquer pressão para que você faça coisas por mim desaparece. O simples fato de enxergar claramente o jogo, já retira todo o seu poder. Agora você não está mais perdido no emaranhado e na confusão. Se alguém é apanhado "tentando impedir" o jogo do qual participa, isto é uma mensagem clara de que ele ainda não vê o jogo de maneira clara, ou que o jogo passou a ser "tentar parar de jogar".

Quando ambos vemos claramente o que está acontecendo, quando ambos conhecemos as regras, então o jogo se torna uma diversão. Podemos fazer o jogo simplesmente por prazer, da mesma maneira que jogaríamos uma partida de xadrez; ou podemos parar facilmente quando outro jogo, ou outra coisa qualquer, se tornar mais atraente. A dificuldade com os jogos é que nos perdemos neles atribuindo-lhes uma importância além do prazer do jogo em si. Mesmo que um jogo como o xadrez seja explicitamente um jogo, muita gente se envolve tanto e investe tanta importância nele que ele já não é mais um jogo e não dá mais prazer. O jogo de xadrez torna-se peão de um outro jogo: torna-se uma disputa, um teste de intelecto ou masculinidade, às vezes uma questão de vida ou morte. Torna-se uma obsessão em vez de algo que se faz por prazer, quando se tem vontade.

Há um filme muito especial, maravilhoso, chamado *The King of Hearts* (O Rei de Copas),* que gira em torno dos jogos, sanidade e insanidade. O contexto é a primeira guerra mundial e os alemães e ingleses estão lutando por uma cidade francesa. Os alemães colocam uma bomba-relógio e abandonam a cidade. Todas as pessoas do asilo de loucos saem, apoderam-se da cidade vazia e passam horas deliciosas. Todos vestem roupas diferentes e divertem-se a valer. Todo mundo assume algum papel na cidade: general, duque, dama, madame, bispo, etc. Um sujeito se torna o barbeiro e paga aos fregueses porque gosta de ser barbeiro e dessa maneira consegue mais fregueses. Todos vivem seus papéis, vivendo o momento e gozando-o totalmente. Um soldado britânico é enviado à cidade para desarmar a bomba. Ele fica frustrado e começa a gritar e delirar, "Nós vamos todos morrer!". Então, todos trazem cadeiras de jardim para assistir a sua atuação, aplaudem e ovacionam. No dia seguinte, tanto os alemães quanto os ingleses marcham sobre a cidade e, todos os loucos tratam a entrada dos exércitos como se fosse uma parada militar. Então os soldados se vêem uns aos outros e matam-se mutuamente. O duque, da sua sacada, olha todos os corpos com desdém e diz: "Eles estão exagerando na atuação." Uma mulher jovem olha tristemente para baixo e diz intrigada: "Gente engraçada". É um filme lindo sobre a diferença entre os jogos por prazer e perder-se neles.

Eu só tomei psicodélicos três vezes e de maneira geral não os recomendo. Porém, uma das coisas que eles são capazes de fazer é jogar você no espaço onde tudo simplesmente acontece e você é participante/observador, vendo as pessoas desempenharem seus papéis e fazendo tudo da maneira certa. "Olha lá o Will representando seu ato de velho ranzinza. Olha a Chris na sua atuação de menininha de olhos grandes". Todo

---

* No Brasil o filme recebeu o título de "Este Mundo é dos Loucos". (N. do T.).

mundo está bem ajustado e atua perfeitamente. Você vê todo o drama acontecendo, o seu e o dos outros, sem ser apanhado nele, sem dar a ele qualquer importância além do fato de estar acontecendo. Os psicodélicos podem lhe dar um relance dessa forma de ser.

Isso se aproxima do que o Don Juan de Castañeda chama de: "brincadeira controlada". Você sabe que o mundo é um drama ridículo. Você percebe que o que você está fazendo não faz a mínima diferença e não tem importância. Mas você prossegue fazendo o que o interessa, simplesmente por ser a coisa mais interessante e agradável a ser feita. É uma brincadeira controlada porque você não comete o erro de pensar que a sua brincadeira é séria, que é muito importante.

Uma das instruções de Don Juan é perder a auto-importância. A auto-importância é a maior brincadeira, uma vez que ela nos impede de ver a nossa brincadeira. É fácil enxergar a auto-importância. Basta notar quando você diz algo, não porque alguém tenha perguntado ou quisesse ouvir, mas porque você quis parecer inteligente ou entendido. Note quando você faz algo não porque quisesse fazer a coisa, mas para impressionar alguém.

Uma estrutura de mente útil para perder a auto-importância, é imaginar que somos todos criancinhas, brincando num jardim de infância. Não há adultos; mas algumas crianças brincam de adulto, algumas seriamente e com prazer. Nós somos todos crianças brincando juntos. Neste instante estou brincando de escritor/filósofo/pessoa que enxerga. Que papel você está desempenhando ao ler isto? Aluno estudioso, discípulo fiel, crítico entendido, revisor de provas? Eu estou gostando do meu papel; você está gostando do seu? Se não estiver, talvez possa encontrar algum do qual goste, ou então pare de ler isto e faça outra coisa.

Outra das instruções de Don Juan é apagar a sua história pessoal. A sua história pessoal é basicamente uma forma de manter a sua identidade, a sua auto-importância. Examine a sua história pessoal e pergunte a cada item: "Como é que lembrar isto mantém a minha importância?" Outro experimento que pode ser tentado é você procurar reescrever a sua história pessoal de modo que ela o satisfaça mais e torne você ainda mais auto-importante. Na verdade, a maior parte da sua história pessoal já foi reescrita muitas vezes, da mesma forma que as histórias das nações são reescritas para justificar a crença dos que estão no poder.

Outro experimento que você pode tentar é entrar numa situação nova na qual não conheça ninguém e, recusar-se a revelar sua história pessoal. Simplesmente fique com o agora, nos fatos presentes. Se alguém fizer alguma pergunta histórica, responda: "Não quero discutir o passado. Estou gostando de estar com você", ou seja qual for a sua experiência. Você descobrirá que os outros ficarão tentando fazê lo voltar às categorias da sua história pessoal. Eles preferem lidar com a sua história passada (quando você a revela) em vez de reagir ao seu ser presente. E você participa disso mantendo viva a sua história pessoal, prendendo-se à sua história.

Você pode também entrar numa situação nova, onde não conheça ninguém e inventar toda uma nova história para participar de uma conversa e notar como esta história estabelece a sua identidade e auto-importância.

Quando tento impressionar alguém com a minha auto-importância, isso é sinal de que não me aceito, que penso não ser tão importante tal como sou. Então estamos de volta à hipnose do meu pensar, que julga e rejeita partes de mim, e à intenção que demonstra a luta de autofalsificação para ser algo que não sou.

Em tudo que foi dito posso ver muita consubstanciação para a essência de muitos ensinamentos orientais, particularmente o zen: Grande parte do nosso mundo é maia, hipnose, ilusão. Nós adormecemos e cochilamos no seio de maia, sem termos presente o mundo real da vigília. O problema são os nossos desejos, a nossa tentativa de ser o que não somos e, os laços que nos prendem às nossas fantasias, crenças e ilusões. Nosso desejo de fugir ou romper, apenas fortalece os muros das prisões criadas por nós mesmos. A libertação não é uma questão de escapar ou soltar e pode apenas acontecer quando se entra na existência com aceitação, disposto a submeter-se ao que é. O preenchimento acontece quando você pára de se esvaziar, tentando se preencher e simplesmente permite que o mundo o preencha.

É realmente estranho perceber que estamos todos hipnotizados, que estamos todos no processo de despertar, vendo e ouvindo talvez dez por cento do que sucede. Às vezes desperto *novamente* e percebo que estive dormindo por uma semana, simplesmente passando pelo movimento do viver. Então, uso qualquer coisa que me ajude a despertar ou perceber quando estou dormindo.

Não me considero religioso, porém quando estou desperto, sinto um envolvimento com o meu viver que freqüentemente me traz lágrimas aos olhos. Se eu *realmente* despertar, quem sabe o que poderei descobrir. Prefiro deixar esta questão em aberto. Os índios Pima, no sul do Arizona, possuem uma oração:

O criador fez o mundo. Venha vê-lo.

ENVOLVIMENTO E LAÇOS

John O. Stevens

O comportamento sadio é um comportamento de relações; ele sempre se relaciona com alguma coisa, sempre envolve o mundo. Sinto fome, quero um sanduíche de presunto, vou até a geladeira, pego e como. A minha seqüência de ações é um circuito que parte dos meus interesses, se estende para envolver o mundo e retorna a mim mesmo. Quero encontrar alguém, vou e encontro e talvez eu não queira mais estar com ele, então volto. Minhas ações envolvem a mim e ao mundo. Quero cavar um buraco. Arranjo uma pá e cavo o mundo durante algum tempo, até me cansar.

Toda a atividade mental (pensar, planejar, imaginar, fantasiar, adivinhar, preocupar-se, etc.) é autista, pois relaciona-se com o próprio indivíduo e não com o mundo. É um curto-circuito, quando comparado ao comportamento que envolve o mundo ativamente. Agora, em vez de realmente cavar um buraco, posso cavá-lo em fantasia. Naturalmente, a vantagem disso é que na cabeça posso cavar o buraco de muitas maneiras diferentes, rever as vantagens e desvantagens de cada uma delas, prever dificuldades, etc., sem levantar um dedo. Então, ao concluir a minha atividade mental, posso reenvolver o mundo e realmente cavar o buraco, provavelmente economizando um bocado de esforço, por ter ensaiado na imaginação — com a condição de que o meu pensar seja uma representação bastante acurada do mundo real. E isso só acontecerá se o pensar for por tentativas, sendo continuamente comparado aos fatos reais. Se nunca cavei um buraco, o meu pensar provavelmente não irá ajudar muito. Este pensar será inútil a menos que seja periodicamente realizado em algum tipo de comportamento que envolva o mundo. O buraco não será cavado pela minha cabeça: a certa altura eu terei realmente que cavá-lo.

Se você *faz* algo com a sua fantasia, então ela funciona e torna-se uma parte valiosa de sua vida. Quando crianças fantasiam, isso é parte das coisas que elas brincam, fazem e sentem. O artista criativo não fica só sentado, tendo idéias maravilhosas. Ele precisa colocá-las no papel, pintá-las sobre a tela ou construir uma casa. Quando você traz a fantasia para o mundo, descobre que ela evolui e se modifica através desse contato. Se tenho uma casa projetada na cabeça, no instante em que começo a atualizá-la em madeira e pregos, descubro que certas idéias não funcionam, que deixei de fora detalhes que precisam ser trabalhados, que o material é um pouco diferente do que aquele que eu "tinha em mente", etc. Talvez eu venha a descobrir que é impossível atualizar o meu projeto com os materiais disponíveis, ou talvez descubra nos materiais, qualidades que tornem possível um projeto muito mais satisfatório. Seja qual for o resultado, os produtos da minha mente estão continuamente interagindo com os materiais e fatos reais. As minhas concepções são simplesmente formas de trabalhar com o mundo real.

É desta maneira que um cientista trata as suas concepções: Não como verdades, mas como ferramentas úteis. Um físico sabe que os elétrons não são bolinhas de alguma coisa. Sabe que não são raios. Ele diz: "Eu não sei o que são, mas essas formas servem para descrevê-los e, se você usar estas equações, encontrará resultados que podem ser úteis." Se você conseguir introduzir no seu pensar esse tipo de *mentalidade ten-*

tativa, não ficará hipnotizado pelas suas próprias concepções.

A dificuldade com a mente é que o curto-circuito freqüentemente permanece desligado do mundo e torna-se um substituto para ele, em vez de simplesmente uma ferramenta para lidar com ele. Se você prestar um pouco de atenção à sua atividade mental, depressa perceberá que a maior parte dela está desligada dos fatos reais da sua vida. Em sua maior parte é tagarelice e "filosofia" inúteis: intermináveis diálogos interiores, repetição de acontecimentos passados, preocupações com o futuro, todos os tipos de *falar sobre,* que estão isolados de qualquer espécie de realização. Quanto mais me preocupo com essas produções mentais, menos consigo me envolver com o mundo. O extremo disso é o esquizofrênico fechado em si mesmo, que está quase totalmente envolvido com a sua mente, completamente alheio ao que o cerca.

O pensar bloqueia o intercâmbio com o mundo, de duas maneiras: Pode bloquear os seus sentidos, o seu receber e pode bloquear as suas respostas, o seu emitir. O caso extremo é a cegueira ou paralisia histérica, mas a maioria de nós já se amorteceu de maneira menos drástica. Toda premissa faz com que eu fique menos propenso a receber uma informação que esteja em conflito com ela; e todo pensamento torna as minhas respostas mais planejadas e menos espontâneas.

Tomemos o exemplo de uma situação inacabada simples, como cortar a grama. A grama precisa ser cortada e eu não o faço. Sigo pensando "Tenho que cortar a grama", dia após dia. Talvez eu evite sentar na sombra porque irei me lembrar da grama. Toda vez que a minha atenção recai sobre a grama não cortada, ela foge de alguma outra coisa. Essa preocupação se acumula e empobrece o meu viver até que eu *faça* algo a respeito: ou corte a grama, ou me mude para um apartamento sem grama, etc. Então posso esquecer o fato. Com um pouco menos de bugigangas na minha cabeça, posso ter lugar para algo novo, algo que esteja acontecendo agora. Algumas pessoas vivem em casas mentais tão atulhadas, que não há lugar para ninguém viver. Tão cheias de caixas velhas, geladeiras quebradas, fotografias antigas, pedaços de cordas e outros tipos de objetos que não há como entrar ou sair. Se eu pudesse limpar a minha cabeça de todo esse entulho, então teria mais lugar para deixar o mundo entrar e estar realmente aberto para as pessoas e fatos, sem preconceitos ofuscantes. Isso se aproxima da idéia zen de não-mente. Sem a mente não há interferência sobre o experienciar. Pense na mente como uma flauta. A flauta está totalmente vazia, com exceção do ar que ressoa dentro dela. Ela possui um buraco pelo qual o ar entra e vários buracos pelos quais ele pode sair. Se você tampar alguma das extremidades, ou se colocar algo lá dentro, a música morre. A música é criada no espaço de ressonância, quando este troca ar com o seu meio. Este é o vazio tão útil e frutífero a que se refere com freqüência o *Tao te Ching* e outros ensinamentos orientais.

Existem muitas maneiras de limpar o entulho da mente ocupada e tagarela. Uma delas é simplesmente dar à mente uma mantra, ou algo parecido para conversar. Enquanto a minha mente está ocupada com a mantra, não há lugar para a tagarelice habitual. A mantra é simplesmente um som que desloca, pelo menos por algum tempo, a tagarelice habitual das palavras, significados e imagens aos quais eu me ligo e nos quais me perco. A minha mantra favorita é "Blá-blá-blá".

Outra maneira de limpar a casa é meditar focalizando a atenção na própria tagarelice, examinando-a sem ligar-se a ela até ver claramente o seu funcionamento e suas divagações. Quando vejo a tagarelice com clareza, ela se torna tão absurda que é fácil soltar-me dela quando a minha atenção passa para fatos mais interessantes do mundo real.

Outra forma de limpar a mente é simplesmente desviar a minha atenção para fatos reais sempre que me surpreendo ocupado com o bate-papo mental. Posso dirigir a minha atenção para o mundo em volta de mim, e tornar-me receptivo a sons, cores, coisas, etc.; ou posso olhar para dentro e notar sensações e sentimentos corporais. Em qualquer um dos casos, estou simultaneamente retirando a minha atenção da tagarelice, diminuindo meu envolvimento e a minha ligação com ela.

Muitas vezes a minha ligação com a mente é tão forte que estas formas de limpar não funcionam: preciso de uma vassoura melhor. Uma vez que a única dificuldade com o bate-papo mental é o seu isolamento dos fatos reais, outra forma de limpar a casa é focalizar a atenção no papo e explicitamente reenvolver o mundo com ele. Ao dirigir a minha atividade mental-autista, meu curto-circuito para o mundo, posso torná-la novamente uma atividade de relações. À medida que a minha tagarelice inútil reenvolve o mundo, ela se transforma em mensagens úteis, que podem tornar-se de novo parte do meu viver.

Uma das formas de conseguir isso é a técnica das "duas cadeiras" em gestalt. Se tenho um ressentimento não-expresso ressoando na minha cabeça, posso expressá-lo para uma cadeira ou almofada vazia. O envio dessa mensagem envolve a minha voz, meus movimentos corporais, gestos, etc. Agora, pelo menos, envolvo ativamente o mundo na fantasia. Mais tarde poderei mandar a mesma mensagem para alguém real no grupo. Eventualmente, serei capaz de expressar o ressentimento para a pessoa que o provocou. Através do diálogo com a cadeira vazia poderei ir além disso e chegar a perceber a base da minha ligação com esse velho ressentimento. Quando enxergar isto claramente, será fácil soltar-me e então não terei mais necessidade de expressá-lo a ninguém.

No diálogo das duas cadeiras, estou sempre trabalhando com o meu próprio bate-papo mental: com as minhas lembranças, imagens, impressões, etc. Parte disto pode ser rotulado de "pai", "mãe", "ex-esposa", etc., mas sou forçado a perceber que todos eles são parte de mim. Afinal, ninguém mais está aqui: eu produzo *ambas* as partes do diálogo. Geralmente, quando tenho um problema, sinto-me como se fosse vítima das circunstâncias e culpo os outros pelas minhas dificuldades. Quando troco de papéis tenho que abandonar temporariamente a minha ligação com o papel de vítima e desempenhar outra função. Nessa troca posso perceber o que estou fazendo comigo mesmo, como o faço e sinto também o meu poder nesse ato. Quando vejo isto claramente, estou livre para continuar a apreciar a atuação, ou jogá-la fora. Faça o que fizer, já não sou uma vítima.

Em muitos diálogos conflituosos, um dos lados é algo orgânico ou organísmico: raiva, amor, tristeza, lágrimas, algum tipo de experiência concreta que a pessoa tem. O outro lado geralmente são palavras, imagens ou injunções: "Homem não chora", "Não é certo se zangar", "Amar é muito perigoso", etc. Neste caso o trabalho envolve a descoberta da realidade da minha experiência e, a irrealidade das palavras hipnotizantes às quais estou ligado e que tomo como reais.

Às vezes ambos os lados do diálogo são imagens irreais e se o mesmo prosseguir por um tempo suficientemente longo, poderei perceber que ambos são fantasmas. Por exemplo, muita gente sente-se como uma criancinha em relação a pais poderosos (muitas vezes já mortos há tempo). Ambas as imagens são fantasmas, exceto que a pessoa *exterioriza* os fantasmas na sua conduta. Ela representa a criancinha quando na presença de alguém que ocupa uma posição de poder, e torna-se o tirano com seus próprios filhos. Através desse diálogo, a pessoa pode perceber o poder de bancar o impotente e a fraqueza do poder aparente do tirano. Poderá mesmo vir a perceber que o poder pessoal não é nem o poder sobre os outros e nem o poder sob os outros, mas simplesmente ser como se é.

A razão do diálogo é reenvolver o mundo e ele só será útil se os dois interlocutores realmente conversarem um com o outro e contatuarem. No início minhas palavras poderão ser generalizações vagas, irradiadas para o teto sem sentimento algum: "Bem, penso que possivelmente às vezes posso ficar um pouco chateado com alguém que tenha feito algo como isso que acabou de acontecer". O diálogo é um laboratório para descobrir todos os modos que emprego para evitar enviar e receber mensagens claras. Grande parte do trabalho é esclarecer as mensagens, de modo que se tornem simples e diretas e sejam enviadas com o impacto do sentimento. E, naturalmente, uma boa mensagem também precisa ser recebida, absorvida para que realmente envolva. Quando o diálogo evolui para uma comunicação direta de sentimentos e um escutar de ambas as partes, geralmente se está a caminho de uma rápida resolução.

Para que o diálogo seja frutífero, preciso estar disposto a prestar atenção à minha consciência no momento do meu experienciar: tomar consciência de onde está a minha atenção — integração de atenção e tomada de consciência. Preciso estar disposto a focalizar a minha atenção na tomada de consciência, de modo que ela tenha possibilidade de crescer, modificar-se e evoluir por si só. Preciso estar disposto a isso, mesmo que isso envolva experiências desagradáveis e sensações de desconforto; preciso estar disposto a consentir-me tal como sou. Para mim, este é o único contexto no qual a idéia de "vontade" ou intenção tem qualquer utilidade. Uma vez que eu realmente mergulhe em mim, torno-me um seguidor e estudioso da minha consciência que evolui, descobrindo e aprendendo de uma fonte muito mais sábia que o meu pensamento e conhecimento habituais.

Em princípio, tudo que preciso é a disposição para prestar atenção, bem como a disposição para aceitar tudo que descubra. Às vezes este processo pode ser lento, tedioso e cheio de divagações; mas ele não me deixará desapontado. Em princípio, então, não preciso de um terapeuta, ou de qualquer pessoa ou coisa de fora que me mostre como viver ou como ser.

Na prática, porém, um terapeuta ou guia pode ser muito útil, como facilitador ou parteiro, assistindo a um processo natural. Ele pode expressar a consciência dele do seu próprio modo de funcionar, dando exemplos do que quer dizer prestar atenção à tomada de consciência. Poderá ser particularmente útil, indicando quando a minha atenção e a minha tomada de consciência estão divididas: momentos em que evito contato total com o meu experienciar, ou identificação total com os meus atos. Então me defronto com a escolha entre refocalizar a minha atenção para descobrir mais sobre o que estou evitando, ou perceber e assumir responsabilidade pela minha presente relutância em permanecer com a minha existência. A minha tomada de consciência do evitar e da relutância já é em si um fator que me traz de volta a disposição de contatuar com aquilo que estou evitando.

O terapeuta também pode ser útil sugerindo um experimento que sirva como contexto de descoberta. Se a sugestão for pobre, o experimento não dará resultado e poderá ser jogado fora. Se a sugestão for boa, poderá levar à descoberta de uma nova experiência ou forma de ser, ou à redescoberta de algo esquecido ou ignorado. Um bom experimento é um atalho que pode poupar muito tempo e evitar um bocado de divagações.

Um dos experimentos gestalt mais simples, envolve alternar formas de comunicação: falar no presente, dizer "eu" em vez de fazer afirmações impessoais, etc. Tentando estes experimentos posso experienciar como essa fala difere do meu modo habitual de conversar. Infelizmente, algumas pessoas pensam que estes experimentos são regras que devem ser seguidas, recaindo assim numa outra série de "deverias" que atulham o viver.

Se o terapeuta ouve a minha voz chorosa, poderá pedir para eu deliberadamente choramingar, fazendo com que eu descubra que ao choramingar deliberadamente, minha voz soa como sempre. O meu lamento, que anteriormente se achava ao fundo despercebido do meu viver, pode-se tornar figura consciente através deste experimento. Muitos outros, tais como o vaivém entre fantasia e realidade, inversão da minha visão habitual das coisas, diálogo das duas cadeiras, focalizam o aspecto figura/fundo da consciência. No diálogo, preciso inverter a minha visão habitual de uma dificuldade, desempenhando periodicamente o papel do antagonista, trazendo para o primeiro plano aquilo que geralmente é um fundo tido como certo.

Um experimento comum no diálogo é a passagem do sentir-se "culpado" para a expressão de ressentimento. Em vez de fixar-se na experiência de culpa, a pessoa é requisitada a experimentar expressar seus ressentimentos, o que quase sempre produz bons resultados. Este atalho é tão usado e aceito, que tende a permanecer inquestionado e, penso também que pobremente entendido.

Qual é a situação de uma pessoa que se sente culpada? Da forma como eu a vejo, essencialmente é o fato de eu ter feito algo que outra pessoa não gosta, e identificar-me fortemente com a visão da outra pessoa. Na verdade trata-se de uma situação de exigências conflitantes. A outra pessoa exige que eu "deveria" ser de certa maneira; a minha atitude que contraria essa exigência é por si só uma exigência para que se me permita ser diferente.

O conflito de exigências não conduz necessariamente à culpa. O que conduz à culpa é a minha identificação com a outra pessoa e suas exigências, uma identificação geralmente inquestionável, tida como certa. Eu experiencio a culpa quando a minha identificação com as exigências do outro excedem a minha identificação com as minhas próprias exigências, e minhas ações estão em conflito com as exigências do outro. A pessoa extremamente culpada identifica-se tão fortemente com as exigências, ou sistema de crenças dos outros, que chega mesmo a condenar e punir a si mesmo por seus pensamentos proibidos. Pode chegar até mesmo a punir-se fisicamente e inclusive matar-se para destruir o "mal" que *pensa* ser. Ele tem como certas as suas idéias introjetadas a respeito de si mesmo e que suas vontades e necessidades são más e precisam ser impedidas ou eliminadas. Essa pessoa perdeu o contato com a sua própria consciência e, com a sensação de suas próprias vontades e necessidades.

Além da negação de si mesmo e da identificação com o outro, há um sentido de derrota, inutilidade, infelicidade, uma espécie de estagnação agitada. Embora uma pessoa possa "sentir-se" culpada, esse sentimento não tem localização específica em nenhuma parte do corpo (como a raiva, por exemplo) e não há possibilidade de mobilizar o sentimento de culpa diretamente em qualquer tipo de movimento ou ação. A culpa é um estado tão embaralhado que nem sei direito como descrevê-lo. Certo tipo de culpa, particularmente quando expressa à outra pessoa, é parte do dominado pedindo perdão: "Veja como estou me sentindo mal; vou tentar não fazer de novo", etc. Como você descreve um novelo de lã embaraçado — e como começa a desembaraçá-lo?

Desenvolvendo sua tomada de consciência, uma pessoa culpada pode vir a aceitar mais as suas próprias necessidades e, questionar mais as exigências dos outros. Esta tomada de consciência pode ser desenvolvida simplesmente prestando atenção aos detalhes do sentimento de culpa. Em vez disso podemos pedir à pessoa culpada que tente um experimento de diálogo: Encontrar alguém em sua vida que ficaria extremamente aborrecido pelo seu ato culposo e expressar seus ressentimentos e exigências enterrados sob a culpa, aqui e agora. Este atalho faz a pessoa mergulhar de volta no conflito não resolvido, pedindo uma abordagem diferente: assumir uma posição expressando ressentimentos e exigências, envolvendo diretamente a outra pessoa. A partir desse envolvimento direto, pode surgir a tomada de consciência, o esclarecimento, a compreensão, e até mesmo a resolução do conflito. Tomando este atalho, podemos evitar uma porção de laços na confusa experiência que chamamos de culpa e ir diretamente ao ponto útil para o trabalho e o esclarecimento.

Uso, basicamente, a mesma orientação para trabalhar com o que se chama de "ferida" e "dor". Primeiro pergunto à pessoa como ela experiencia a ferida ou a dor e, se está falando de uma sensação física possível de ser localizada em alguma parte do corpo. Quando a ferida ou dor está realmente localizada em alguma(s) parte(s) do corpo e, não é claramente o resultado de um ferimento recente não-relacionado, ou de uma enfermidade, então a pessoa deve estar causando a si mesma essa dor por meio do tensionamento de músculos. A tensão muscular crônica é resultado de uma ação que não pode se completar, uma ação retrofletida, contida, retida, bloqueada através de atividade muscular que se lhe opõe. A dor é tanto sinal de uma ação retrofletida, como um ponto útil a ser focalizado para remobilizar a ação interrompida e permitir que ela se complete.

Um atalho útil neste contexto é pedir à pessoa que ela continue a focalizar a dor e, ao mesmo tempo, inflija o mesmo tipo de dor à outra pessoa. Se ela estiver com dor de cabeça, peço-lhe primeiro que trave contato com os detalhes da dor de cabeça e então continue a fazê-lo ao mesmo tempo que dá a *mim* o mesmo tipo de dor. Quando a ação retrofletida se completa no mundo, a tensão crônica é aliviada e a dor autoprovocada desaparece. Então geralmente emerge algum outro material para ser trabalhado adiante.

Quando a ferida ou dor não se localiza no corpo, então a situação é ainda mais próxima do que ocorre na culpa. Freqüentemente, quando alguém diz "Sinto-me ferido por aquilo que você disse" ou "Sinto muita dor", ele não está na verdade sentindo qualquer dor ou ferimento físico. Ao dizer isto, está tentando manipular alguém de modo que este modifique o seu comportamento. Assim como na culpa, há uma situação de exigências conflitantes e uma parte do conflito se sente "ferida". Examinemos um exemplo extremo: a pessoa que faz o papel de mártir. Aqui é óbvio que "ferido" é um recurso vingativo para controlar os comportamentos dos outros, induzindo culpa neles. Ferida é a contra-face da culpa.

351

O mártir sofre publicamente, e com isto faz com que os "responsáveis" sintam-se mal, de modo a modificar suas atitudes.

O atalho terapêutico é mobilizar a raiva e ressentimento ocultos sob a "ferida", pedindo à pessoa que confronte aquele que a "feriu", e que fira-o de volta, que se expresse descontando de alguma maneira. Mais uma vez o conflito de exigências pode ser abordado diretamente, sem a névoa de manipulações e confusões, sendo possível trabalhar em direção a algum tipo de resolução.

O processo de resolução por meio do diálogo é o processo de descobrir a minha ligação com idéias e a minha não-aceitação das coisas como elas são, bem como a soltura gradual dessa ligação e interferência. Se eu tenho alguma raiva de você, não-expressa, isso significa que não aceitei algo que você fez; significa também que não aceitei o meu próprio ressentimento de modo suficiente a expressá-lo. Eu ainda não o aceito, ou me soltaria dessa lembrança e não ficaria mais atado à idéia de que as coisas poderiam ter sido diferentes. Talvez o que você fez tenha desafiado a imagem de mim mesmo, a que estou atado. Talvez eu esteja atado à minha lembrança porque ela justifica algo feio que fiz para você. Talvez você tenha me dito que iria embora e eu estava atado à idéia de continuarmos juntos. As possibilidades de laços são intermináveis e incluem atar-se à idéia de ser desatado. Os laços são sempre um sinal de não-aceitação, uma indisposição para as coisas tais como são.

Aceitação é uma questão de descobrir os meus laços e então soltar a minha interferência, o meu evitar, a minha luta, o meu apegar-se, etc.

O diálogo gestalt é um meio operacional para descobrir laços e não-aceitação e também um caminho para a aceitação. No diálogo posso mover-me no sentido de aceitar-me como sou e tornar-me disposto a enviar as mensagens de maneira clara. Posso mover-me no sentido de aceitar você como você é, aceitando as suas mensagens sem distorção. Juntos, movemo-nos no sentido da compreensão e aceitação mútuas, à medida que descubro e torno-me nós dois no diálogo. Quando vejo a situação do seu ponto de vista, posso perceber que no momento essa era a única coisa que você podia fazer — e que o meu ressentimento e a sua não-expressão, eram a única coisa que eu podia fazer. O tempo passa, e eu não posso voltar para mudar nada. Volte cinco minutos no tempo, na sua imaginação: Há alguma coisa que *naquele momento* você poderia ter feito diferente? Neste momento, há alguma coisa que você possa fazer que não o que você está fazendo? Talvez você tenha um sentido de escolha, mas esta escolha também é parte do seu ser neste momento e, surge da sua vida, do seu fundo, dos seus desejos, etc. Aceitação é dizer "Sim" àquilo que é, inclusive o "ser" do meu desprazer com algumas das coisas que são. Aceitação entra quando a não-aceitação se rende à natureza das coisas e fatos. Não é algo que eu *faço*: é algo que *permito*.

APOIO E EQUILíBRIO

John O. Stevens

Há duas maneiras de eu achar apoio para a minha existência. Posso estar centrado na realidade da minha existência física no presente: minha sensação do meu corpo, meus sentimentos e minha experiência sensorial das minhas vizinhanças. Ou posso encontrar apoio no mundo fantasioso da memória, papéis, autoconceitos, esperanças, planos, expectativas, etc. Todo esse pensar sobre o viver, propicia um tipo de apoio bastante diferente do que é proporcionado pelo meu próprio experienciar.

O meu próprio experienciar inquestionavelmente *é*, mesmo que seja confuso, desagradável, bobo, ou parcial, etc. Mesmo quando me sinto bobo e o meu corpo está tenso, estes fatos são sólidos, reais, não importa o quanto eu ou outra pessoa gostaria que fosse diferente. Meu próprio experienciar me dá uma base sólida na realidade, que não depende da opinião e pontos de vista dos outros. Em contraste, o apoio fantasioso é sempre questionável e geralmente bastante dependente dos pontos de vista de outros. Se o meu autoconceito envolve ser importante, então preciso repetidamente olhar para outras pessoas e fatos em busca de confirmação. Se o meu papel envolve ser um bom pai, então meus filhos precisam ser excepcionais para apoiar essa crença minha. Uma vez que os meus planos e expectativas geralmente envolvem os outros, estes precisam se comportar adequadamente para que o apoio não seja ameaçado. Em vez de estar centrado nos fatos inquestionáveis do meu experienciar, eu me sujeito à dependência das opiniões dos outros para confirmação das minhas fantasias.

Quando encontro apoio em fantasia, ele é sempre incerto; até mesmo a minha memória é suspeita, sujeita a atritos, distorções e falsificações. Envolver-me em apoio fantasioso me amarra a outras pessoas e fatos, pois eu passo a manipulá-las de modo que continuem a me sustentar (ou pelo menos não ameaçar) nas minhas fantasias, pensar, planejar, etc. As ações dos outros não constituem meramente fatos agradáveis ou desagradáveis, mas tornam-se essenciais para o apoio da minha existência. Quando a minha manipulação não é bem sucedida, a minha existência fica ameaçada e fico mais frenético em busca de confirmação. E, quando as minhas manipulações são bem sucedidas, o apoio resultante é contaminado pela dúvida: "Será que ele teria me apoiado se eu não tivesse feito nada?"

Sempre que deixo a base sólida do presente, fico desequilibrado à medida que me inclino para o futuro não-sólido. Uma vez que o futuro sempre é duvidoso e com múltiplas possibilidades, eu também me fragmento entre as minhas muitas esperanças e temores, perdido em infinitas alternativas "E se...?"

A minha atenção tem capacidade limitada. Quando a minha atenção se focaliza na fantasia, perco contato com os eventos reais do meu experienciar e vice-versa. À medida em que me envolvo com apoio fantasioso, perco contato com meu apoio real, meu verdadeiro modo de funcionar. Por exemplo, eis aqui um experimento que você pode tentar sozinho: Note quando você cometer uma bobagem física: quando você tropeçar, deixar cair ou derramar algo, morder a língua, etc. Quando isso acontecer, dê um passo atrás na memória e note o que estava sucedendo aquele instante. Geralmente você estava pensando em alguma coisa ou a sua atenção estava focalizada em algo muito distante. Muitas vezes você estava esperando impressionar alguém, ou tentando fazer alguma coisa direito, etc. É uma boa forma de ver como o seu pensar e intenções interferem com o seu modo de funcionar. Quando a sua atenção está dirigida exatamente para os acontecimentos reais, você funciona direito.

Quando encontro meu apoio nos fatos sólidos do meu experienciar, as minhas fantasias são quase todas mensagens fugazes, que me fazem recordar meus interesses e necessidades correntes. Penso num copo de suco que me faz recordar a minha sede, ou me dá um sinal de que não estou muito interessado na conversa. Enquanto eu prestar atenção a essas mensagens e agir segundo elas, elas constituem uma parte útil da minha existência sempre-mutável, fazendo-me retornar à minha experiência. A fantasia é serva da realidade.

Quando encontro meu apoio no pensar e na fantasia, então tento transformar a serva na própria realidade, ajustando a realidade para confirmar as minhas idéias a respeito dela. Um dos meus apoios fantasiosos costumava ser o de bancar o "menino bonzinho" que sempre tem razão, que sempre trabalha duro, que sempre é simpático e gentil, que só se zanga quando provocado ou na defesa de causas justas, etc. Neste "menino bonzinho" não há lugar para ficar zangado, ou para o simples egoísmo de fazer algo que eu queira fazer, embora isto possa estar em conflito com o desejo de outros, etc. Qualquer autoconceito como este, jamais é totalmente humano e requer que certas ações conflitantes com ele sejam inibidas ou negadas. Quando interfiro com meu modo de funcionar, venho a perder contato com o apoio sólido da minha própria existência e busco mais apoio fantasioso e confirmação nos outros.

Muita gente pensa que dar apoio a alguém é útil ou benéfico. Mas isso só faz perpetuar a procura fora de si mesmo como base da existência. Não posso dar apoio real a alguém, da mesma maneira que não posso comer em lugar dele. Eu posso ser eu mesmo e, mostrar como exemplo o que é auto-apoio e recusar-me a participar em suas tentativas de encontrar apoio fora de si próprio. Posso apontar quando ele se envolve em fantasia ou realidade. Posso até ser capaz de sugerir alguns experimentos de autodescoberta. Mas cada pessoa precisa encontrar seu próprio apoio. O verdadeiro apoio para a sua vida é a sua experiência da maneira que você a tem e não é necessariamente "boa", "bonita" ou "útil". Você poderá descobrir que muito do seu apoio está na raiva, no desespero, no tremor, na tristeza, etc. O apoio surge do seu contato com o seu experienciar presente, em andamento, seja ele qual for. Mesmo que for desagradável, será enriquecedor.

A maioria de nós tende a abandonar o experienciar sempre que ele se torna desagradável ou entra em conflito com outros. Nisso somos auxiliados pelo processo de socialização que nos encoraja a adotar algum sistema de crenças em lugar de experienciar. Grande parte desta hipnose social acha-se na forma de afirmações e injunções que solapam o auto-apoio, fazendo com que o indivíduo duvide e desconfie do seu experienciar — e, portanto, tenha mais necessidade de aceitar o restante do sistema social de crenças.

Grande parte do trabalho de retorno ao auto-apoio é descobrir o pensar e as crenças que fazem com que não confiemos em nós mesmos. Perceba as palavras críticas em sua cabeça que dizem: "Ihhh, que idiotice". "Isso é ridículo". "Você devia ter pensado nisso", e assim por diante — todas as palavras que impedem você de simplesmente aceitar a si próprio como é. Muitas dessas palavras de "humilhação" são emprestadas dos pais, amigos, cônjuge, etc., enquanto outras são autocriadas. Qualquer que seja a origem, trata-se de um pensar irreal: julgamento e comparação que rejeitam e afastam você de si próprio.

Freqüentemente, as palavras parecem ser instruções e incentivos, tais como "Você é capaz de fazer melhor", "Pense em algo inteligente para dizer", etc. Sob estas palavras está a mensagem implícita "Você não fez direito", "O que você está dizendo não é muito inteligente". E se eu estou tentando impressioná-lo, isto é um sinal para mim de que não penso estar sendo tão impressionante como sou. Quando tenho essas conversas na minha cabeça, nenhuma quantidade de sucesso poderá fazer eu me sentir bem por algum tempo. É como derramar água num frasco cheio de buracos. Quando percebo a irrealidade das palavras de humilhação, quando consigo me mover no sentido de uma aceitação de mim mesmo na qual não é preciso ser melhor, especial, impressionante, etc., não há necessidade de esforço.

Posso também procurar as palavras por trás das palavras. Posso estar conversando com você, dizendo: "Ah, veja como o céu está lindo". O que há por trás dessas palavras? Talvez "Eu gostaria que você me notasse", ou "Veja como sou perceptivo", ou qualquer outra coisa. Esta é uma maneira de ver dentro do meu processo — ver como eu *penso* que sou inadequado de alguma forma e, como tento compensar esta falha.

Outra coisa que posso fazer é não falar e notar o que *diria* e o que estaria trazendo para mim mesmo se o fizesse. Recentemente ouvi alguém dizer algo que eu sabia estar errado. Eu quis dizer: "Ah não, na verdade a coisa é *deste* jeito." Então percebi as duas coisas: como eu queria mostrar que era esperto e que não devo me julgar tão esperto assim se ainda preciso prová-lo. Então, que se vá, é tudo irreal. Não sou nem esperto e nem tolo; eu sou o que sou e, não há necessidade de provar nada.

No presente momento é o firme apoio, o equilíbrio, o centro da minha experiência mutável, em andamento. E agora estou aqui, escrevendo palavras, com lágrimas de gratidão nos olhos, lembrando-me de Fritz Perls e das últimas palavras no *Garbage Pail**: "Será que algum dia vou aprender a confiar totalmente em mim?"

---

* V. nota da pág. 10.

NOVAS BUSCAS EM PSICOTERAPIA
VOLUMES PUBLICADOS

1. *Tornar-se Presente — Experimentos de crescimento em Gestalt-Terapia* — John O. Stevens.
2. *Gestalt-Terapia Explicada* — Frederick S. Perls.
3. *Isto é Gestalt* — John O. Stevens (org.).
4. *O Corpo em Terapia — A abordagem bioenergética* — Alexander Lowen.
5. *Consciência pelo Movimento* — Moshe Feldenkrais.
6. *Não Apresse o Rio (Ele corre sozinho)* — Barry Stevens.
7. *Escarafunchando Fritz — Dentro e Fora da Lata de Lixo* — Frederick S. Perls.
8. *Caso Nora — Consciência corporal como fator terapêutico* — Moshe Feldenkrais.
9. *Na Noite Passada Eu Sonhei...* — Medard Boss.
10. *Expansão e Recolhimento — A essência do t'ai chi* — Al Chung-liang Huang.
11. *O Corpo Traído* — Alexander Lowen.
12. *Descobrindo Crianças — A abordagem gestáltica com crianças e adolescentes* — Violet Oaklander.
13. *O Labirinto Humano — Causas do bloqueio da energia sexual* — Elsworth F. Baker.
14. *O Psicodrama — Aplicações da técnica psicodramática* — Dalmiro M. Bustos e colaboradores.
15. *Bioenergética* — Alexander Lowen.
16. *Os Sonhos e o Desenvolvimento da Personalidade* — Ernest Lawrence Rossi.
17. *Sapos em Príncipes — Programação neurolingüística* — Richard Bandler e John Grinder.
18. *As Psicoterapias Hoje — Algumas abordagens* — Ieda Porchat (org.)
19. *O Corpo em Depressão — As bases biológicas da fé e da realidade* — Alexander Lowen.
20. *Fundamentos do Psicadrama* — J. L. Moreno.
21. *Atravessando — Passagens em psicoterapia* — Richard Bandler e John Grinder.
22. *Gestalt e Grupos — Uma perspectiva sistêmica* — Therese A. Tellegen.
23. *A Formação Profissional do Psicoterapeuta* — Elenir Rosa Golin Cardoso.
24. *Gestalt-Terapia: Refazendo um Caminho* — Jorge Ponciano Ribeiro.
25. *Jung* — Elie J. Humbert.

26. *Ser Terapeuta — Depoimentos —* Ieda Porchat e Paulo Barros (orgs.)
27. *Resignificando — Programação neurolingüística e a transformação do significado —* Richard Bandler e John Grinder.
28. *Ida Rolf fala sobre Rolfing e a Realidade Física —* Rosemary Feitis (org.)
29. *Terapia Familiar Breve —* Steve de Shazer.
30. *Corpo Virtual — Reflexões sobre a clínica psicoterápica —* Carlos R. Briganti.
31. *Terapia Familiar e de Casal — Introdução às abordagens sistêmica e psicanalítica —* Vera L. Lamanno Calil.
32. *Usando sua Mente — As coisas que você não sabe que não sabe —* Richard Bandler.
33. *Wilhelm Reich e a Orgonomia —* Ola Raknes.
34. *Tocar — O Significado humano da pele —* Ashley Montagu.
35. *Vida e Movimento —* Moshe Feldenkrais.
36. *O Corpo Revela — Um guia para a leitura corporal —* Ron Kurtz e Hector Prestera.
37. *Corpo Sofrido e Mal-Amado — As experiências da mulher com o próprio corpo —* Lucy Penna.
38. *Sol da Terra — O uso do barro em psicoterapia —* Álvaro de Pinheiro Gouvêa.
39. *O Corpo Onírico — O papel do corpo no revelar do si-mesmo —* Arnold Mindell.
40. *A terapia mais breve possível — Avanços em práticas psicanalíticas —* Sophia Rozzanna Caracushansky.
41. *Trabalhando com o corpo onírico —* Arnold Mindell.
42. *Terapia de vida passada —* Livio Tulio Pincherle (org.).
43. *O caminho do Rio — a ciência do processo do corpo onírico —* Arnold Mindell.
44. *Terapia Não-Convencional — as técnicas psiquiátricas de Milton H. Erickson —* Jay Haley.
45. *O Fio das Palavras — um estudo de psicoterapia existencial —* Luiz A.G. Cancello.
46. *O Corpo Onírico nos Relacionamentos —* Arnold Mindell.
47. *Padrões de distresse — Agressões emocionais e forma humana —* Stanley Keleman.
48. *Imagens do Self — O processo terapêutico na caixa-de-areia —* Estelle L. Weinrib.
49. *Um e um são três — O casal se auto-revela —* Philippe Caillé
50. *Narciso, a bruxa, o terapeuta elefante e outras histórias psi —* Paulo Barros
51. *O Dilema da Psicologia — o olhar de um psicólogo sobre sua complicada profissão —* Lawrence LeShan
52. *Trabalho corporal intuitivo — Uma abordagem Reichiana —* Loil Neidhoefer
53. *Cem anos de psicoterapia... — e o mundo está cada vez pior —* James Hillman e Michael Ventura.
54. *Saúde e Plenitude: um caminho para o ser —* Roberto Crema.
55. *Arteterapia para famílias — abordagens integrativas —* Shirley Riley e Cathy A. Malchiodi.
56. *Luto — Estudos sobre a perda na vida adulta —* Colin Murray Parkes.
57. *O Despertar do Tigre — curando o trauma —* Peter A. Levine com Ann Frederick.
58. *Dor — um estudo multidisciplinar —* Maria Margarida M. J. de Carvalho (org.).
59. *Terapia familiar em transformação —* Mony Elkaïm (org.).
60. *Luto materno e psicoterapia breve —* Neli Klix Freitas.
61. *A busca da elegância em psicoterapia — Uma abordagem gestática com casais, famílias e sistemas íntimos —* Joseph C. Zinker.

leia também

O CICLO DO CONTATO
TEMAS BÁSICOS NA ABORDAGEM GESTÁLTICA
EDIÇÃO REVISTA
Jorge Ponciano Ribeiro

A obra discute temas fundamentais na conceituação teórica gestáltica, não necessariamente em situações psicoterápicas. Nesta edição revista, o autor examina a natureza do contato, fatores que podem facilitá-lo ou bloqueá-lo e o seu ciclo de desenvolvimento. Também inova ao conferir à Gestalt-terapia forma e estilo próprios da cultura brasileira.

REF. 10334   ISBN 978-85-323-0334-9

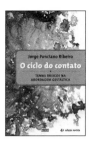

CONCEITO DE MUNDO E DE PESSOA EM GESTALT-TERAPIA
REVISITANDO O CAMINHO
Jorge Ponciano Ribeiro

Há 25 anos, Jorge Ponciano Ribeiro lançou um livro fundamental para a comunidade gestáltica brasileira: Gestalt-terapia, refazendo um caminho. Nesta nova obra, ele analisa as conquistas e mudanças das últimas décadas, refletindo sobre as novas configurações da Gestalt. Para tanto, analisa questões epistemológicas, filosóficas e teóricas, brindando estudantes e profissionais de psicologia com pensamentos profundos e renovadores.

REF. 10718   ISBN 978-85-323-0718-7

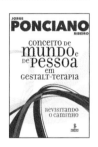

DO SELF E DA IPSEIDADE
UMA PROPOSTA CONCEITUAL EM GESTALT-TERAPIA
Jorge Ponciano Ribeiro

Autor de diversos livros de sucesso na área da Gestalt-terapia, Jorge Ponciano propõe aqui uma conceituação renovada para o estudo da identidade humana dentro da abordagem gestáltica. Mediante a noção de contato, fundamental para a Gestalt, estabelece distinções para a compreensão da individualidade como estrutura e como processo, e mostra como esses aspectos podem coexistir dentro da singular realidade da pessoa humana.

REF. 10050   ISBN 978-85-323-0050-8

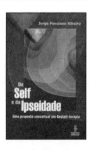

GESTALT-TERAPIA DE CURTA DURAÇÃO
EDIÇÃO REVISTA
Jorge Ponciano Ribeiro

A psicoterapia breve, focada em aspectos específicos, torna-se atualmente cada vez mais expressiva devido às exigências da moderna vida nas grandes cidades. Neste trabalho, pioneiro no Brasil, o autor aborda a psicoterapia de curta duração sob uma visão humanista, especificamente gestáltica, que enfatiza a liberdade e a responsabilidade da escolha.

REF. 10529   ISBN 978-85-323-0529-9

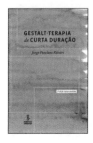

leia também

GESTALT-TERAPIA
O PROCESSO GRUPAL
Jorge Ponciano Ribeiro

A teoria da Gestalt vem enriquecendo-se com novos conceitos e ampliando seu campo de aplicação. Em estilo simples e conciso, o autor percorre temas-chave, aplica esta teoria ao trabalho com grupos e analisa sua especificidade, sua resistência e seu processo de cura. O grupo é a figura central desta obra, mas é a pessoa, como fundo do processo, o grande artífice dessa matriz.

REF. 10446   ISBN 978-85-323-0446-8

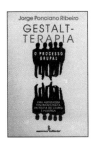

GESTALT-TERAPIA: REFAZENDO UM CAMINHO
EDIÇÃO REVISTA
Jorge Ponciano Ribeiro

Marco da Gestalt-terapia brasileira, esta obra ganha edição revista e mostra que permanece atual e dinâmica. Nela, Ponciano apresenta os pressupostos teóricos da Gestalt – humanismo, existencialismo e fenomenologia –, explica suas teorias de base – parte/todo, figura/fundo e aqui/agora etc. – e descreve os antecedentes pessoais que influenciaram Perls, como a psicanálise, as ideias reichianas e as religiões orientais.

REF. 10524   978-85-323-0524-4

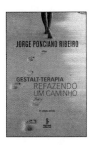

HOLISMO, ECOLOGIA E ESPIRITUALIDADE
CAMINHOS DE UMA GESTALT PLENA
Jorge Ponciano Ribeiro

Este livro debate algumas demandas fundamentais do mundo moderno e fornece embasamento aos psicólogos para lidar com as disfunções psicológicas que permeiam os consultórios por falta de sensibilidade, engajamento ou conhecimento. Segundo o autor, com o aprofundamento dos temas holismo, ecologia e espiritualidade será possível encontrar soluções para as necessidades atuais do planeta.

REF. 10534   ISBN 978-85-323-0534-3

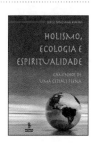

PSICOTERAPIA
TEORIAS E TÉCNICAS PSICOTERÁPICAS
Jorge Ponciano Ribeiro

Obra fundamental para estudantes de psicologia, este livro conceitua, define e analisa historicamente as diversas correntes de psicoterapia – em especial psicanálise, terapia fenomenológica, terapia corporal e terapia cognitivo-comportamental. Fala também de métodos, enfoques, transferência e contratransferência, relação terapeuta-paciente, psicodiagnóstico e psicoterapia individual e de grupo.

REF. 10896   ISBN 978-85-323-0896-2

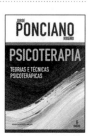

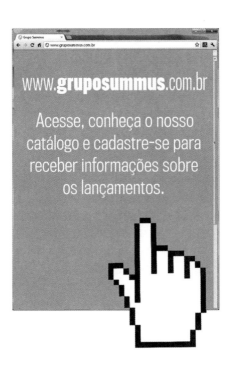

www.gruposummus.com.br

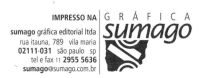

IMPRESSO NA
sumago gráfica editorial ltda
rua itauna, 789 vila maria
02111-031 são paulo sp
tel e fax 11 **2955 5636**
sumago@sumago.com.br